围产营养学
Perinatal Nutrition

顾娇娇　主编

ZHEJIANG UNIVERSITY PRESS
浙江大学出版社
·杭州·

图书在版编目（CIP）数据

围产营养学 / 顾娇娇主编 . -- 杭州 ：浙江大学出版社，2025.1. -- ISBN 978-7-308-25785-5

Ⅰ．R153.1

中国国家版本馆 CIP 数据核字第 2024LU3678 号

围产营养学

顾娇娇　主编

责任编辑	张凌静	
责任校对	殷晓彤	
封面设计	周　灵	
出版发行	浙江大学出版社	
	（杭州市天目山路 148 号　邮政编码 310007）	
	（网址 ：http://www.zjupress.com）	
排　版	杭州晨特广告有限公司	
印　刷	广东虎彩云印刷有限公司绍兴分公司	
开　本	787mm×1092mm　1/16	
印　张	15.25	
字　数	343 千	
版 印 次	2025 年 1 月第 1 版　2025 年 1 月第 1 次印刷	
书　号	ISBN 978-7-308-25785-5	
定　价	76.00 元	

《围产营养学》
编委会

前　言

我国政府高度重视孕产妇和婴幼儿营养状况的改善,在国务院办公厅印发的《国民营养计划(2017—2030年)》中,开展"生命早期1000天营养健康行动"被作为六项重大行动的首条明确提出。该行动内容包括"重视开展孕前和孕产期营养评价与膳食指导,推进县级以上妇幼保健机构对孕妇进行营养指导,将营养评价和膳食指导纳入我国孕前和孕期检查;实施妇幼人群营养干预计划;提高母乳喂养率,培养科学喂养行为"等。这些营养健康行动的有效实施均要求我们加强对相关母婴健康工作者营养能力的建设和营养人才的培养。助产士的执业范围为母婴健康,包括孕期、分娩期和产后阶段,与"生命早期1000天"相对应。助产专业学生未来会成为给母婴人群直接提供服务和支持的健康从业者,非常有必要进行围产营养学相关课程的学习,理解生命早期的营养代谢特点和营养需要,并能够运用相应的营养适宜技术和实践策略促进优生优育,以便之后进入临床工作后,可以最大限度地为孕产妇及婴幼儿人群提供优质营养保障和医学营养治疗服务,更好地保障母婴安全和健康。

教材是依据课程标准编制、系统反映学科内容的教学用书,是教师和学生学习学科知识的主要材料。而国内目前尚缺少"围产营养学"课程配套教材,国外相关教材亦不多见,且内容设置不够完善。因此,我们组建了一支由从事营养学教学工作的高校骨干教师和临床一线的护理专家组成的编写团队,对近年来国内外围产营养的相关研究成果、营养学经典内容和政策指南等内容进行梳理、归纳,并结合临床护理实践的需求,根据教学逻辑整合成十章内容。每一章均设定学习目标,帮助学生从识记、理解、运用等不同层次把握学习主次;在部分章节内设置案例导入和知识链接,启发学生的学习兴趣和临床思维,开阔学生视野;在章末设置复习思考题,帮助学生梳理和巩固相关内容,并融会贯通本章知识要点。

本教材内容涵盖营养学基础、孕产期营养和婴幼儿营养三大部分。第一章着眼于生命早期营养与健康,阐述生命早期营养的意义及围产营养的现状、挑战及应对。第二章和第三章主要对能量与营养素、膳食营养素参考摄入量及膳食指南等营养学常用工具进行详细介绍,以帮助学生学习营养学基础知识。第四章至第六章、第八章至第十章逐次介绍孕期妇女、哺乳期妇女、特殊孕产妇、婴幼儿及早产儿等特殊状况下婴幼儿等围产期人群的生理和营养需求特点,系统阐述各类特定人群的营养管理策略。第七章则从营养咨询、营养评估与风险筛查、营养配餐和食谱编制等方面介绍围产营养实践的管理流程及方法。另将营养研究与实践应用中的常用工具(如膳食营养素参考摄入量)置于附录中,以便读者参阅使用。

本教材主要供全国高等院校助产学、护理学等专业本科学生及接受在职继续教育的学员使用,力求做到知识、能力、素质的有机融合,注重实用性和学生评判性思维能力的培养。

此外,本教材以融合教材的形式出版,读者在阅读纸质教材的同时,可以通过扫描书中二维码获取线上教学资源,包括思维导图、复习思考题答案、慕课(MOOC)视频等,方便教师教学和学生自主学习。

本教材在编写过程中,得到浙江中医药大学各级领导的关心和大力支持,也得到编委所在院校、医院领导的支持;书中部分内容、表格及插图参考了《中国居民膳食指南》《临床营养学》等书,谨在此一并表示诚挚的谢意!

为保证教材编写质量,各编者完成初稿后,经主编与副主编审阅、反复修改、集中讨论后定稿,最后由主编全面整理、审校稿件,将其完善成书。但限于时间和水平,书中难免存在不足之处,敬请广大师生和各位读者提出宝贵意见,以便再版时修订完善。

顾娇娇

2024 年 8 月

目 录

第一章 绪 论

1. 了解生命早期1000天、围产营养学等相关概念。
2. 理解关注生命早期营养的战略意义。
3. 阐明医务工作者在促进生命早期营养中的作用。

围产营养学(perinatal nutrition)是一门研究围产期母婴的营养需求及其对健康影响的学科,涉及从备孕、孕期到产后、哺乳期的整个围产期,不仅关注母亲的膳食和营养状态,还密切监测营养对胎儿和新生儿生长发育的影响。本章将介绍围产营养学的基本概念、重要性,以及医务工作者在营养实践中的作用。

第一节 生命早期营养与健康

生命早期1000天,即婴儿生命第1天(妊娠第1天,胎内)至出生后24月龄的1000天,分为孕期、0~6月龄婴幼儿和6~24月龄婴幼儿3个连续阶段。此阶段的良好营养不仅是胚胎和婴幼儿体格生长及脑发育的基础,还可影响终身体能和神经心理潜能的发挥。因此,关注生命早期1000天营养,积极应对营养缺乏和营养过剩的双重挑战,对于提高下一代国民身体素质和国家可持续发展人才储备,具有重要的战略意义。

一 国内外围产健康现状

妇幼健康状况反映了全民健康水平、生活质量和社会文明程度。《中国居民膳食指南科学研究报告(2021年)》和《中国妇幼健康事业发展报告(2019年)》显示,随着妇幼健康服务的持续改善,中国孕产妇死亡率在稳步下降,且城乡、地区差距明显缩小;新生儿、婴儿、5岁以下儿童死亡率也明显下降,儿童生长发育状况不断改善。报告还指出,中国孕产妇正面临着能量过剩和微量营养素不足的双重问题,中国孕期人群妊娠肥胖、妊娠期高血糖、妊娠高血压疾病、低出生体重和巨大儿等妊娠合并症以及孕妇贫血患病率、6月龄内婴儿纯母乳未喂养率、婴幼儿辅食添加合格率等健康问题仍需特别关注。此外,围产期抑郁症的发生率较高,影响了孕产妇的身心健康。高龄和高危孕产妇数量的增加也给产科医生带来了更多的压力,高龄妇女的受孕率下降,妊娠后发生流产、胎儿畸形及妊娠期合并症的风险增加,这在孕产妇死亡原因中也占了很大比例。

三 生命全周期理论与DoHaD理论

慢性非传染性疾病(non-communicable diseases,NCDs)已成为当今世界最主要的疾病负担和死亡的主要原因,世界卫生组织(World Health Organization,WHO)提出了干预NCDs的"生命全周期理论",从健康影响因素的广泛性、社会性、整体性出发,以人的生命周期为主线,对胎儿期、婴儿期、幼儿期、儿童期、少年期、青年期、成年期、老年期等不同阶段进行连续的健康管理和服务,对每个阶段的特定需求和影响健康的因素进行综合管理,以预防和控制NCDs的发生和发展。在整个生命过程中,从胎儿期至老年期都存在着NCDs的危险因素(膳食不合理、身体活动不足、吸烟、酗酒等)。生命全周期理论将各生命阶段的危险因素管理作为NCDs一级预防的重点,而生命早期干预往往可以为一级预防提供最佳基础。

英国的大卫·巴克(David Barker)教授在20世纪90年代提出了"成人疾病的胎儿起源假说",他通过对1944—1945年荷兰饥荒时期2414名孕妇的一系列流行病学分析,发现孕期营养不良对子代糖代谢异常、中心性肥胖、心血管疾病、高血压病和血脂异常等代谢性疾病的发生存在重要影响。在Barker假说的推动下,研究者们随后开展了大量的生命早期营养与成年后健康的研究,并于2005年在加拿大多伦多举办的第三届国际疾病和健康的发育起源大会上正式提出了"健康与疾病的发育起源学说"(developmental origins of health and disease,DoHaD)。DoHaD理论认为,除了成人期的生活方式和基因遗传之外,生命早期暴露的环境因素(营养状况、毒物暴露、生活方式等)对一生的健康都会产生影响,会影响成年期代谢综合征、糖尿病、心血管疾病、癌症、骨质疏松、精神行为异常、恶性肿瘤等慢性非传染性疾病的发生发展。该理论的机制在于营养等环境因子通过表观遗传学改变基因表达和表型,即在胚胎发育的过程中,如某一器官发育关键时期受到不良影响,可导致宫内内分泌改变、氧化损伤和线粒体功能异常以及表观遗传修饰异常(DNA甲基化、组蛋白修饰、miRNA等),最终导致基因表型改变。

DoHaD理论的意义包括以下两点。

(1)增加了人们对NCDs病因的认识。人们认识到生命早期环境对健康的影响始于卵母细胞,贯穿于婴儿期乃至更久。生命早期营养和膳食等环境因素可通过表观遗传学机制影响基因表达,最终影响NCDs的发生和发展。

(2)强调了生命早期合理营养以及尽早开展营养管理和干预的战略性意义。胚胎期营养不良和出生后喂养不当均可对子代健康产生不良影响,早期预防、及时干预孕期并发症、加强对胎儿和新生儿营养和健康监测,对于预防相关疾病的发生具有深远意义。

三 生命早期营养对母婴健康的影响

1.对围产结局的影响

孕期营养不良是导致产妇、胎儿和新生儿健康并发症的重要危险因素之一,在低收入和中等收入国家更为普遍。孕期蛋白质、必需脂肪酸、维生素(维生素 A、D、E 等)和矿物质(铁、锌、碘等)缺乏可导致胎儿生长迟缓、低体重甚至出生缺陷的发生风险增加,还会增加流产、早产、产后出血的风险。比如,育龄妇女叶酸缺乏会增加神经管畸形的风险,维生素 A 摄入过量会导致面部、眼、耳畸形等的风险增加。加强孕产妇的营养教育和干预对围产结局有积极影响。比如,证据表明妊娠期单独补充叶酸和叶酸铁可分别降低神经管缺陷和贫血的风险;孕期铁补充不仅可以降低孕妇铁缺乏和贫血,还可以减少低出生体重儿的发生;还有多项研究发现补充多种微量营养素、均衡的能量蛋白质补充和孕期食物分配可减少死产、低出生体重和胎龄小出生儿的发生率。

2.对母亲远期健康的影响

孕期能量摄入过剩导致孕期增重过多或过快,可造成产后体重滞留,且会增加母亲肥胖、2 型糖尿病等疾病的发生风险。流行病学研究发现,妊娠期糖尿病孕妇产后 2 型糖尿病发生率增加。中国孕期女性钙摄入不足较常见,这会增加妊娠期高血压疾病的发病风险。

3.对婴儿近期健康的影响

围产期营养对儿童的认知和行为发展也有重要影响。宫内发育迟缓可增加儿童期认知发育障碍的风险。有研究发现,孕妇的营养状况可以影响儿童的神经发育及认知能力,且这种影响可延伸到孩子的情绪和行为,比如,Omega-3 脂肪酸的足量摄入与儿童较低的行为问题发生率有关。婴儿出生后早期的喂养状况直接影响婴幼儿的体格发育、免疫功能和脑神经认知功能的发展。出生后前 6 个月给予纯母乳喂养,不仅可以显著降低新生儿和婴儿的死亡率,而且可以显著提升儿童智力水平。

4.对子代远期健康的影响

越来越多的流行病学、动物和人类研究证据表明,生命早期的营养和发育状况不仅可以影响婴幼儿时期的生长发育和健康,还与成年后肥胖和其他 NCDs 的发生发展息息相关。生命早期 1000 天的营养干预可以纠正营养不良的代际传递,为成年后患肥胖、高血压、冠心病和糖尿病等 NCDs 的一级预防提供最佳基础,且这种影响甚至会持续好几代人。

总之,生命早期营养对受精卵着床、细胞分化、胚胎发育、妊娠结局、儿童生长、智力发育、学习能力和疾病抵抗力、成年后的劳动生产力及慢性病发生风险均具有重要影响。

(顾娇娇)

第二节　围产营养学发展现状

一　营养科学概述

为了生存、繁衍和保持健康,人类必须每天摄取食物和水分,所以对饮食营养的探索古已有之,源远流长。早在古希腊时期,医学之父希波克拉底就曾指出,"病人的滋养,应当与治疗一同开始",还提出"食物即药"。这与中国传统医学中"药食同源"的思想相似。中国早在西周时期(公元前1100年—前771年),官方医政制度就将医学分为食医、疾医、疡医、兽医四大类,其中食医是专事饮食营养的医生,《周礼·天官》中说其"掌和王之六食、六饮、百馐、百酱、八珍之奇"。在漫长的科学和生活实践中,人类对营养的认识由模糊变得清晰、从感性上升到理性,营养学也逐渐成为一门独立的学科。2005年,国际营养科学联合会专家组将营养科学(nutrition science)定义为:营养科学是研究食物供应体系、食品和饮料、食物营养素和其他成分,以及它们在人体、其他生物体、社会和环境系统之间的相互作用的学科。《中国医学大辞典》将营养学定义为"研究食物及其在饮食和治疗上的应用";葛可佑等主编的《营养科学词典》则将其表述为"营养学是研究人体健康和食物之间关系的学科"。

营养学以人类健康为根本出发点,研究方向包括基础营养、食物营养、人群营养、临床营养、公共营养等,研究的人群覆盖从婴幼儿、儿童、成人到老年人全生命周期的各年龄阶段,由此发展出围产营养学、老年营养学、临床营养学、膳食营养学等诸多分支学科。

围产营养学是一门新兴的营养学分支学科,主要在20世纪中叶后逐渐形成并发展起来。随着人们对母婴健康重要性的认识加深,这一领域的研究越来越多,国际组织和各国政府纷纷发布膳食指南和政策,以促进围产期营养的改善。

二　围产营养学的历史沿革与现状

围产营养学的起源可以追溯到20世纪初期,当时医学界开始认识到孕妇营养对胎儿发育的重要性。随着研究的深入,人们逐渐认识到孕妇的营养状况不仅影响胎儿的生长,还可能影响其未来的健康状况。20世纪中叶后,随着生物化学和分子生物学的发展,围产营养学的研究开始从宏观层面转向微观层面,探索营养素对胎儿发育的具体作用机制。

在国外,围产营养学的发展与多项关键事件及科学研究紧密相连。20世纪40年代,人们开始广泛认识到孕妇的营养状况直接影响到胎儿的健康;到70年代,世界卫生组织(WHO)和联合国儿童基金会(United Nations International Children's Emergency Fund, UNICEF)开始推动改善孕产妇营养项目,强调微量元素如铁、碘的重要性。此外,一些具有里程碑意义的研究成果,比如大卫·巴克(David Barker)教授关于胎儿起源成人疾病(fetal origins of adult disease,FoAD)的假说,更是凸显了孕期营养对未来健康的潜在影响。

在中国,围产营养学的系统研究起步稍晚,进入21世纪后发展迅速。伴随着国家经济的发展与人民生活水平的提升,孕产妇的营养问题逐渐受到公共卫生政策的关注。在"九五"至"十四五"期间,国家重点研发计划均包含了孕产妇及婴幼儿营养的研究项目。特别是随着《中国居民膳食指南(2002)》的发布及更新,围产期营养作为重点内容得到了普及与推广。我国政府高度重视孕产妇和婴幼儿营养状况的改善,在国务院办公厅印发的《国民营养计划(2017—2030年)》(以下简称《计划》)中,开展"生命早期1000天营养健康行动"作为六项重大行动的首条被明确提出。该行动内容包括"重视开展孕前和孕产期营养评价与膳食指导,推进县级以上妇幼保健机构对孕妇进行营养指导,将营养评价和膳食指导纳入我国孕前和孕期检查;实施妇幼人群营养干预计划;提高母乳喂养率,培养科学喂养行为"等。同时,越来越多的医院和社区卫生服务中心开展了孕期营养门诊,为孕产妇提供个性化的营养咨询与指导。

目前,围产营养学已经发展成为一门综合性学科,涉及营养学、妇产科学、儿科学、分子生物学、社会学等多个学科的知识。围产营养学的研究和实践也呈现出积极的发展态势。WHO和UNICEF等国际组织及各国政府通过发布指南和政策、提供技术支持和培训等积极推动围产期营养改善的工作。相关国际学术交流和合作也在不断加强,促进了围产营养学知识的传播和应用。在临床实践中,围产营养学的应用已经取得了显著的成果。比如,通过合理的饮食指导和营养补充,可以有效预防孕期并发症的发生,提高胎儿的出生体重和健康状况;通过推动母乳喂养、孕期补充叶酸等公共卫生倡议显著提升了婴儿的出生质量等。此外,随着科技的进步,营养评估和监测方法也在不断创新,为围产营养学的研究和实践提供了更多的工具和数据支持。

三　围产营养学的挑战与应对

尽管围产营养学已经取得了长足的进步,但仍面临着一些挑战。首先,不同经济发展水平及文化背景下的孕产妇营养问题不同,医疗健康资源分配不均衡问题依然严峻,这给围产期营养管理带来了一定的困难。其次,孕妇对营养知识的了解程度不一,缺乏科学的饮食指导可能会影响其营养状况和胎儿的健康。最后,随着代谢性疾病的增加,如何通过围产营养管理预防此类疾病的胎源性风险成为新的研究焦点。

为了应对这些挑战,可采取以下策略。

(1)加强国际合作,共享成功经验。同时考虑当地情境因素,制定针对不同地区和文化背景的个性化营养指导方案,确保孕产妇能够获得适合自己的营养支持。

(2)优化医疗资源的分配,提高基层医疗机构的服务水平,使更多的围产期人群能够接受专业的围产期营养管理服务。

(3)提高公众的营养健康意识,加强围产期营养教育的普及工作,提高孕妇对营养知识的认识和理解,以促进合理膳食行为的形成。

(4)持续推进围产营养学的科学研究,尤其是跨学科的研究,加强国际合作与交流,分享最佳实践和研究成果,共同推动围产期营养事业的发展。

(顾娇娇)

第三节　医务工作者在营养健康教育中的作用

在健康促进与疾病管理中,营养健康教育占据着举足轻重的地位。随着现代医学模式从单纯的疾病治疗向全面的健康管理转变,医务工作者(医生、护士、营养师等)作为健康服务的核心提供者,在营养健康教育中的角色日益凸显,发挥着多重作用。

一　营养知识的传播者

医务工作者的专业背景和职业身份使其在公众心目中具有较高的信任度和权威性,在进行营养健康教育时,其传递的信息更易被接受和采纳。通过门诊咨询、健康讲座、宣传资料等多种形式,医务工作者可以有效地将营养知识传递给患者及其家属,从而提升大众的营养健康意识,纠正其不当饮食行为,进而有助于改善健康状况。

在进行营养知识传播时,确保所传播知识的专业性、正确性和准确性尤为重要。因此,医务工作者有必要接受系统的营养学教育和专业培训,掌握不同人群(如儿童、孕妇、老年人、慢性病患者等)的营养需求与饮食原则,并能够基于科学证据为患者提供个性化的营养建议。中华预防医学会发起的"营养与疾病预防"全国医生营养继续教育项目(Nutrition & Disease Prevention,NDP),旨在向医务工作者传授科学的营养和疾病预防知识,从而提升他们的营养指导能力。

二　营养行为的倡导者

营养健康教育不仅仅是传授知识,更重要的是促进健康行为的形成与改变。医务工作者应通过评估患者的饮食习惯、生活方式等因素,制订有针对性的营养干预计划,引导患者逐步调整不良饮食习惯,培养健康的饮食行为。例如,鼓励患者减少高糖、高脂肪食物的摄入,增加蔬菜水果和全谷物的比例,同时强调适量运动的重要性。

另外,膳食和营养行为的改变不是一蹴而就的,需要持续的时间投入和坚持。医务工作者可通过定期随访、电话回访等方式,对患者的膳食等生活方式和健康状况进行持续跟踪,及时发现并解决问题;还可以通过提供必要的心理支持和社会资源,帮助患者克服改变过程中的困难,迎接挑战,保持积极向上的心态,促进健康的膳食行为。

三　在围产人群等特殊人群的营养健康管理中发挥关键作用

孕妇和婴幼儿的营养状况直接关系到母婴健康及下一代的生长发育。医务工作者可通过孕前检查、孕期检查、母乳喂养指导、辅食添加建议等,为孕妇和婴幼儿提供全面的营养管理支持;在该时期强调孕期和哺乳期合理膳食的重要性,重点预防孕期贫血、妊娠期高血糖、妊娠期高血压等营养相关疾病;同时,指导照顾者科学喂养婴幼儿,促进其健康成长。

对于高血压、糖尿病、冠心病等慢性病患者而言,合理的营养治疗是疾病管理的重要组成部分。医务工作者可根据患者的具体病情和营养状况,制定个性化的饮食方案,通过调整饮食结构、控制能量摄入、补充必需营养素等措施,有效控制患者的病情进展,提高患者的生活质量。此外,医务工作者还应关注患者的心理健康和社会支持情况,提供全方位的健康管理服务。

四　在社区与家庭的营养健康教育中发挥桥梁作用

1.社区健康教育活动

除承担医院的本职工作外,医务工作者应积极参与社区健康教育活动,如健康讲座、义诊咨询、营养厨房展示等,将营养健康知识带入社区,提高居民的营养健康素养。通过互动交流,了解居民的营养健康需求和问题,为他们提供切实可行的解决方案。

2.家庭营养指导

家庭是营养健康教育的重要场所。医务人员通过家访、电话咨询等方式,为家庭提供个性化的营养指导服务。他们指导家庭成员合理安排一日三餐、选择健康食材、掌握科学的烹饪方法,共同营造良好的家庭饮食环境。同时,医务人员还关注家庭成员间的相互支持与鼓励,促进家庭成员共同参与营养健康管理的过程。

总之,医务人员在营养健康教育中的作用是多方面的,他们不仅是营养知识的传播者,而且是营养行为的倡导者和特殊人群健康管理的关键力量。未来,随着健康中国战略的深入实施和医学模式的不断转变,医务人员在营养健康教育中的作用将更加凸显。我们期待通过医务人员的共同努力和社会各界的广泛参与,不断提升公众的营养健康素养,推动全民健康水平的持续提升。同时,我们也需要加强医务人员的专业培训和能力建设,提高其在营养健康教育领域的专业素养和服务水平,以更好地满足人民群众日益增长的健康需求。

（顾娇娇）

第二章 能量与营养素

1. 阐述能量及各类营养素的主要概念和分类。
2. 归纳各类营养素的生理功能、主要食物来源和推荐摄入量。
3. 理解各类营养素缺乏与过量对健康的危害。
4. 运用所学为个体估算能量需要量,进行各类营养素的食物选择推荐。

获取足量、安全而有营养价值的食物是维持生命和促进健康的关键,所以古往今来才会有"民以食为天"这样的话语流传。食物中有多种化学成分,其中的有效成分,即能够为机体摄取、消化、吸收,并且具有一定生理功能的成分,就是我们常说的营养素(nutrient)。营养素参与机体生长发育活动的维持以及正常生理代谢,具有特定的生理作用,是人类赖以生存的物质基础。

来自食物的营养素种类繁多,根据这些营养素在人体内的合成是否满足机体需要,将其分为必需营养素和非必需营养素。必需营养素(essential nutrient)指人体不能合成或合成不足以满足机体需要,必须从食物中直接获得的营养素。如果不能从食物中充分获得此类营养素,就会发生相应的营养缺乏症。非必需营养素(non-essential nutrient)则是指虽然对健康有益,但人体自身可以合成或可由其他营养素转化,没有必要从食物中摄取的营养素。只有符合下面5个条件的营养素才被称为必需营养素:①该营养素为机体存活、生长和健康所必需;②该营养素若在食物中缺乏或比例不当可引起生物体的特异性缺乏疾病,严重者可导致死亡;③该营养素缺乏引起的生长不良或缺乏病只有该营养素或其前体物质可以预防;④低于该营养素与其相关的的标准摄入量时,机体的生长状况和缺乏症与摄入量密切相关;⑤该营养素在体内不能合成,但与其相关的重要的生理功能在一生中都需要。

目前了解到的人体生命活动所必需的营养素有40多种,按照结构和功能可分为6大类,即碳水化合物(包括膳食纤维)、蛋白质、脂类、维生素、矿物质、水,其中前四者均含有来自生物的碳元素,为有机物。碳水化合物、蛋白质和脂类的人体需求量比较大,被称为宏量营养素(macro-nutrient);维生素和矿物质的人体需要量相对小,则被称为微量营养素(micro-nutrient)。

第一节　能　量

一　概　述

一切的生命活动都需要能量,即使在休息时机体也需要消耗一定的能量。能量的国际通用单位是焦耳(joule,J),1J指用1N的力把1kg的物体移动1m所需要消耗的能量。在营养学上,更习惯使用卡(calorie,cal)和千卡(kilocalorie,kcal)作为能量单位,1kcal指将1kg纯水的温度在标准大气压下升高1摄氏度需要消耗的能量。千卡和焦耳之间的换算关系为:1kcal≈4.184kJ。

自然界中能量有多种形式,人体通常只能利用食物中的碳水化合物、脂肪和蛋白质这三种营养素在体内经过生物氧化,生成三磷酸腺苷即ATP来供能。因此,又将碳水化合物、脂类和蛋白质称为产能营养素(energy-yielding nutrient)。每克产能营养素在体内氧化所产生的能量值,被称为食物的能量系数(energy coefficient),以前也被称作"食物的热价"(calorific value)或"生理卡价"。WHO/FAO推荐使用的能量系数分别为碳水化合物4kcal/g、蛋白质4kcal/g、脂肪9kcal/g;另外,膳食纤维是比较特殊的碳水化合物,一般推荐使用2kcal/g的能量系数(见表1-1)。能量系数可以用于计算食物标签和食物成分表中的能量值,也可以用来估算食物或者膳食的能量是否符合推荐的能量需要,因此有很重要的作用。

表1-1　食物中产能物质的能量系数

产能物质	能量系数
碳水化合物(不包括膳食纤维)	4kcal/g
脂肪	9kcal/g
蛋白质	4kcal/g
可溶性膳食纤维	2kcal/g
酒精	7kcal/g

二　人体的能量消耗

人体的总能量消耗量(total energy expenditure,TEE)指24h消耗的总能量,主要用于维持基础代谢、身体活动、食物热效应和生长发育所需。为了确保个人或人群能长期保持良好的健康状态,维持良好的体型、机体构成以及理想活动,需要满足能量消耗。

（一）基础能量消耗

基础代谢的能量消耗，又称基础能量消耗（basic energy expenditure，BEE），是人体能量消耗的主要部分，约占健康成人总能量消耗的45%~70%。BEE是维持机体最基础生命活动所必需消耗的能量，即在环境温度适宜恒定（一般为22~26℃）、空腹10~12h、清醒仰卧、无任何身体活动且精神松弛、全身肌肉放松时的能量消耗，此时消耗的能量主要用于维持体温、心跳、呼吸等基本生命活动和生理功能。BEE有4种计算方法，分别是体表面积计算法、直接计算法、体重计算法和估算法。

1.体表面积计算法

此法根据体表面积和基础代谢率来计算。计算公式为：

$$基础能量消耗 BEE = 体表面积(m^2) \times 基础代谢率(kJ/(m^2 \cdot h)) \times 24h$$

式中的体表面积可以根据身高和体重估算得到。我国学者在1984年提出的适合中国人的体表面积与身高体重的线性回归方程式如下：

$$体表面积(m^2) = 0.00659 \times 身高(cm) + 0.0126 \times 体重(kg) - 0.1603$$

式中基础代谢率（basal metabolism rate，BMR）），指每小时、每平方米体表面积（或每千克体重）人体基础代谢消耗的能量。

值得注意的是，BMR受多种因素影响，与体型、生理状况、疾病及应激状态等均有关。比如，在同一年龄同一体表面积的情况下，女性的基础代谢率比男性低约5%~10%；随着年龄的增长，成年人的基础代谢率会降低（30岁后BMR每10年下降1%~2%，67岁后每10年下降3%~5%）；禁食、饥饿或少食的情况下，基础代谢率水平会降低；寒冷、体力过度消耗、精神紧张、发热等则可以增高基础代谢率水平；烟碱、咖啡因、甲状腺功能亢进等疾病也都可以改变基础代谢水平。

2.直接计算法

体表面积计算法比较复杂，在实际应用中为了简化计算过程，可以根据身高、体重、年龄，直接用Hariris-Benedict多元回归方程来计算：

男　$BEE(kcal/24h) = 66.47 + 13.75 \times 体重(kg) + 5.0 \times 身高(cm) - 6.76 \times 年龄(岁)$

女　$BEE(kcal/24h) = 65.51 + 9.56 \times 体重(kg) + 1.85 \times 身高(cm) - 4.68 \times 年龄(岁)$

3.体重计算法

1985年，WHO给出了按照体重计算24h基础代谢能量消耗的Schofield公式，见表1-2。但是对于中国人群，按照这个表格中的公式计算出的BEE值偏高，因此中国营养学会建议，18~59岁的人群若按照这个表格中的计算公式计算出来的结果应减去5%后，再作为该人群的BEE参考值。

对于18~45岁中国人群，可考虑采用《中国居民营养素参考摄入量（2023版）》研究方法中的拟合公式进行BEE估算：$BEE(kcal/d) = 14.52W - 155.88S + 565.79$（$W$：体重，单位为kg；$S$：性别，男性为0，女性为1）。对于50~64岁、65~74岁、≥75岁这些年龄组的人群，则可以较18~

49岁分别下调5.0%、7.5%和10.0%。

表 1-2　使用 Schofield 公式计算基础能量消耗

单位：MJ/d

	男性	女性
<3岁	$0.249W^a-0.127$	$0.244W-0.130$
3~10岁	$0.095W+2.110$	$0.085W+2.033$
10~18岁	$0.074W+2.754$	$0.056W+2.898$
18~30岁	$0.063W+2.896$	$0.062W+2.036$
30~60岁	$0.048W+3.653$	$0.034W+3.538$
>60岁	$0.049W+2.459$	$0.038W+2.775$

a.W 为体重，单位为 kg。

资料来源：中国营养学会.中国居民营养素参考摄入量（2023版），人民卫生出版社，2023年。

4.估算法

对于非专业人员，可按照每千克体重每小时消耗1千卡热量来进行估算。不过此法计算出的结果与前3个方法会差别稍大。

（二）身体活动能量消耗

身体活动能量消耗（active energy expenditure，AEE），主要指由骨骼肌收缩产生的、在基础代谢之上增加的能量消耗，占总能量消耗的25%~50%。身体活动包括日常必需的活动如职业活动、交通活动、家务活动等，以及自主活动如健身运动、休闲运动等。人体可通过调整身体活动水平来改变总能量消耗，维持能量平衡。

身体活动水平（physical activity level，PAL）是每日总能量消耗与基础能量消耗的比值，PAL值越大，说明身体活动水平越高。参考我国人群TEE实测数据以及BEE数据，将中国成年人的PAL分为低、中、高三个等级，对应数值分别为1.40、1.70、2.00，并据此推荐不同的能量需要量。表1-3中给出了不同生活方式或不同职业人群的PAL值。

表 1-3　根据双标水法测定结果估算的 PAL 值

生活方式	职业/人群	PAL
1.休息，主要为坐位或卧位	不能自理的老人、残疾人	1.2
2.静态生活方式/坐位工作，无或很少高强度的休闲运动	办公室职员、精密仪器机械师	1.4~1.5
3.静态生活方式/坐位工作，有时需走动或站立，但很少高强度的休闲运动	实验室助理、司机、学生、装配线工人	1.6~1.7
4.主要站着或走着工作	家庭主妇、销售人员、侍应生、机械师、交易员	1.8~1.9
5.高强度职业工作或高强度休闲活动	建筑工人、农民、林业工人、矿工、运动员	2.0~2.4
6.每周增加1h的中等强度身体活动		+0.025
7.每周增加1h的高强度身体活动		+0.05

资料来源：中国营养学会.中国居民营养素参考摄入量（2023版），人民卫生出版社，2023年。

（三）食物热效应

食物热效应（thermic effect of food，TEF），又称食物特殊动力作用（specific dynamic action，SDA），指人体摄食后食物在体内的消化、吸收、代谢过程所引起的能量额外消耗。食物热效应只能增加体热的外散，而不能增加可利用的能量，对人体是一种额外的能量损耗，约占总能量消耗的5%~10%。不同食物的TEF值不同，通常认为碳水化合物、脂肪和蛋白质的食物热效应分别是其本身产生能量的5%~10%、0~5%、20%~30%。混合膳食模式下，TEF约相当于总能量消耗的10%。TEF值还和进食的速度、进食的量和进食的频率等有关，进食越多、进食越快，TEF值越高。

（四）生长发育等的能量消耗

处于特殊生理阶段的人群，还有满足组织生长发育和能量储存需要的能量消耗。比如，婴幼儿、儿童、青少年的生长发育阶段需要能量来合成新的组织及储存在这些新组织中的能量；孕妇的子宫、乳房、胎盘、胎儿的生长发育及体脂储备以及乳母的乳汁合成和分泌也需要额外能量。

三 能量需要量的确定

正常情况下，健康成人应保持机体的能量动态平衡状态，即能量的摄入和消耗大致相等。能够满足上述机体总能量消耗量（TEE）达到能量平衡，以维持良好的体型、机体构成和活动水平，并胜任必要的社会活动及长期健康所需要的膳食能量摄入量就是能量需要量（estimated energy requirement，EER）。TEE的测定是估算EER的关键。可采用直接测热法、间接测热法、心率监测法、运动感应器测量法和调查记录法等进行TEE的测算。各国在制定相应人群的EER时，一般首选双标水法（doubly labeled water，DLW）的研究结果。如果DLW研究数据有限，可采用要因加算法进行计算，即以24h的基础代谢能量消耗BEE乘以身体活动水平PAL计算。

健康成人：TEE(kcal/d)=BEE(kcal/d)×PAL。

儿童青少年：TEE(kcal/d)=BEE(kcal/d)×PAL+AE（AE，生长发育的能量需要，用PAL×1.01的值；PAL，参考《日本饮食摄入量标准（2025版）》的值；BEE，采用Henry身高体重参数的预测公式）。

知识链接

双标水法

双标水法属于间接测热法，是一种利用氘和氧-18两种稳定同位素作为示踪剂测量人体能量消耗的技术，被认为是测量机体能量消耗的"金标准"。受试者口服一定量的双标记水($^2H_2O^{18}$)后,其体内水分中的^2H、O^{18}被从食物水分、饮料、代谢水等进入体内的水分所稀释,通过尿液、水蒸气、汗水等途径排出。由于水中的氧和碳酸氢盐中的氧处于快速同位素平衡状态,氧还可以碳酸氢盐的形式进入代谢池而被稀释,因此O^{18}在人体内的消除速度比^2H更快,两者消除速率之间的差值可用于对二氧化碳生成以及能量消耗的估算。实际操作时,只需在一定时间内(通常1~2周内)收集受试者的尿样,计算这两种同位素丰度变化和消除速率的差别,即可估算出总能量消耗。

我国首个将双标水技术用于人体研究的精准监测人体能量代谢实验平台于2024年在深圳正式建成,成为继英国、美国、日本等国建成的又一人类双标水实验室,使得我国科研人员能够测量更多双标水样本,进行能量代谢领域的更多基础机制研究,并比较全球范围内双标水测量的差异。

四 膳食参考摄入量与食物来源

(一)膳食参考摄入量

中国营养学会采用要因加算法,得到的《中国居民膳食营养素参考摄入量(2023版)》见附录1。

(二)食物来源

食物是人体能量的唯一来源,可提供能量的营养素为碳水化合物、脂类和蛋白质,三者在能量供给中应该有一个恰当的比例。根据我国居民的饮食习惯及近期变化,中国营养学会推荐,65岁以下成年人膳食中碳水化合物、脂肪、蛋白质提供的能量应分别占总能量供给的50%~65%、20%~30%、15%~20%。为了满足婴幼儿时期快速生长的能量需要,建议其脂肪供能比例适当增加;4岁以后脂肪供能比与成人相同,不宜超过30%。

三大产能营养素在食物中普遍存在,由于脂肪的能量系数最高,富含脂肪的油脂类成为能量密度最高的食物;动物性食物中的畜禽肉因脂肪含量较高,其能量密度也较高;植物性食物中,谷物及杂豆类含水量低,而蔬菜水果类含水量高,因此前者的能量密度较后者的高。随着经济的发展,我国居民的膳食结构正在发生着明显的变化,从全国营养调查数据可以看出,碳水化合物的供能比逐渐下降,脂肪摄入量逐年上升,应在营养教育时注意予以合理的引导。

(顾娇娇)

第二节 碳水化合物

一 概 述

碳水化合物(carbohydrate)俗称糖类,是由碳、氢、氧三种元素组成的一大类化合物,其分子式中氢和氧的比例与水相同,如同碳和水的化合物,由此而得名。

(一)碳水化合物的分类

根据碳水化合物的聚合程度,可将膳食中碳水化合物分为三类,即含 1~2 个单糖分子的简单糖(simple sugar)、含 3~9 个单糖分子的寡糖(oligosaccharide)和含 10 个及以上单糖分子的多糖(polysaccharide)。

1. 简 单 糖

简单糖包括单糖(monosaccharide)、双糖(disaccharide)和糖醇。单糖是最简单的糖,由一个糖分子构成,通常条件下不能再被直接水解为分子更小的糖,可溶于水,具有甜味。果糖的甜度最高。根据碳原子数的多少,单糖被命名为丙、丁、戊、己、庚糖。自然界中常见的是己糖(葡萄糖、半乳糖、果糖和甘露糖)和戊糖(核糖、脱氧核糖、阿拉伯糖、木糖等)。双糖是由两个相同或不同的单糖分子羟基脱水结合而成,常见的双糖包括蔗糖、乳糖、麦芽糖。一分子葡萄糖和一分子果糖缩合脱水而成蔗糖,一分子葡萄糖和一分子半乳糖以 β-1,4-糖苷键相连则形成乳糖,而麦芽糖则是由两分子葡萄糖借 α-1,4-糖苷键相连而成。当两个葡萄糖分子以 1,1-糖苷键构成非还原性糖时,即为海藻糖。糖醇是单糖氢化还原后的水解产物,常见的糖醇有甘露醇、木糖醇、山梨醇和麦芽糖醇等。糖醇在人体内的代谢过程不需要胰岛素,对于糖尿病患者膳食有特殊意义,也是食品工业中重要的甜味剂和湿润剂。

2. 寡 糖

寡糖又称低聚糖,是由 3~9 个单糖分子通过糖苷键构成的聚合物。常见的寡糖有麦芽糊精、低聚果糖、菊粉、水苏糖、棉子糖等。低聚果糖等寡糖可被肠道益生菌所利用,其发酵产物如短链脂肪酸有重要生理功能,与膳食纤维一起对肠道的结构与功能起着重要的保护和促进作用。

3. 多 糖

多糖是由 10 个及以上单糖分子脱水缩合并借糖苷键彼此连接而成的高分子聚合物,在酶或者酸的作用下最终水解成单糖,无甜味,一般不溶于水。多糖包括淀粉和糖原、纤维素、半纤维素、果胶类等非淀粉多糖。淀粉由数量不等的葡萄糖以 α-1,4 和 1,6 糖苷键连接,根据聚合方式不同可被分为直链淀粉、支链淀粉。糖原是动物体内的多糖,存在于肝脏和肌肉中,有时也被称为"动物淀粉",在维持血糖的过程中发挥着重要作用。多糖是重要的能量储存物质,也是构成细胞骨架的重要组成。淀粉和糖原均属于储存多糖,在机体内最终可被水解为葡萄糖吸收利用。纤维素、半纤维素、果胶和亲水胶体物质则属于结构多糖,是构成植物细胞壁的主要成分,且不易被人体消化吸收,又常被称为膳食纤维(dietary fiber)。

4.膳食纤维

不同国际组织和国家对膳食纤维的定义有所不同。中国营养学会2021年发布的《膳食纤维定义与来源科学共识》将膳食纤维定义为糖聚合度不低于3,不能被人体小肠消化吸收,且对人体有健康意义的可食用碳水化合物,包括纤维素、半纤维素、植物多糖等非淀粉多糖、抗性淀粉和抗性低聚糖。其对人体的健康意义应至少包括以下一项:①增加粪便体积,促进排便;②降低血总胆固醇和低密度脂蛋白胆固醇水平;③有助于调节血糖、胰岛素水平或提高胰岛素敏感性;④为结肠发酵提供产能代谢物,或增加肠道有益菌的数量或活性。根据是否可溶于水,将膳食纤维分为可溶性膳食纤维(果胶、瓜尔胶等)、不可溶性膳食纤维(纤维素等)。膳食纤维的另一种分类方法则取决于其黏性和可发酵性。黏性的、可溶的膳食纤维(果胶、β-葡聚糖等)在消化道变得黏稠,可延长食物在消化道中停留的时间,有利于促进胆汁盐的排除;可发酵的膳食纤维则在结肠作为底物被菌群发酵分解,有利于维持肠道菌群稳定。

知识链接

抗性淀粉

抗性淀粉(resistant starch,RS)是一类无法被人体小肠吸收利用,但可在结肠中被菌群发酵或部分发酵代谢的淀粉。根据来源、结构、形成机制,抗性淀粉可分为5种:物理包埋淀粉(RS1)、抗性淀粉颗粒(RS2)、回生淀粉(S3)、化学改性淀粉(RS4)和直链淀粉-脂肪复合淀粉(RS5)。RS1和RS2多为天然抗性淀粉,存在于马铃薯、玉米、莲子、大米等天然食物中;其余3者则来自工业制备。RS在人体内的消化速度较慢,GI值明显低于葡萄糖,因此在调节糖代谢方面表现出良好潜力。研究发现RS可有效提高糖尿病小鼠的葡萄糖耐量,并通过干预糖尿病小鼠体内的基因表达提高外周组织对胰岛素的敏感性。RS经肠道菌群发酵后产生丁酸、丙酸等短链脂肪酸,促进益生菌的生长,参与肠道菌群的调节,并表现出保护肠道上皮细胞、预防肠道炎症的潜力。

(二)碳水化合物的消化、吸收和代谢

1.消化吸收

碳水化合物的消化从口腔开始。食物进入口腔后,淀粉在唾液淀粉酶的作用下部分分解成更小的淀粉链、麦芽糖、葡萄糖以及糊精等混合物,因此长时间咀嚼馒头、米饭等淀粉食物时,有越来越甜的感觉。由于胃液不含能水解碳水化合物的酶,胃内基本不消化碳水化合

物。小肠是糖类分解和吸收的主要场所,经过胰淀粉酶等一系列酶的作用后糖类被分解成葡萄糖、果糖等单糖;这些单糖被小肠黏膜上皮细胞通过主动吸收、被动吸收和通过细胞间隙直接吸收3个途径吸收。小肠内不被消化的碳水化合物到达结肠后,部分可被肠道菌群分解发酵产生短链脂肪酸等产物,短链脂肪酸可被肠壁吸收并被机体代谢。

2.代谢利用

小肠吸收的单糖大部分通过门静脉进入肝脏,经体循环运送到全身各组织器官,进入细胞分解和合成代谢。分解代谢方式在很大限度上受氧供应状况的影响,供氧充足时葡萄糖进行有氧氧化,生成二氧化碳和水,同时释放能量供人体使用或转化为细胞的组成成分;缺氧时则进行无氧糖酵解,葡萄糖降解为丙酮酸并伴有ATP生成,且在缺氧情况下丙酮酸进一步被还原为乳酸。葡萄糖也可合成为糖原储存在肝脏和肌肉组织中;一旦机体需要,糖原可分解为葡萄糖提供能量。人体储存葡萄糖。能力有限,当膳食糖类远超机体需要时,过多的糖类最终转化为脂肪沉积在机体组织中。

(三)食物血糖生成指数

血中的葡萄糖称为血糖(blood sugar),正常情况下血糖含量保持在一个恒定的范围内,空腹血糖浓度为3.9~6.1mmol/L。血糖浓度保持相对恒定,是细胞进行正常代谢、维持器官正常功能的重要条件之一。影响血糖浓度的因素有很多,不同类型的碳水化合物吸收率不同,可产生不同的血糖应答水平。

为了衡量某种食物或某种膳食组成对血糖浓度的影响,加拿大勒克斯博士提出了食物血糖生成指数(glycemic index,GI)的概念,指进食含50g可利用碳水化合物的食物后一段时间内(通常为2h)血糖应答曲线下面积与同一个体进食等量葡萄糖后血糖应答曲线下面积之比,此比值可反映出某食物或膳食组成与葡萄糖相比对机体血糖的影响程度。葡萄糖的GI定义为100,将GI≤55、55<GI≤70、GI>70分别界定为低、中、高GI食物。GI高的食物或膳食进入胃肠后消化快、吸收率高,葡萄糖进入血液后峰值高;反之,GI低的食物或膳食则在胃肠内停留时间长,吸收速率低,葡萄糖释放缓慢,葡萄糖进入血液后峰值低,下降速度慢。了解食物的GI并据此合理安排膳食,对于调节和控制机体血糖水平具有重要作用。我国常见食物的GI表由中国疾病预防控制中心营养与健康所在《中国食物成分表(2004版)》中发布,2018年在《中国食物成分表标准版》附表中又进行了更新。该表格中涵盖了日常生活中常见谷物、薯类、豆类、蔬菜、水果、混合膳食等11大类的259种食物的GI值。此GI数据表的建立为指导居民健康膳食提供了基础数据,具有良好而深远的社会影响和经济影响。

三 碳水化合物的生理功能

1.提供和储存能量

碳水化合物的一个重要功能是提供和储存能量,是人类从膳食中获取能量的最经济和最主要的来源。每克碳水化合物可在体内氧化产生约4.0kcal(16.7kJ)的能量,每克可溶性膳食纤维则提供约2kcal(8.4kJ)能量。在健康状况下,大脑中没有糖原储备,需直接利用葡萄糖来维持生理活动,因此成人和儿童每天应至少摄入130g碳水化合物。

2.构成机体组织

碳水化合物还是构成机体组织的重要物质,并参与细胞组成和多种活动。细胞中均含有碳水化合物,主要以糖脂、糖蛋白和蛋白多糖等形式存在。碳水化合物也是一些抗体、酶和激素等重要生理功能物质的组成成分。

3.节约蛋白质作用

当膳食摄入碳水化合物不足时,机体会动用蛋白质通过糖异生作用产生葡萄糖供给能量;而当碳水化合物摄入足够时,可防止体内和膳食中的蛋白质作为能源而过度消耗,增加体内氮潴留,起到节约蛋白质作用(protein sparing action)。

4.抗生酮作用

脂肪在体内分解代谢产生能量的过程中,需要葡萄糖协同。脂肪酸分解产生乙酰,随后需与草酰乙酸结合进入三羧酸循环而被充分氧化分解。当碳水化合物摄入不足时,体内脂肪会被动员加速分解脂肪酸为机体供能,同时草酰乙酸供应却相应减少;由于草酰乙酸的不足,脂肪酸不能彻底氧化而产生过多的酮体(如乙酰乙酸、丙酮等),导致酮血症、酮尿症。而当摄入足够碳水化合物时,则可防止上述情况发生,称为碳水化合物的抗生酮作用(antiketogenesis)。

5.膳食纤维的功能

膳食纤维具有调节肠道菌群、增加粪便体积、促进肠蠕动、调控血糖或胰岛素、增加饱腹感等健康作用。

6.其 他

碳水化合物还具有调节肠道功能、解毒等作用。

三 碳水化合物缺乏或过量的影响

1.摄入不足

人体储存碳水化合物的能力有限,主要以葡萄糖和肝糖原、肌糖原的形式存在。在饥饿、禁食或某些疾病状态下,机体中糖原等碳水化合物储备耗竭,为了满足脑组织能量需求和维持血糖水平,糖异生反应会被激活,出现蛋白质和脂肪动员。一方面,蛋白质的动用会损失肌肉、肝脏、肾脏等组织中的蛋白质,严重时可造成器官功能的损害;另一方面,此过程中脂肪酸为非彻底氧化的β-氧化供能,会产生过量酮体,严重时可导致酮症酸中毒。另外,若膳食纤维摄入不足,可引起便秘,并增加心血管疾病、糖尿病的发病风险。

2.摄入过量

一般认为,长期高碳水化合物膳食可增加代谢综合征、糖尿病的发生风险。高碳水化合物摄入对血脂水平也有一定影响,但需与膳食脂肪的摄入情况综合考虑。高碳水化合物联合低脂膳食,可升高血浆低密度脂蛋白胆固醇(LDL-c)的水平,同时增加心血管疾病的发生风险。另外,还应警惕添加糖摄入过多的风险。多项研究显示添加糖摄入过多可增加龋齿、肥胖等的发生风险。

四 膳食参考摄入量与食物来源

(一)膳食参考摄入量

碳水化合物占总能量的比例大于80%或小于40%对健康均有不利影响。中国营养学会推荐,1岁以上人群膳食碳水化合物供能占总能量的50%~65%,15岁以上人群膳食纤维的适宜摄入量为25~30g/d(孕中、晚期和乳母在此基础上增加4g/d)。同时要注意控制添加糖的摄入,建议不超过50g/d,最好低于25g/d。这里的"添加糖"指在加工制备食品时添加的糖或糖浆,不包括天然存在的糖类(如牛奶中的乳糖和水果中的果糖)。

(二)食物来源

日常饮食中的碳水化合物主要来源是植物性食物,比如粮谷类、薯芋类、杂豆类、蔬菜水果类,以及烹调品和饮品中常含有的精制糖。粮谷类一般含碳水化合物60%~80%,薯类约含15%~29%,豆类为40%~60%。水果中碳水化合物含量为5%~20%,是甜味和能量值的主要影响因素,水果干制品的糖含量可高达50%~80%。单糖和双糖的来源主要是水果、蜂蜜和蔗糖、糖果、甜食、糕点、含糖饮料等加工食品。乳糖是哺乳动物乳腺分泌的一种特有的碳水化合物,一般仅存在于乳制品中。

(顾娇娇)

第三节　蛋白质

一 概　述

蛋白质(protein)是生命活动的物质基础,人体内的蛋白质始终是处于不断分解和合成的动态平衡中。我们经常说"没有蛋白质就没有生命",各种各样的蛋白质、氨基酸和小分子肽类,在人体内都有重要的生理作用。膳食中需注意蛋白质的合理摄入,既不要不足,也不要过多。

(一)氨基酸及分类

氨基酸(amino acid)是构成蛋白质的基本结构单位,是分子中具有氨基和羧基的一类含有复合官能团的化合物。多个氨基酸以α-羧基和α-氨基脱水缩合而成的酰胺键连接,即构成肽(peptide)。根据所含氨基酸残基的多少,可将肽分为二肽、三肽、寡肽和多肽。蛋白质通常含有50个以上氨基酸。

自然界中存在的氨基酸有300多种,其中参与构成人体蛋白质的只有20余种。这些氨基酸又可以分为必需氨基酸、非必需氨基酸和条件必需氨基酸。必需氨基酸(essential amino acid,EAA)指人体不能合成或者合成速度不能满足机体需要,必须从食物里面获得的氨基酸。人体的必需氨基酸有9种:缬氨酸、异亮氨酸、亮氨酸、苯丙氨酸、蛋氨酸、色氨酸、苏氨酸、赖氨酸和组氨酸。非必需氨基酸(non-essential amino acid,NEAA)是指那些人体可以自身合成,不一定需要从食物中获取的氨基酸。这部分非必需氨基酸在营养和代谢上的重要性与必需氨基酸相同,并非人体不需要,只是可以由碳水化合物的代谢物或由必需氨基酸合成碳链,进一步由氨基转移反应引入氨基生成。还有一些氨基酸在一般状况下属于非必需氨基酸,但当人体处于创伤、感染或者某些消耗性疾病状态下时,本可自身合成的氨基酸不能满足机体需要,必须从食物中获得,称之为条件必需氨基酸(conditionally essential amino acid)。例如,当早产儿体内的酶不足以产生充足的精氨酸时,需要在其喂养时添加精氨酸。另外,半胱氨酸和酪氨酸在体内可分别由蛋氨酸、苯丙氨酸转变生成,但膳食中若能直接提供,则可减少人体对蛋氨酸和苯丙氨酸需要量的30%和50%,因此将半胱氨酸和酪氨酸称为半必需氨基酸(semi-essential amino acid)。人类营养学上已经明确分类的必需氨基酸、非必需氨基酸和半必需氨基酸如表1-4所示。

表1-4 人体内氨基酸分类

必需氨基酸	非必需氨基酸	半必需氨基酸
缬氨酸、异亮氨酸、亮氨酸、苯丙氨酸、蛋氨酸、色氨酸、苏氨酸、赖氨酸、组氨酸	丙氨酸、精氨酸、谷氨酸、谷氨酰胺、天冬氨酸、天冬酰胺、甘氨酸、脯氨酸、丝氨酸	半胱氨酸、酪氨酸

不同食物蛋白质的氨基酸种类和含量存在着差异。根据所含必需氨基酸的情况,可把食物蛋白质分为完全蛋白质、半完全蛋白质和不完全蛋白质。完全蛋白质的必需氨基酸种类齐全,且氨基酸构成与人体蛋白接近,如蛋、奶、肉、鱼等动物性食物以及大豆蛋白等。半完全蛋白质虽然必需氨基酸种类齐全,但氨基酸模式与人体蛋白差异较大,其中一种或几种必需氨基酸含量相对参考蛋白质较低,导致其他必需氨基酸不能在体内被充分利用而浪费,使其营养价值降低。大多数植物蛋白都是半完全蛋白质。不完全蛋白质指所含必需氨基酸种类不全的蛋白质,如玉米的胶蛋白、动物结缔组织中的胶原蛋白等。为了提高半完全蛋白质的营养价值,可以将两种或两种以上的食物混合食用,从而达到以多补少、提高膳食蛋白质营养价值的目的。这种通过食物蛋白质所含氨基酸种类间取长补短、互相补充的作用称为蛋白质的互补作用(protein complementary action)。比如将大豆或其制品与米、面联合食用,大豆蛋白中的赖氨酸可以补充米、面蛋白赖氨酸的不足,而米、面蛋白中的蛋氨酸在一定程度上也可以补充大豆蛋白质中不足的蛋氨酸。

(二)蛋白质的消化吸收和代谢

1.消化吸收

食物蛋白质的消化从胃开始,主要在小肠完成。胃酸可使蛋白质变性,同时激活胃蛋白酶发挥水解蛋白质的作用。食物在胃内停留时间短,蛋白质消化不完全,消化不完全和未消化的蛋白质进入小肠后,在胰腺和小肠黏膜细胞分泌的蛋白酶的作用下,进一步被水解为氨基酸和短肽。蛋白质消化后形成氨基酸或2~3个氨基酸构成的短肽,被小肠黏膜细胞通过ATP依赖的主动转运过程和γ-谷氨酰循环过程吸收。未被消化吸收的蛋白质由粪便排出体外。

2.代谢利用

所有被肠道吸收的氨基酸通过肝门静脉被运送到肝脏和其他组织细胞被利用,完成其生理功能。除了食物中的外源性蛋白质,人体肠道中的蛋白质还来自内源性蛋白质(肠道脱落黏膜细胞、消化液中酶类等,约70g/d)。人体内的蛋白质在不断代谢更新,如肠黏膜细胞平均6d更新一次,而红细胞平均120d更新一次。每天约有1%~2%的机体内源性蛋白质被分解,这些分解产生的氨基酸70%~80%又被机体吸收利用合成新的蛋白质。少数未合成代谢利用的氨基酸则转变为尿素、氨、尿酸、肌酐等通过尿液等途径被排出体外,或进入糖脂代谢。

(三)氮平衡

氮平衡指机体每天摄入蛋白质的量和排出的量之间的平衡,计算公式是:氮平衡=摄入氮-(尿素+粪氮+皮肤等损失氮)。

当摄入氮=排出氮时,为零氮平衡;健康成人应维持在零氮平衡状态。若摄入氮>排出氮,为正氮平衡;生长发育期的儿童少年、孕期妇女、疾病恢复期患者等应保持适当的正氮平衡,以满足机体对蛋白质额外的需要。当摄入氮<排出氮时,为负氮平衡,人在饥饿、疾病及老年时往往处于这种状况,应注意尽可能减轻或改变负氮平衡的状态,以保持健康、促进疾病康复和延缓衰老。

三 蛋白质的生理功能

1.构成和修复机体组织

蛋白质是机体细胞、组织和器官的重要组成成分,提供了大部分结构上的支持。人体内蛋白质含量约占体重的16%;除水分外,蛋白质约占细胞内物质的80%。蛋白质还构成了机体多种功能因子和调控因子,比如酶、辅酶、激素、抗体细胞膜通道、体液可溶性蛋白质等,这些物质对于维持机体内环境稳定、调节生理功能发挥重要的作用。人体蛋白质处于不断分解和合成的动态平衡中,分解的蛋白质大部分可被再利用,但也存在一定丢失,因此需要通过膳食摄入一定量的蛋白质以保证机体组织蛋白质的更新。

2.维持体液和酸碱平衡

血液中的白蛋白、球蛋白等对于体内酸碱平衡、体液渗透压平衡的维持和调节有重要作用。

3.免疫功能

蛋白质参与构成免疫器官、免疫细胞和抗体、细胞因子等免疫活性物质。研究显示人体蛋白质营养状况会影响几乎所有形式的免疫功能。

4.供给能量

作为三大供能营养素之一,蛋白质也可以作为机体能量的来源。1g蛋白质在体内可产生约4kcal的能量。

5.其　他

另外,某些肽类或氨基酸还具有特殊生理功能。比如牛磺酸是一种氨基磺酸,在胎儿和婴儿中枢神经系统、视觉系统发育中起到关键作用。

三　食物蛋白质的营养价值评价

蛋白质的营养价值受三个方面因素的影响:食物中蛋白质的含量、蛋白质所含氨基酸的类型和数量、人体消化吸收和利用蛋白质的能力。评价指标包括蛋白质含量、蛋白质消化率、蛋白质的生物价、蛋白质功效比值,以及氨基酸评分等。

1.蛋白质含量

食物中蛋白质的含量是评价食物蛋白质营养价值的基础。一般采用凯氏定氮法测定食物中氮含量,将测定的含氮量乘换算系数6.25即可得到蛋白质含量。同类食物中,蛋白质含量越高,其营养价值相对越高。

2.蛋白质消化率

蛋白质消化率(digestibility)是指机体所吸收的氮与摄入总氮量的比值,反映食物蛋白质在体内被分解和吸收的程度。食物的蛋白质消化率越高,其营养价值相对越高。食物蛋白质的消化率受蛋白质构成、性质、加工烹调方式、膳食纤维及机体蛋白质营养状况等多因素的影响。动物性来源蛋白质的消化率一般高于植物性来源蛋白质;加工后大豆制品如豆腐的消化率高于整粒大豆。

$$蛋白质真消化率=[食物氮-(粪氮-粪代谢氮)]/食物氮×100\%$$

其中,粪代谢氮为试验对象在完全不摄入蛋白质时粪便中含氮量,成人24h粪代谢氮约为0.9~1.2g。若计算时忽略粪代谢氮,所得结果为表观消化率。

3.蛋白质的生物价

蛋白质的生物价(biological value,BV)是指食物蛋白质被吸收后在体内储留的氮与被吸收氮的比值,反映食物蛋白质吸收后在体内被真正利用的程度。食物蛋白质的BV越高,其被利用率越高,营养价值也相对越高。

BV=储留氮/吸收氮=[吸收氮−(尿氮−尿内源性氮)]/[食物氮−(粪氮−粪代谢氮)]

其中,尿内源性氮为试验对象在完全不摄入蛋白质时尿液中含氮量,主要来自组织蛋白的分解。

4.蛋白质功效比值

蛋白质功效比值(protein efficiency ratio,PER)是指处于生长阶段的幼年动物每摄入单位重量的蛋白质而增加的体重,即在实验期内体重增加的克数与摄入受试蛋白质的克数之比。PER被广泛用于婴幼儿食品中蛋白质的营养价值评价。

5.氨基酸评分

氨基酸评分(amino acid score,AAS)也称为氨基酸化学评分,是目前应用较广的一种食物蛋白质营养价值评价指标,缺点是未考虑食物蛋白质消化率的影响。AAS的计算是将被测食物蛋白质中的某种必需氨基酸含量与某人群推荐的参考蛋白质中该必需氨基酸含量进行比较,通常采用被测蛋白质的限制性氨基酸进行计算。限制性氨基酸的确定方法为:把被测蛋白质中色氨酸的含量设定为1,分别计算出其他必需氨基酸的相应比值,从计算出的一系列比值中可以判断出,该蛋白质中一种或者几种必需氨基酸相对含量较低,这些含量相对较低的必需氨基酸被称为限制性氨基酸,其中含量最低的是第一限制性氨基酸。

6.经蛋白质消化率校正的氨基酸评分

经蛋白质消化率校正的氨基酸评分(protein digestibility-corrected amino acid score,PDCAAS)是在AAS的基础上考虑蛋白质消化率的影响,可用于除孕妇和1岁以下婴儿外的全人群摄入的食物蛋白质的营养价值评价。

PDCAAS=AAS×蛋白质真消化率

7.可消化必需氨基酸评分

可消化必需氨基酸评分(digestible indispensable amino acid score,DIAAS)可替代PDCAAS评价蛋白质质量。

DIAAS=每克膳食蛋白质中可消化的必需氨基酸含量/每克参考蛋白质中该可消化的必需氨基酸含量×100%

四 蛋白质缺乏或过量的影响

1.摄入不足

蛋白质缺乏在儿童和成人中都可发生,其中处于快速生长发育阶段的婴幼儿和儿童对此更为敏感,多表现为容易疲倦、体重减轻、贫血、免疫功能下降、血浆脂蛋白水平降低等。膳食中长期蛋白质和(或)能量摄入不足会引起蛋白质-能量营养不良(protein-energy malnutrition,PEM)。PEM一般可分为水肿型、消瘦型和混合型:当热量摄入基本足量而蛋白质严重缺乏时,可导致水肿型PEM,又称Kwashiorkor病或恶性营养不良,患者表现为水肿、虚弱、头发变色变脆易脱落、抵抗力下降、生长迟缓、血浆脂蛋白降低、肝脾肿大等；当能量摄入严重缺乏且蛋白质不足时，可导致消瘦型PEM，患者表现为进行性消瘦、皮下脂肪减少、皮肤干燥松弛等；混合型PEM则是蛋白质和能量同时缺乏，临床表现为上述二型的混合。

2.摄入过量

目前尚无蛋白质摄入过量导致危害的确凿证据，但高蛋白摄入对机体存在着一定影响。饮食中过多的蛋白质类食物摄入会减少全谷物、水果和蔬菜的摄入，并可能同时存在脂肪摄入过多的现象，可导致超重或肥胖。另外，高蛋白饮食有可能增加患肾结石、骨质疏松和某些癌症的风险，但研究结果尚不一致。

五　膳食参考摄入量与食物来源

（一）膳食参考摄入量

蛋白质的膳食参考摄入量各国标准不一，健康成人可按照每千克标准体重1.0~1.2g蛋白质来估算每日蛋白质摄入量。中国营养学会推荐，18~64岁健康成人蛋白质的RNI分别为男性65g/d，女性55g/d；65岁以上老年人蛋白质的RNI分别为男性72g/d，女性62g/d。对于儿童、孕妇等特殊人群，为了更好地满足生长发育、妊娠等需求，其应适当提高蛋白质的摄入量。

（二）食物来源

蛋白质的食物来源可分为植物性和动物性两大类，其中动物性食品和大豆类食品中的蛋白质相对更为丰富，氨基酸组成也更为合理，在体内的利用率高，是优质蛋白质的良好来源。建议膳食中应保证一定数量的优质蛋白质，动物性蛋白和大豆蛋白应占膳食蛋白质的30%~50%。我国人均牛奶和大豆制品的消费量较低，应大力提倡各类人群增加对牛奶和大豆及其制品的摄入。

（顾娇娇）

第四节　脂　类

一　概　述

脂类（lipids）是脂肪（fat）和类脂（lipoid）的统称，其共同特点是难溶于水，可溶于有机溶剂。脂肪又称甘油酯，由1分子的甘油和1~3分子的脂肪酸所组成，包括甘油一酯、甘油二酯和甘油三酯，膳食中的脂肪主要为甘油三酯（triglyceride，TG）。人体内脂类总量约占体重的10%~20%，绝大部分以甘油三酯的形式储存在皮下、腹腔等处，其含量可因体力活动和营养状况而变化,被称为动脂。类脂是一类在某些理化性质上与脂肪类似的物质,包括磷脂(phospholipid)、固醇类(steroids)及其衍生物等。磷脂主要包括磷酸甘油酯(卵磷脂、脑磷脂、肌醇磷脂)和神经鞘磷脂,前者由1个甘油主链、2个脂肪酸和1个磷酸基构成,后者结构中含有脂肪酰基、磷酸胆碱和神经鞘氨醇,但不含甘油;在脑、神经和肝脏组织中含量丰富。固醇类主要包括胆固醇和植物固醇,是不含甘油和脂肪酸的脂类。类脂约占全身脂类总量的5%,是细胞膜、组织器官尤其是神经组织的重要组成成分,其含量稳定,不受机体活动和营养状况的影响,被称为定脂。

(一)脂肪酸及分类

甘油三酯是自然界含量最丰富的脂,由1分子甘油醇和3分子的脂肪酸(fatty acid)构成。脂肪酸是由不同数量的碳原子组成的直链烃,具有甲基端和羧基端,种类繁多,分类方式也多样。

1. 根据碳链长短

根据碳链长短,可将脂肪酸分为短链(C4~C6)、中链(C8~C12)、长链(C14~C20)和极长链(>C22)脂肪酸,其中短链和中链脂肪酸因碳原子数目少,所构成脂肪的熔点较低、极性较高,在肠道内不需要胆汁乳化且易消化吸收,经门静脉进入血液循环。食物脂肪主要由以C18为主的长链脂肪酸构成。

2. 根据碳链上双键数量

根据碳链上双键数量,可将脂肪酸分为饱和脂肪酸(saturated fatty acid,SFA)、不饱和脂肪酸(unsaturated fatty acid,UFA),后者又包括单不饱和脂肪酸(monounsaturated fatty acid,MUFA)和多不饱和脂肪酸(polyunsaturated fatty acid,PUFA)。SFA碳链中不含双键,链中的氢原子数被认为是饱和的,在动物性脂肪如牛油、猪油中含量较高。UFA碳链中含一个或多个不饱和键,在绝大多数植物种子和坚果中含量较高。MUFA碳链中仅含一个不饱和键,包括棕榈油酸(C16:1 n-7)、油酸(oleic acid,C18:1 n-9)和芥子酸(C22:1 n-9),食物中以油酸最常见。PUFA碳链中含两个及以上不饱和键,根据其第一个双键所在碳原子的位置分为n-6、n-3系不饱和脂肪酸,膳食中常见的是亚油酸(linoleic acid,C18:2 n-6)和α-亚麻酸(α-linolenic acid,C18:3 n-3)。

3. 根据空间结构

根据空间结构,可将脂肪酸UFA分为顺式脂肪酸、反式脂肪酸(trans fatty acid,TFA)。TFA含有反式非共轭双键结构,即双键上的氢原子位于碳链的两侧。自然界中的天然脂肪酸大多为顺式结构,TFA多产生于油脂氢化、脱臭或精炼过程。

4. 必需脂肪酸

脂肪酸可通过膳食摄入,部分脂肪酸也可由机体自身合成。那些机体需要而自身不能合成,需要从食物中供给的脂肪酸被称为必需脂肪酸,包括亚油酸和α-亚麻酸。花生四烯酸为半必需脂肪酸。亚油酸属于n-6 PUFA,其衍生物是某些前列腺素的前体,只要能够给机体供给足量的亚油酸,人体就能够合成所需的其他n-6系脂肪酸,如花生四烯酸。α-亚麻酸属于n-3 PUFA,可在机体内衍生合成二十碳五烯酸(EPA)和二十二碳六烯酸(DHA)。DHA有助于维持视力正常、促进胎儿大脑发育,EPA则有助于降低胆固醇和甘油三酯、降低血液黏度和预防动脉粥样硬化。

知识链接

中链脂肪酸甘油三酯

中链脂肪酸甘油三酯(medium-chain triglycerides,MCT)是由碳链长为8~12的饱和中链脂肪酸组成的甘油三酯,在天然食品中主要存在于棕榈仁油、椰子油、母乳、牛奶及其制品中。由于中链脂肪酸碳链短,分子量小,其在进入消化道后不需要再酯化成为甘油三酯,可不经过淋巴系统而直接由肝门静脉进入肝脏,在细胞内也不依赖肉碱载体而直接进入线粒体氧化,具有不贮存于脂肪组织和肝脏、不增加肝脏负担、可迅速提供能量的优势。临床上常使用MCT治疗吸收不良综合征(腹泻、脂肪痢、胃切除、淋巴代谢异常、肠切除等)。近期研究还发现其具有降低脂肪和胆固醇沉积、改善机体脂肪代谢的作用。

(二)脂类的消化吸收和代谢

1.消化吸收

脂肪的消化主要在小肠内进行,在胆汁和各类脂肪酶的作用下,甘油三酯被水解为甘油单酯和游离脂肪酸。水解后的甘油单酯、游离脂肪酸及少量未被水解的脂肪可融入由胆盐聚合而成的微胶粒进入小肠黏膜细胞,在细胞内重新合成甘油三酯并形成乳糜微粒,通过淋巴系统进入血液循环。甘油三酯的水解速度与其链的长短和不饱和程度有关,中短链、含不饱和键的脂肪酸较长链饱和脂肪酸更易被水解消化。未被消化的脂肪随胆盐由粪便排出。磷脂的消化吸收与甘油三酯的相似。

2.代谢利用

脂肪难溶于水,需与载脂蛋白结合为脂蛋白复合体后经血液循环运输到其他脏器组织利用或运至脂肪组织储存。血浆脂蛋白复合体由载脂蛋白、磷脂、胆固醇酯、胆固醇和TG组成,复合体中TG含量越高,密度越低。按密度大小可将血浆脂蛋白分为四类:乳糜微粒(CM)、极低密度脂蛋白(VLDL)、低密度脂蛋白(LDL)和高密度脂蛋白(HDL)。CM是颗粒最大、密度最低的脂蛋白,可通过淋巴系统将脂肪和胆固醇被运输到细胞中;VLDL负责将肝脏中产生的TG输送到组织中,TG被输送后VLDL的残体转化为LDL;HDL中蛋白质的比例约为50%,负责将胆固醇从细胞运回至肝脏代谢,通过胆汁清除胆固醇。

二 脂类的生理功能

1.提供和储存能量

脂肪是人体能量的重要来源,也是机体贮存能量的主要形式。脂肪的供能效率在三大产量营养素中最高,每克脂肪在体内可产生约9kcal的能量,可以有效起到节约蛋白质的作用。

2.参与机体的构成

脂肪广泛存在于皮下、腹腔及肠系膜等处,是构成人体细胞的重要成分。磷脂构成细胞膜的基本骨架,也参与脑和神经组织的构成。胆固醇既是细胞膜的组成成分,也是机体合成维生素D、性激素、胆汁酸等的必需物质。

3.提供必需脂肪酸

亚油酸和α-亚麻酸为必需脂肪酸,参与维持生物膜的稳定和胆固醇的转运代谢,同时在维持视觉功能、脑和神经组织发育方面有重要作用。必需脂肪酸缺乏可引起皮肤炎症、生长发育迟缓、视觉或神经方面的疾病。

4.维持体温和保护脏器

脂肪是热的不良导体,皮下脂肪有助于维持体温恒定。体脂可以支撑和保护其周围脏器,减少震动对脏器的损害,还可以通过润滑减少器官的摩擦。

5.其 他

脂肪也是一种内分泌器官,分泌的白介素-6、肿瘤坏死因子-α、瘦素、雌激素等物质因子参与机体的代谢、免疫、生长发育等各种生理过程。脂肪还是脂溶性维生素的良好载体,可刺激胆汁分泌,协助脂溶性维生素的吸收和利用。

三 脂类缺乏或过量的影响

1.摄入不足

膳食脂肪摄入不足可导致必需脂肪酸缺乏,继而引起生长迟缓、皮疹、神经和视觉疾病等。膳食脂肪缺乏还可影响脂溶性维生素的吸收,导致其不足或缺乏。

2.摄入过量

膳食总脂肪过量可增加肥胖、高血脂和心血管疾病的风险,WHO建议膳食脂肪供能比不超过总能量的30%。

四 膳食参考摄入量与食物来源

(一)膳食参考摄入量

根据流行病学及实验研究资料,《中国居民膳食营养素参考摄入量(2023版)》推荐,儿童青少年及健康成人的膳食脂肪宏量营养素可接受范围（acceptable macronutrient distribution ranges，AMDR）为20%E~30%E，其中饱和脂肪酸的供能比应小于10%E，亚油酸的适宜摄入量为总能量的4%，α-亚麻酸的适宜摄入量为总能量的0.6%。孕期和哺乳期妇女膳食脂肪摄入量的绝对值因能量摄入的增加而相应增加，但脂肪的供能比不变。婴幼儿处于快速生长发育的时期，脂肪供能比应适当调高，分别为0~6月龄40%E~50%E、7~12月龄40%E、1~3岁幼儿35%E，且0~18岁人群饱和脂肪酸的供能比应小于8%E。

（二）食物来源

膳食脂肪主要来源于动物性食物以及植物种子。动物性脂肪如牛油、奶油、猪油和植物油中的椰子油、棕榈仁油、棕榈油饱和脂肪酸比例较高；其他植物油则含较多的不饱和脂肪酸，植物种类不同，各类脂肪酸含量也不一样。茶油、橄榄油富含油酸；亚油酸普遍存在于植物油中，α-亚麻酸主要存在于核桃松子等坚果、亚麻籽油、紫苏籽油中；DHA和EPA主要在冷水域的水生物种特别是单细胞藻类中合成，三文鱼、鲑鱼、鳕鱼等以单细胞藻类为食物的深海鱼脂肪中含有较多的DHA和EPA。

磷脂主要来源于蛋黄、瘦肉和动物肝、脑、肾脏。胆固醇在动物脑、肝脏、肾脏和蛋黄中含量较高，植物固醇则主要存在于谷类和豆类中。

（顾娇娇）

第五节　维生素

维生素（vitamins）是一类维持人体正常生理功能和保持机体健康的有机化合物，大部分的维生素无法在体内合成或合成量不能满足机体的需要，只有通过食品摄取，才能保证身体的健康运行。维生素种类繁多，且化学结构和作用各异，根据它们的溶解性，可以将其划分为脂溶性维生素和水溶性维生素两大类别。

一　脂溶性维生素

脂溶性维生素（fat-soluble vitamins）包括维生素A、维生素D、维生素E、维生素K，此类维生素不溶于水但可溶于脂肪及有机溶剂中，通常在食物中与脂类共存，吸收过程也需要脂类的参与。脂溶性维生素能在人体内积累，若摄入过量可在体内蓄积导致中毒；若摄入不足，缺乏症状则会逐渐显现。

（一）维生素A

维生素A（vitamin A），又称视黄醇（retinol）。膳食中的视黄醇类包括维生素A、维生素A原两种形式，前者主要包括维生素A_1和维生素A_2，存在于动物性食物；后者主要是存在于植物性食物中的类胡萝卜素(carotenoids),如α-胡萝卜素、β-胡萝卜素等,可在体内转化为维生素A。

1.维生素A的生理功能

(1)维护正常视觉:维生素A是构成视觉细胞内感光物质(视杆细胞内的视紫红质;锥细胞内的视紫蓝质)的重要成分;视杆细胞是专一的暗视觉细胞;锥细胞是专一的亮视觉和色视觉细胞。

(2)维持上皮细胞的正常生长与分化:维生素A参与糖蛋白合成,协助稳定上皮细胞膜,对维持皮肤、消化道、呼吸道和泌尿生殖道等上皮组织的正常结构和功能起着极其关键的作用。

(3)促进生长发育:维生素A参与细胞RNA(核糖核酸)、DNA(脱氧核糖核酸)的合成,对细胞分化、组织更新有一定影响。

(4)抑制肿瘤生长:维生素A能够作为抗氧化剂直接作用于致癌因子,同时通过改变细胞表面受体或抑制转化生长因子,起到防治肿瘤的作用。

(5)其他:维生素A可能会削弱舌乳头味觉的灵敏性,减少大脑对食欲的调节,同时也可能改变唾液腺的结构和排泄,从而延长胃部排空的时间。此外,它还参与脂肪组织功能的维持和能量代谢平衡的调节。

2.维生素A缺乏或过量的影响

(1)摄入不足:维生素A缺乏仍是许多发展中国家的一个主要公共卫生问题。据WHO报道,全球范围内超过1/3的学龄前儿童缺乏维生素A。维生素A缺乏可引起一系列的生理病理变化和疾病。维生素A缺乏在眼部方面最主要的症状是暗适应能力下降,进一步发展可导致夜盲症、眼部干燥症、角膜软化症,严重者可致失明。维生素A缺乏还可引起不同组织上皮干燥、增生及角化,出现皮肤干燥、毛囊丘疹、毛发脱落、毛囊角化症等,还可能出现食欲降低、免疫功能低下、儿童生长发育迟缓,以及影响儿童的骨骼成长、牙釉质生长等。

(2)摄入过量:维生素A摄入过多可引起中毒,分为急性和慢性两种。一次或多次摄入维生素A过多(成人超过推荐摄入量的100倍,儿童超过20倍)可导致维生素A急性中毒的发生,主要症状包括嗜睡或过度兴奋、头痛、呕吐、肌肉失调等;一次超大剂量服用维生素A(>12g)可能致命。若连续3个月以上摄入量超过建议量的10倍以上可导致维生素A慢性中毒,出现头晕、食欲减退、肝脏肿胀、肌肉疼痛或者僵硬、皮肤干燥和瘙痒、呕吐以及昏厥等不适症状。孕期摄入维生素A过量可能会引发胚胎吸收不良、流产以及出生缺陷。维生素A的过量摄入通常源于大量的维生素A浓缩剂,或是一次摄取过多富含维生素A的食品,如狗肝和鲨鱼肝。大剂量摄入类胡萝卜素通常不会引起毒性反应,但可能引发高胡萝卜素血症,表现为皮肤出现类似黄疸的症状,但巩膜不黄染;停止摄入后,这些症状会逐步消退。

3.营养状况评估

对维生素A的营养状况进行评估时,必须全面参考生化指标、临床表现,并结合生理状态和饮食摄取的具体情况评估。评估方式有以下几种。

（1）血清维生素 A 水平：根据 WHO 建议的标准，成人血清视黄醇水平低于 0.35μmol/L（100μg/L）可被判断为维生素 A 缺乏。

（2）改进的相对剂量反应试验：该试验可用于判断维生素 A 营养状况。

（3）暗适应能力测定：通过使用暗适应计来进行暗适应性的评估。

（4）眼部症状检查：WHO 将角膜干燥、溃疡、角化定为诊断维生素 A 缺乏的重要体征，将毕脱斑用于诊断儿童缺乏情况。

（5）稳定同位素稀释技术测定：利用稳定同位素稀释技术标记的视黄醇可以了解机体维生素 A 的储存状况和动态平衡。

4.膳食参考摄入量与食物来源

（1）膳食参考摄入量：维生素 A 的剂量通常用国际单位（IU）来衡量，视黄醇活性物质在食物中的含量则通常用视黄醇活性当量（RAE）来表示。常用换算关系为：1 IU 维生素 A=0.3μg 全反式视黄醇=0.6μg 全反式 β–胡萝卜素。

膳食 RAE 的计算方法为：视黄醇活性当量（RAE，μg）=膳食或补充剂来源全反式视黄醇（μg）+1/2 补充剂纯品全反式 β–胡萝卜素（μg）+1/12 膳食全反式 β–胡萝卜素（μg）+1/24 其他膳食维生素 A 类胡萝卜素（μg）。

按照《中国居民膳食营养表参考摄入量（2023版）》推荐，中国成年人维生素 A 的推荐摄入量（recommended nutrient intake，RNI），男性为 770μg RAE/d，女性为 660μg RAE/d；孕妇在中、晚期为 730μg RAE/d，而在哺乳期为 12600μg RAE/d。所有成年人，包括孕妇及乳母，其维生素 A 的 UL 值均为 3000μg RAE/d。

（2）食物来源：维生素 A 主要来源于动物性食物，如动物肝脏、鱼油、鱼卵、奶酪和鸡蛋黄等。另外，深绿色蔬菜（冬苋菜、菠菜、苜蓿、芹菜叶、空心菜、莴笋叶、豌豆苗等）、红黄色蔬菜（西红柿、胡萝卜、红心红薯、辣椒、南瓜、马铃薯等）以及黄色水果（芒果、杏等）含较丰富的维生素 A 原。

（二）维生素 D

维生素 D 类（vitamin D，calciferol）是指包含环戊氢烯菲环结构且具备钙化醇生物活性的物质，以维生素 D_2（麦角钙化醇）和维生素 D_3（胆钙化醇）最为常见。

1.维生素 D 的生理功能

维生素 D 协同甲状旁腺激素发挥作用，保持血液中的钙含量，并调整体内的钙磷代谢。其主要作用包括以下几项。

（1）促进钙吸收：增强小肠对钙的吸收能力，维生素 D 有助于提升血液中的钙含量。

（2）促进钙、磷重吸收：增强肾小管对钙和磷的再吸收，从而降低肾脏的钙和磷的排出，并维持较高的钙和磷含量。

（3）调节骨细胞活动：当血液中的钙含量下降时，维生素 D 会将骨骼内的钙和磷释放出来进入血液，并引导肝脏和单核细胞变为成熟的破骨细胞，从而推动骨骼中的钙和磷的释放。

（4）调节基因转录：$1,25-(OH)_2D_3$的基因转录被调控,并且其独特的信号传递路径也被激活,从而产生生物学反应。目前已确定的维生素D核受体的目标器官有肠道、肾脏、骨骼、胰腺、垂体、乳腺、胎盘、造血系统、皮肤和各类癌症细胞。

（5）调节血钙平衡：维生素D能够通过其在内分泌体系中的作用来维持血钙的平衡。

2.维生素D缺乏或过量的影响

（1）摄入不足：婴幼儿维生素D缺乏可能会出现佝偻病；而对于成年人尤其是孕期、哺乳期妇女以及年长者,维生素D缺乏可能导致骨质软化及骨质疏松症等。

（2）摄入过量：大量服用维生素D补充剂有可能产生毒性作用,表现为头晕、食欲不振、恶心、嗜睡,甚至出现软组织钙化以及肾结石。

3.营养状况评估

血浆$25-(OH)D_3$水平是评估机体维生素D营养状况的重要指标。临床上通常利用高效液相色谱法测量血液中的$25-(OH)D_3$含量,成年人血液中$25-(OH)D_3$的平均浓度为20~60ng/mL,若小于20nmol/L,则被视为明显的维生素D不足。

4.膳食参考摄入量与食物来源

（1）膳食参考摄入量：维生素D的摄入量与钙、磷摄入量有关。在钙、磷供给量充足的情况下,婴幼儿、孕妇、哺乳期女性以及成人维生素D的RNI为10μg/d,65岁及以上老人的RNI为15μg/d；婴幼儿维生素D的可耐受最高摄入量(tolerable upper intake level,UL)为20μg/d,4~6岁学龄前儿童UL为30μg/d,7~11岁学龄前儿童UL为45μg/d,11岁以上人群UL为50μg/d。

（2）食物来源：维生素D的主要来源是日光照射和食物。食物来源包括海洋鱼类(例如沙丁鱼)、蛋黄、肝脏等动物性食品以及鱼肝油制品等。

（三）维生素E

维生素E(vitamin E,tocopherol)是一种含有苯并二氢吡喃结构,且具备α-生育酚生物活性的化合物。目前已知有四种生育酚(α-T、β-T、γ-T、δ-T)和四种生育三烯酚(α-TT、β-TT、γ-TT、δ-TT),其中α-生育酚的生物活性最高。α-生育酚是一种黄色油状液体,对于热和酸具有一定的稳定性,但对于碱则表现出较大的不稳定性,并且对氧气极其敏感。此外,油脂的酸化会加快维生素E的分解。

1.维生素E的生理功能

（1）抗氧化作用：维生素E作为一种重要的抗氧化剂,有助于防止细胞膜上的多不饱和脂肪酸、细胞骨架及其他蛋白质巯基遭受自由基的侵害,在人体的抗氧化系统中起到关键的作用。

（2）预防衰老：维生素E有助于减少细胞代谢产生的脂褐质,从而改善皮肤弹性,降低皮肤的衰老速度,增强机体免疫力,有效地预防和推迟衰老。

（3）其他：维生素E与动物的生育能力以及精子的产生有关。此外,还能够调整血小板的黏附性和凝聚效果；促进蛋白质更新合成；能够促进脂肪的新陈代谢。此外,它还具备阳止癌细胞扩散的功能。

2.维生素E缺乏或过量的影响

(1)摄入不足:维生素E在食物中普遍存在,因此它的缺乏症并不常见。若长期缺乏维生素E,血液中维生素E含量会减少,这会导致红细胞膜被破坏,从而缩短红细胞的寿命,最后可能会引发溶血性贫血(hemolytic ancmia)。

(2)摄入过量:维生素E的毒性较小。长期摄入量超过600mg/d的人有可能出现中毒反应,例如肌肉无力、复视、视物模糊、恶心、腹泻、头痛、乏力、维生素K的吸收与利用障碍等。

3.营养状况评估

(1)血清维生素E水平:人体维生素E的储存状况可以通过血清(浆)a-生育酚的含量直观地反映出来。在健康的成年人中,如果血脂水平正常,他们的血液中α-生育酚的浓度为11.6~46.4μmol/L(5~20mg/L)。

(2)红细胞溶血试验:2.0%~2.4%的 H_2O_2 和红细胞经温浴处理后,会发生溶血。通常,溶血率不超过10%。

4.膳食参考摄入量与食物来源

(1)膳食参考摄入量:维生素E的活性通常用α-生育酚当量(α-tocopherol equivalence,α-TE)表示。中国营养学会指出,成人维生素E的适宜摄入量(AI)为14mgα-TE/d,哺乳期妇女 AI 为17mgα-TE/d;成人包括孕妇和哺乳期妇女的 UL 均为700mgα-TE/d。维生素E的摄入量与不饱和脂肪酸摄入量有关。通常,每增加1g不饱和脂肪酸的摄入,应增加0.4mg维生素E的摄入。

(2)食物来源:维生素E主要来自植物油、小麦胚芽、坚果、大豆和各式各样的谷物。

(四)维生素K

维生素K是含有2-甲基-1,4-萘醌基团的化合物,其中以维生素 K_1(叶绿醌)和维生素 K_2(甲萘醌)为主。维生素 K_1 主要源于植物,而维生素 K_2 则由肠道细菌合成。尽管维生素K类在高温下保持稳定,但它们却容易被酸、碱、氧化物以及阳光的影响所损害。

1.维生素K的生理功能

(1)参与凝血过程:维生素K是肝脏合成四种凝血因子(Ⅱ、Ⅶ、Ⅸ、Ⅹ)和蛋白C、S、Z所必需的物质,对血液凝固至关重要。

(2)调节骨组织钙化和形成:骨钙素(osteocalcin,BGP)是一种依赖于维生素K的 Gla 蛋白,它能够调控骨骼的钙化过程,这主要涉及骨组织钙化和成骨细胞的生成。

(3)与心血管健康有关:维生素K缺乏会引发血管钙化。补充维生素 K_2 有利于维护心血管健康,并能降低冠心病的发生率。

2.维生素K缺乏或过量的影响

新生儿对维生素K的需求较高,如果维生素K不足,可能引发凝血功能障碍和出血。新生儿如凝血酶原含量不足10%时,则有可能患上新生儿出血病。在医学实践中,维生素K的缺乏可能引发各种继发性出血,如伤口出血、皮下出血以及中枢神经系统出血等。通常天然形式的维生素K不会导致中毒。

3.营养状况评估

对于维生素K的营养状况,除了可通过病史、膳食史和出血倾向的体格检查评估外,还可以通过传统方法测定机体的凝血功能。近年来,可用高效液相色谱直接测定血浆叶绿醌水平,正常值为0.3~2.6nmol/L。此外,血浆和尿液中未羧化骨钙素和未羧化凝血酶原的测定也是评价维生素K营养状况的敏感指标。

4.膳食参考摄入量与食物来源

(1)参考摄入量:中国营养学会指出,成年人维生素K的RNI是$80\mu g/d$,而母乳喂养者的RNI是$85\mu g/d$。

(2)食物来源:富含维生素K的食物包括奶酪、动物的肝脏、鱼、蛋、豆、麦麸以及各种绿色蔬菜等。

二 水溶性维生素

水溶性维生素(water-soluble vitamins)主要包括B族维生素和维生素C两类。B族维生素包括维生素B_1(硫胺素)、维生素B_2(核黄素)、维生素B_6(吡哆素)、烟酸(维生素PP)、叶酸、生物素(维生素B_7、维生素H)、维生素B_{12}和泛酸(维生素B_5)等。这些维生素易溶于水,但不溶于脂肪及有机溶剂。

(一)维生素B_1

维生素B_1也被称为硫胺素,是一种能够抵抗神经炎和脚气病的物质。这种白色的结构,能轻松地与水混合,对酒精的吸收较小,同时还散发出一股类似酵母的香气。在酸性环境中,维生素B_1保持稳定,但在中性或碱性环境下,则易于被氧化,导致活性降低。亚硫酸盐能够迅速转化为嘧啶和噻唑。维生素B_1的主要存储于成年人的肌肉、心脏、肝脏、肾脏以及大脑。

1.维生素B_1的生理功能

维生素B_1作为辅酶参与碳水化合物和能量代谢的过程中。同时,维生素B_1还能直接刺激神经细胞的氯离子通路,从而调节神经传导并对胆碱酯酶产生抑制效果。因此,维生素B_1对于保持神经、肌肉(尤其是心肌)的健康运行、保持正常的食欲、促进胃肠的蠕动以及增加消化液的分泌等起着关键的作用。

2.维生素B_1缺乏或过量的影响

(1)缺乏:维生素B_1缺乏症又称为脚气病,会对神经系统和心血管系统造成严重伤害,无论是成年人还是儿童都有可能遭受这种影响。依据其临床表现,成人脚气病可被划分为三种类型。①干性脚气病:由多发性神经炎引起,并伴有上行性周围神经炎,以指趾麻木、肌肉酸痛和压痛表现为主,其中腓肠肌的症状最为严重。②湿性脚气病:以心血管功能受损为主,以下肢水肿和心脏不适为主要症状。③混合型脚气病:干性和湿性脚气病的症状共同出现。婴幼儿脚气病多见于2~5月龄婴儿,发病突然,病情急,初期症状为食欲减退、呕吐、兴奋、心跳加速、呼吸困难等。晚期,常会出现发绀、水肿、心脏扩大、心力衰竭和强直性痉挛等症状,严重者常在症状出现1~2d后突然死亡。

(2)摄入过量:过量的维生素 B_1 可完全从肾脏排出体外,因此极少发生维生素 B_1 过量中毒。

3.营养状况评估

(1)尿负荷试验:成人一次口服5mg硫胺素后,收集测定4h尿中排出维生素 B_1 的总量。维生素 B_1 总量低于 $100\mu g$ 为缺乏, $100\sim200\mu g$ 为不足,高于 $200\mu g$ 为正常。

(2)任意一次尿硫胺素与肌酐排出量的比值:这一比率可以揭示出身体硫胺素的营养状况,一般用尿维生素 $B_1(\mu g)$ /尿肌酐(g)来表示,也就是每克肌酐中硫胺素的排放量。当比值小于27,则表示为缺乏,27~65为不足,大于65为正常。应注意儿童和青少年的判定标准存在差异。

(3)红细胞转酮醇酶活力系数或硫胺素焦磷酸(TPP)效应:该指标是通过在体外进行试验来确定红细胞转酮醇酶在添加TPP的情况下的活性变化,并用两者的差值占总活性的百分比来表示。通常,TPP效应大于16%提示硫胺素不足,大于25%则表明缺乏。

4.膳食参考摄入量与食物来源

(1)膳食参考摄入量:硫胺素的摄入量应与每日能量摄入量相平衡,建议每4.2MJ(1000kcal)能量摄入量补充0.5mg硫胺素。中国营养学会指出,维生素 B_1 的参考摄入量:成年男性RNI为1.4mg/d,成年女性RNI为1.2mg/d,孕中期和孕晚期妇女RNI为1.4mg/d,哺乳期妇女RNI为1.5mg/d。

(2)食物来源:维生素 B_1 主要来自各种粮食,如谷物(特别是其皮层和胚芽)、各种豆制品、坚果、干酵母,以及动物内脏(如肝脏和肾脏)、瘦肉和蛋黄等。

(二)维生素 B_2

维生素 B_2 ,又称核黄素(riboflavin),是一种带有核糖醇侧链的异咯嗪类衍生物,呈黄色针状结晶,微溶于水。它在酸性的环境下能保持其热稳定,然而,当处于碱性的条件下,就容易发生分解和损害。核黄素在食物中的存在通常与磷酸和蛋白质结合,因此在烹饪和加工过程中的损耗相对较小。

1.维生素 B_2 的生理功能

在人体内,维生素 B_2 被转化为活性磷酸化代谢产物黄素单核苷酸(FMN)和黄素腺嘌呤二核苷酸(FAD),这些都参与了许多关键的代谢过程。黄素酶的辅酶在呼吸链能量生成、氨基酸和脂肪氧化、嘌呤碱转变、芳香族化合物的羟化、蛋白质和激素的生成以及体内铁的运输过程中起着关键的作用。另外,FAD也是谷胱甘肽过氧化物酶的一种辅助酶,它在抗氧化系统中起着重要作用。核黄素还参与叶酸转化成辅酶的过程。

2.维生素 B_2 缺乏或过量的影响

维生素 B_2 不足,可能引发口腔及会阴的皮肤炎症,此类炎症被称为"口腔-生殖综合征"(orogenital syndrome)。维生素 B_2 的缺乏可能引发继发性铁缺乏性贫血,这会对生长发育产生影响,而在怀孕期间缺乏维生素 B_2 可能导致胎儿骨骼发生异常。通常,维生素 B_2 的摄入量过多不会导致中毒,但如果过量摄入,尿液可能会变成黄色。

3.营养状况评估

(1)负荷试验:口服5mg核黄素后,测量4h内尿液中的排出量,排出量低于 $400\mu g$ 表示缺乏,$400\sim799\mu g$ 代表不足,$800\sim1300\mu g$ 表示正常,高于 $1300\mu g$ 代表营养状况良好。

(2)任意一次尿核黄素/肌酐比值($\mu g/g$):比值小于27为缺乏,$27\sim79$ 则表示不足,$80\sim269$ 则表示正常。

(3)红细胞谷胱甘肽还原酶活性系数(erythrocyte glutathione reductase activity coeficient,EGR-AC):用于评价维生素 B_2 营养状况。如果数值小于<1.2,则视为正常;若数值为 $1.2\sim1.3$,则表示不足;若数值超过1.4,则意味着缺乏。

(4)红细胞维生素 B_2 类物质含量:红细胞中的维生素 B_2 含量反映体内的维生素 B_2 储存情况,低于270mmol/L或100μg/L表示缺乏。

4.膳食参考摄入量与食物来源

(1)膳食参考摄入量:维生素 B_2 的推荐摄入量通常取决于其所需的能量,一般为0.5mg/4.2MJ(1000kcal)。在我国,成年男性的膳食维生素 B_2 摄入量为1.4mg/d,女性为1.2mg/d,孕妇在孕中期和孕晚期分别为1.3mg/d和 $1.5\sim1.7$ mg/d,哺乳期则为1.7mg/d。

(2)食物来源:维生素 B_2 的优质食物来源主要包括动物内脏(例如肝脏、肾脏、心脏)蛋黄以及乳制品。在植物性食品中,如菠菜、韭菜、油菜和豆类中含量较高。维生素 B_2 的含量会受到食品加工方法的影响。

(三)烟 酸

烟酸(niacin),也称尼克酸(nicotinic acid)、维生素PP、抗癞皮病因子等,属于一种类型的吡啶-3-羧酸及其衍生物,在酸、碱、光和热方面都具有较高的稳定性,易溶于沸水和沸乙醇。

1.烟酸的生理功能

在人体内,烟酸以烟酰胺(nicotinamide,NAM)的形态存在,与腺嘌呤等结合构成辅酶Ⅰ和辅酶Ⅱ,这两者是组织中关键的氢原子,在糖、脂肪、氨基酸、类固醇和核酸等物质的代谢过程中起着重要的作用。烟酸也是非辅酶葡萄糖耐量因子(GTF)的一部分,可以提升胰岛素敏感性。烟酸还有助于抑制肝脏甘油三酯的合成,并降低VLDL的分泌和提高HDL的水平,因此临床上有时采用大剂量烟酸治疗高脂血症。另外,盐酸也能够促进神经细胞中DNA

的修复,降低细胞内氧化应激水平。

2.烟酸缺乏或过量的影响

(1)缺乏:烟酸缺乏,可能引发烟酸缺乏症。该症也称为糙皮病或癞皮病(pellagra),主要表现为皮肤、胃肠道和神经系统症状;典型症状包括皮炎(dermatitis)、腹泻(diarrhea)和痴呆(dementia),称作"3D"症状。烟酸缺乏症常与脚气病、核黄素缺乏症及其他营养缺乏症同时存在。主食以玉米为主的人群更易患上癞皮病,因为玉米中的烟酸是结合型,很难被人体吸收,同时玉米中的色氨酸含量也相对较低。

(2)摄入过量:通常食物中的烟酸不会引起摄入过量,烟酸对人体的毒性报道多见于服用盐酸补充剂或强化食品以及大剂量(3~9g/d)烟酸治疗时的副反应。口服烟酸30~50mg即可出现不良症状,包括皮肤潮红、皮肤瘙痒或灼烧感、眼部感觉异常、胃肠不适等。大剂量盐酸治疗高脂血症的副反应主要表现为恶心、呕吐、消化不良、腹泻、便秘等非特异性消化道症状,严重者可导致急性重型肝炎、脂肪肝、肝性脑昏迷等。

3.营养状况评估

(1)尿负荷试验:受试者口服50mg烟酰胺后,若4h内尿液排出量<2.0mg,则判定为缺乏;2.0~2.9mg则判定为不足;3.0~3.9mg则判定为正常。

(2)尿中2-吡啶酮/N-甲基烟酰胺的比值:一般认为该比值<1.3为存在缺乏的潜在风险,1.3~4.0则视为正常。该指标受蛋白质营养状况的影响较大,故应用时应慎重。

(3)尿中N-甲基烟酰胺与肌酐的比值:以一次尿中N-甲基烟酰胺/肌酐(mg/g)的数值来衡量尿中N-甲基烟酰胺的浓度。若数值<0.5,则表示存在缺乏;0.50~1.59,则表示有所不足;1.6~4.2,则表示处在正常范围内。

4.膳食参考摄入量与食物来源

(1)膳食参考摄入量:烟酸的膳食参考摄入量用烟酸当量(niacin equivalent,NE)表示,计算公式为:烟酸当量(mg NE)=烟酸(mg)+1/60色氨酸(mg)。膳食中烟酸的摄入量与其能量摄入量有关,每1000kcal能量需要5mg烟酸,是维生素B_1的10倍。15岁以上男性烟酸RNI为15mg NE/d,女性(包括孕妇)RNI为12mg NE/d,哺乳期妇女RNI为16mg NE/d;18岁以上成人(包括孕妇、哺乳期妇女)烟酸UL为35mg NE/d,但烟酰胺UL为310mg/d。

(2)食物来源:烟酸广泛存在于动植物性食物中,植物性食物中主要包含烟酸,动物性食物则以烟酰胺为主。动物内脏(如肝脏和肾脏)、瘦肉、坚果和口蘑等含量较高;奶、干酪和蛋中虽然烟酸含量较低,但富含色氨酸,可转化为烟酸;全谷类和绿叶蔬菜也含有少量烟酸。烟酸不仅能从食物中直接获得,而且能通过色氨酸的代谢产生。约60mg的色氨酸能够被转化成1mg的烟酸。

(四)维生素B_6

维生素B_6是人体必需的营养素,存在6种天然形式:吡哆醇、吡哆醛和吡哆胺及相应的单磷酸化衍生物,5'-磷酸吡哆醛(PLP)和磷酸吡哆胺(PMP)是其在人体内的主要活性形式。维生素B_6在酸性环境下相对稳定,但在碱性条件下易受光照和热量损害。

1.维生素 B_6 的生理功能

维生素 B_6 作为多种酶的辅酶,在氨基酸代谢、血红蛋白合成、烟酸的转化和吸收、同型半胱氨酸的分解代谢以及多巴胺、去甲肾上腺素、组胺、牛磺酸等神经介质的合成中发挥着重要的角色;对糖原、脂质和能量代谢也极其重要。

2.维生素 B_6 缺乏或过量的影响

(1)缺乏:不常见,且维生素 B_6 缺乏时典型症状不明显。维生素 B_6 缺乏主要影响皮肤和神经系统,可能出现的症状包括眼、鼻和口部周围的脂溢性皮肤损害,伴有舌炎和口腔炎;少数患者可能出现神经精神症状,如易受刺激、抑郁及神志错乱。缺乏维生素 B_6 可能会引起体液和细胞介导的免疫系统的破坏,使得延迟性过敏反应降低;也可能会引发高半胱氨酸血症和黄尿酸血症,有时会出现低色素小细胞性贫血。

(2)摄入过量:食物中维生素 B_6 摄入对于肾功能健全的人来说,一般不会导致毒性反应。然而长期过量服用维生素 B_6 制剂可能会导致严重的周围神经炎,症状包括神经感觉异常、步态不稳以及手足麻木。尽管停止用药后病情可以得到缓解,但仍有可能感到疲乏。维生素 B_6 摄入过多的孕妇可能会引发新生儿出现维生素 B_6 依赖综合征。

3.营养状况评估

(1)直接测定:通过对血液和尿液中维生素 B_6 的代谢产物浓度进行直接测量,以此来衡量其营养状态。成人血浆 PLP 若高于 30nmol/L,为适宜水平;20~30nmol/L,则提示维生素 B_6 边缘性缺乏;低于 20nmol/L,则提示缺乏。

(2)色氨酸负荷试验:受试者按 0.1g/(kg·bw)口服色氨酸,测定其 24h 尿中黄尿酸排出量,并计算黄尿酸指数(xantharenic index,XI)。XI 指数为 0~1.5 者,为正常;XI>12 者,提示维生素 B_6 缺乏。

4.膳食参考摄入量与食物来源

(1)膳食参考摄入量:维生素 B_6 的需求量与膳食蛋白质的摄入量有着紧密联系。在《中国居民膳食营养素参考摄入量(2023版)》中,18~50岁人群维生素 B_6 的 RNI 为 1.4mg/d,UL 为 60mg/d;50岁以上人群的 RNI 为 1.6mg/d,UL 为 55mg/d;孕妇和哺乳期妇女 RNI 在孕前基础上分别增加 0.8mg/d 和 0.3mg/d,UL 为 60mg/d。

(2)食物来源:维生素 B_6 含量丰富的食物主要包括肉类(特别是肝脏)、豆类如黄豆、鹰嘴豆,坚果如葵花籽、核桃等。

(五)叶 酸

叶酸(folate)是含有叶酸结构的化合物的总称,可分为还原型和氧化型两大类。天然食物中的叶酸均为还原型,补充剂或强化食品中的合成叶酸则多为氧化型叶酸。叶酸对光、热敏感,无臭无味,微溶于热水,不溶于乙醇、乙醚及其他有机溶剂。

1.叶酸的生理功能

叶酸在体内需转化为四氢叶酸(tetrahydrofolic acid,FH4或THF)才能发挥其生理作用。四氢叶酸作为一碳基团转移酶系统的辅酶,在生成和代谢关键化学物质方面发挥着作用,例如,它能够促进嘌呤和胸腺嘧啶合成,进而帮助DNA和RNA进一步合成;参与蛋氨基-同型半胱氨酸的代谢循环;参与血红蛋白及其他重要甲基化合物如肾上腺素、胆碱的合成。

2.叶酸缺乏或过量的影响

(1)缺乏:叶酸缺乏可导致巨幼红细胞贫血,还可导致尿嘧啶错误嵌入DNA而可能增加致癌风险及智障疾病的发生率。叶酸缺乏会影响同型半胱氨酸向蛋氨酸的过渡,从而引发同型半胱氨酸血症。孕期叶酸缺乏可使婴儿神经管畸形、自发性流产、先兆子痫等风险增加。

(2)摄入过量:肾脏健康的人,如果持续大剂量摄入叶酸,基本不会出现中毒的情况,但偶尔可见过敏症状。个别患者还可能会出现厌食、恶心、腹胀等胃肠道症状。过度摄取叶酸可能对抗惊厥药的效果产生影响,引起患者的惊厥反应;同时也会掩盖维生素 B_{12} 缺乏的初始症状,导致不可逆转的神经系统损伤。孕期长期大剂量使用叶酸补充剂可能影响锌的吸收而导致锌缺乏,增加低出生体重儿的发生风险。

3.营养状况评估

评估叶酸营养状况通常采用血清叶酸水平测定,血清叶酸水平>6ng/mL为正常。此外,组氨酸负荷试验也是评估叶酸营养状况的有效方法。

4.膳食参考摄入量食物来源与

(1)膳食参考摄入量:叶酸摄入量常以膳食叶酸当量(dietary folate equivalence,DFE)来衡量,计算公式为:

$$DFE(\mu g)=膳食叶酸(\mu g)+1.7\times叶酸补充剂(\mu g)$$

在《中国居民膳食营养素参考摄入量(2023版)》中,15岁及以上人群的叶酸RNI为400μg DFE/d,孕妇RNI为600μg DFE/d,哺乳期妇女为550μg DFE/d;18岁以上成人的叶酸UL为1000μg/d。

(2)食物来源:叶酸广泛存在于动植物食物中,富含叶酸的食物有动物肝脏、豆类、坚果类、蛋黄、深色绿叶蔬菜等。

(五)维生素C

维生素C,又名抗坏血酸(ascorbic acid),是一种含有内酯结构的多元醇类物质。自然界中的维生素C有L-型和D-型,其中具有生理活性的是L-型抗坏血酸。维生素C在酸性水溶液中相对较稳定,但在中性和碱性溶液中易遭到破坏。此外,微量金属离子(例如 Cu^{2+}、Fe^{2+} 等)的存在会加快其氧化分解过程。

1.维生素C的生理功能

(1)参与羟化反应:促进胶原蛋白合成;参与胆固醇转化为胆汁酸的羟化过程;参与芳香

族氨基酸代谢过程。

（2）还原作用：维生素C具有较强的还原性，可维持含巯基酶分子中的-SH处于还原状态，使酶保持活性；维生素C可把三价铁转化为二价铁，有利于铁的吸收，对缺铁性贫血的辅助疗法有所帮助。

（3）提升免疫功能：维生素C参与机体免疫调节，可提高白细胞的吞噬能力，促进抗体形成，还可推动H_2O_2在粒细胞内的抗菌效果。

（4）解毒作用：维生素C对重金属离子、苯及某些药物具有解毒作用，主要作用途径是通过其还原作用和羟化反应，增强混合功能氧化酶的活性，从而促进药物或毒物在体内的生物转化及解毒过程。

2.维生素C缺乏或过量的影响

（1）缺乏：维生素C缺乏可引发坏血病（scurvy），不及时治疗可能危及生命。维生素C缺乏的初期表现包括疲惫、乏力、皮肤出现瘀斑、毛囊过度角化，以及毛囊周围的轮状出血（常见于臀部或下肢）。当疾病进一步恶化，可导致牙龈出血、骨膜下出血、身体免疫力减弱、伤口愈合过程延迟、牙龈炎、关节疼痛和骨痛，同时还可能引起轻微的贫血、疑虑加重、抑郁等心理表现，甚至可能引发干燥综合征。婴儿如维生素C缺乏会出现生长迟缓、烦躁和消化不良。

（2）摄入过量：维生素C摄过量可引起胃肠道反应（如恶心、腹部不适、痉挛、腹泻等）、肾结石和膀胱结石，也会造成对大剂量维生素C的依赖性。

3.营养状况评估

（1）血浆维生素C水平：通常通过测量血浆或血清中的维生素C含量来评价维生素C的营养状态，此指标可反映近期维生素C的摄入情况，但并不能准确地反映出机体的维生素C储备量。

（2）白细胞中维生素C含量：此指标可以反映出身体的储备能力，且不受短期摄入量的影响。通常，当白细胞内的抗坏血酸含量低于$2\mu g/10^8$个白细胞时，认为维生素C缺乏。

（3）尿负荷试验：受试者晨起空腹口服500mg还原型维生素C，并收集4h内的尿样，测定尿样中维生素C的浓度。4h排出量为5~13mg为正常，低于5mg为不足。

4.膳食参考摄入量与食物来源

（1）参考摄入量：根据中国营养学会发布的2023年版DRIs，18岁以上人群维生素C的RNI为100mg/d，UL为2000mg/d。孕晚期和哺乳期女性的RNI在孕前基础上分别增加15mg/d、50mg/d。

（2）食物来源：维生素C的主要食物来源是新鲜蔬菜（如彩椒、番茄、深色绿叶菜等）和水果（如鲜枣、柑橘、柠檬、山楂、猕猴桃等）。在动物性食品中，除了肝脏和肾脏外，维生素C的含量均非常低。

（李青青）

第六节　矿物质

一　概　述

　　人类的身体结构大部分由大自然所赋予的多样性元素构建,这些元素的构造和地壳的表面元素大致相同。已发现有20种左右的元素是人体组织、生理功能和生化代谢所必需的,其中除了构成有机化合物的碳、氢、氧、氮外,其余所有的元素都被归类为矿物质(无机盐或灰分)。按照矿物质在体内的含量,矿物质可划分为常量元素和微量元素。钙、磷、钠、钾、氯、镁以及硫等为常量元素,其在人体中的含量超过体重的0.01%。微量元素则是指人体内含量小于体重0.01%的矿物质,目前已知人体约有70种微量元素,其中有20余种被认为是"必需微量元素"。

(一)必需微量元素的分类

　　1996年,联合国粮农组织、国际原子能机构和世界卫生组织联合专家委员会将"必需微量元素"重新分为以下三类。

　　(1)必需微量元素:为人体必需的微量元素,包括铜、钴、铬、铁、碘、钼、硒、锌共8种。

　　(2)可能必需微量元素:为人体可能必需的微量元素,包括锰、硅、镍、硼、钒共5种。

　　(3)潜在毒性元素:为具有潜在毒性、但低剂量时对人体可能具有必需功能的微量元素,包括氟、铅、镉、汞、砷、锡、锂、铝共8种。

(二)矿物质在人体内的特点

　　(1)含量随年龄增长而增多,但元素间比例相对稳定。

　　(2)分布不均匀,例如钙和磷主要存在于骨骼和牙齿中,铁集中在红细胞,碘在甲状腺,钴在造血器官,锌集中于肌肉组织等。

　　(3)无法在身体中产生,唯有通过饮食来弥补。

　　(4)元素之间存在拮抗和协同作用,并相互影响其吸收与利用。

　　(5)元素的摄取量和它们的生理影响紧密联系,呈现出鲜明的剂量响应。

(三)矿物质的生理功能

　　(1)构成组织的重要成分,例如骨骼和牙齿中的钙、磷和镁。

　　(2)对细胞膜的渗透能力进行调整,管理体内的水分,保证渗透压和酸碱平衡,同时保证神经和肌肉的活跃度。

　　(3)构成某些酶、激素的成分,或参与酶或激素的激活。

（4）维持神经和肌肉的正常兴奋性,如钾、镁、钙、钠等。

（5）参与基因的调控和核酸代谢,如核酸代谢需要锌、铜、铬等微量元素的参与。

三 常见矿物质

（一）钙

钙（calcium）是人体含量最多的矿物质,成人机体约含有1200g钙,占体重的2%。骨骼和牙齿是钙的主要储存地,余下不足1%的钙与柠檬酸或蛋白质结合,或以Ca^{2+}的形式存在于软组织、细胞外液和血液中,称之为混溶钙池。

1.钙的生理功能

（1）构成骨骼与牙齿:这两部分的钙含量占人体整体钙含量的99%以上。骨骼中的钙在破骨细胞的作用下不断释放,进入混溶钙池;此时,混溶钙池中的钙也在不断沉积,形成新骨,使得骨骼不断更新,保持钙的动态平衡。

（2）调节酶活性:参与调节腺苷酸环化酶、鸟苷酸环化酶、磷酸二酯酶等酶的活性。

（3）保持神经肌肉的正常运作:细胞外液和血液中的Ca^{2+}与细胞膜上的蛋白质和阴离子基团结合,调控膜受体、离子通道的透明度和神经传导物质的释放等功能,从而保证神经和肌肉正常运作,包括肌肉的兴奋性、神经冲动的传导和心脏的正常搏动等。

（4）其他作用:减少毛细血管的透明度,保持毛细血管内外液体的正常渗透压力。参与血液凝固过程,刺激血液凝固酶原的活性。生物膜的完整性、激素的分泌、体液的酸碱平衡以及细胞内的胶质稳定性都与此有关。

2.钙缺乏或过量的影响

（1）缺乏:钙缺乏主要表现为骨骼病变。在儿童阶段,钙缺乏可能会引发生长发育延迟、骨骼异常发展,甚至可导致佝偻病发生。成年人缺钙会导致骨骼逐渐脱钙,发生骨质软化。随着年龄增长,骨质丢失现象普遍存在,持续的骨质丢失会导致骨质疏松症。因此,预防钙缺乏至关重要,特别是处于青春发育期到40岁前后的女性,需要摄取充足的钙。

（2）摄入过量:由于强化钙食品和钙补充剂的广泛使用,过量的钙摄入问题逐渐显现。钙摄入过量可导致高钙血症、高钙尿症、血管和软组织钙化、肾结石、奶碱综合征等,还会影响一些必需元素的生物利用率。

3.膳食参考摄入量与食物来源

（1）膳食参考摄入量,中国营养学会制定的膳食钙每日参考摄入量如下。适宜摄入量（AI）:0~6月龄,200mg;7~12月龄,350mg;1~3岁,500mg;4~6岁,600mg;7~8岁,800mg;9~17岁,1000mg;18岁及以上,800mg。可耐受最高摄入量（UL）:0~6月龄,1000mg;7月龄~3岁,1500mg;4岁及以上人群均为2000mg。

（2）食物来源:奶及其制品是优质的钙源,含有丰富的钙并具有较高的吸收效率。豆腐、葵花籽、绿色蔬菜、虾米皮、芝麻酱等也有较高的钙含量。

（二）磷

磷（phosphorus）是人体含量较多的矿物质和必需常量元素之一,人体内约含有650g的磷,占体重的1%。人体内85%以上的磷以羟基磷灰石的形式存在于骨骼和牙齿中。

1.磷的生理功能

（1）构成骨骼和牙齿的重要成分。

（2）构成生命的重要物质:磷是核酸、磷蛋白、磷脂和多种酶的重要组成成分。

（3）调节能量和糖脂代谢:机体的能量储存和释放依赖于ADP、ATP以及磷酸肌酸等分子中的高能磷酸键。糖的有氧氧化、无氧糖酵解和脂肪β氧化、脂肪合成等也都离不开含磷化合物。

（4）调节体内酸碱平衡:磷酸盐有能力与氢离子结合,并通过各种方式和数量的磷酸盐类物质从尿液中排泄,进而影响体内的酸碱平衡。

2.磷缺乏或过量的影响

（1）缺乏:磷是骨骼中的重要成分,参与骨骼的形成和维护。低磷血症可引起ATP合成不足和组织缺氧,早期可无症状,随后出现厌食、乏力、贫血等,严重者可发生"肌病步态"（俗称鸭步）、骨痛、佝偻病、病理性骨折、精神错乱、抽搐、昏迷,甚至死亡。

（2）高磷饮食虽然在短期内不会引起明显的肾脏功能改变,但长期高磷摄入会影响钙的代谢,降低骨矿物质密度,从而对骨健康产生负面影响,造成肾性骨病以及血管、肾脏等非骨组织的转移性钙化。

3.膳食参考摄入量与食物来源

（1）膳食参考摄入量,中国营养学会制定的磷推荐摄入量如下。0~6月龄AI,105mg;7~12月龄AI,180mg;1~3岁AI,300mg;4~6岁AI,350mg;7~8岁AI,440mg;9~11岁AI,550mg;12~14岁AI,70mg;15~29岁AI,720mg;30~64岁AI,710mg;65岁以上AI,680mg;孕妇和哺乳期妇女AI均为720mg。18~64岁UL,3500mg;65岁以上UL,3000mg。

理论上磷的摄取量应与钙的摄入量相等,对于儿童、孕妇和哺乳期妇女来说,钙磷的比例应该是1:1;而对于一般成人来说,钙磷的比例建议是1:1或4:3。

（2）食物来源:磷在动物性食物和植物性食物中均广泛分布,主要来源于动物肝脏、瘦肉、蛋、奶等富含蛋白质的动物性食物,以及海藻、坚果、干豆类和粗粮等植物性食物。

（三）铁

铁（iron）是人体内含量最多但最易缺乏的必需微量元素。成年人体内平均含铁量约为30~50mg/（kgBW）,其中约2/3为功能性铁,包括血红蛋白铁、肌红蛋白铁、各种含铁酶类和辅助因子。其余1/3的储存铁以铁蛋白和含铁血黄素的形式主要存在于肝脏、脾脏和骨髓中。

1.铁的生理功能

铁是血红蛋白、肌红蛋白、细胞色素氧化酶以及其他多种酶的组成部分,参与体内的氧气传输、交换、组织呼吸和氧化还原中的电子传递。铁在维持正常的造血过程中起着关键作用,同时也参与了免疫系统的调整,促进β-胡萝卜素转变为维生素A、嘌呤和胶原的合成。

2.铁摄入不足或过量的影响

(1)摄入不足:机体缺铁会经历一个从轻到重的渐进过程,可分为三个阶段。第一阶段为铁减少期,此期仅有铁储存量减少,表现为血清铁蛋白降低,无明显临床症状;第二阶段为红细胞生成缺铁期,此期因缺铁已影响血红蛋白合成或导致机体含铁酶减少或活性降低,但尚未出现贫血,表现为血清铁蛋白下降、红细胞游离原卟啉增高;第三阶段为缺铁性贫血期,常有面色苍白、疲劳乏力、头晕心悸、工作和学习能力下降、免疫力下降等表现。2岁以下婴幼儿铁缺乏可能导致不可逆的神经发育损伤,需尤为注意。

(2)摄入过量:急性铁中毒多见于大剂量铁剂治疗,最明显的影响是胃肠道出血性坏死,表现为恶心、呕吐和血性腹泻。长期铁摄入过量可导致慢性中毒症状,可致肝硬化、肝纤维化以及肝细胞腺瘤等。

3.膳食参考摄入量与食物来源

(1)膳食参考摄入量:成年人每天需要摄入10mg或更高剂量的铁,以弥补日常损失和维持正常代谢。生长发育期的儿童青少年、妇女以及孕妇和哺乳期妇女由于生理需求增加,需要额外补充铁,以满足身体生长和红细胞生成所需。我国居民铁的膳食推荐摄入量为:成年男性RNI 12mg/d、女性RNI 18mg/d(如无月经则改为10mg/d),孕中期和孕晚期RNI分别为25mg/d和29mg/d、哺乳期女性RNI为24mg/d;成人铁的UL为42mg/d。

(2)食物来源:铁存在于动物性和植物性食物中。动物性食物,例如动物血液、内脏、肉类的铁元素含量高,主要为血红素铁,吸收率高,是优质的铁来源。植物性食物中,黑木耳、苋菜和芹菜等的铁含量也较丰富,但其中主要为非血红素铁,吸收率较低。

(四)碘

人体内含碘量约为20~50mg,其中70%~80%主要集中在甲状腺,剩余的碘则分布于肝脏、肺脏、睾丸、肾脏、血液、淋巴结以及大脑等组织中。

1.碘的生理功能

碘作为一种对人体有重大影响的微量元素,其主要功能在于促进甲状腺激素的生成。碘与酪氨酸被甲状腺吸收以生成甲状腺激素,包括甲状腺素(T_4)和三碘甲状腺原氨酸(T_3),而T_3则是其主要的活性形式。甲状腺激素对机体代谢和生长发育至关重要,其作用如下。

(1)参与产能营养素的代谢:甲状腺素可促进三羧酸循环中的生物氧化,促进碳水化合物和脂类等产能物质的分解代谢,在蛋白质摄入不足时促进其合成,在蛋白质充足时促进分解,从而协调能量的转换。

（2）调节水盐代谢：甲状腺素可促进组织中水盐进入血液并排出,缺乏时会导致组织内水盐潴留,引起黏液性水肿。

（3）促进维生素的吸收和利用：促进烟酸的吸收利用,促进胡萝卜素转化为维生素 A 等。

（4）促进生长发育：甲状腺激素和生长激素协同调控骨骼生长和蛋白质生成。在脑发育的关键时期(妊娠至出生后 2 岁)神经系统的发育也依赖甲状腺激素。

2.碘摄入不足或过量的影响

（1）摄入不足：碘缺乏可使得甲状腺激素的合成减少,从而触发促甲状腺激素分泌增加,导致甲状腺代偿性增生、肥大。碘缺乏的典型表现为甲状腺肿(goiter),学龄儿童甲状腺肿发病率是衡量一个地区是否碘缺乏的重要指标。孕期碘缺乏会对胎儿的神经系统及肌肉的形成产生负面效应,进一步可使胚胎及早产阶段的死亡风险提高。孕期碘缺乏可导致婴儿和幼儿的生长发育延迟,智力下降,严重者可出现地方性克汀病(呆小症)。

（2）摄入过量：我国碘地理环境较复杂,有着碘缺乏地区与高水碘地区并存的现象,后者居民存在碘过量的风险。碘摄入过量可导致碘性甲状腺功能亢进、高碘性甲状腺肿、桥本甲状腺炎等问题。

3.膳食参考摄入量与食物来源

（1）膳食参考摄入量：为了预防碘缺乏,建议食用含碘盐,并根据自身情况适量补充含碘丰富的食物。我国居民每天膳食碘的参考摄入量为成人 RNI 120μg,孕妇 RNI 230μg,哺乳期女性 RNI 240μg;成人 UL 为 600μg,孕妇和乳母 UL 为 600μg。

（2）食物来源：人体大部分的碘是从食物和加碘盐中获取的,海洋生物如海带、紫菜和干贝等的碘含量相当高,陆地上植物类食物的碘含量则较少。高水碘地区的饮用水也是膳食碘的主要来源。

（五）锌

成人体内锌含量约 2~3g,分布于所有组织中,其中血液中的锌主要存在于红细胞、白细胞和血浆中。

1.锌的生理功能

（1）催化功能：锌是机体内数百种酶的组成成分,参与六大类酶的催化反应,例如碳酸酐酶,在二氧化碳运输中起着关键作用。

（2）促进生长发育和组织再生：锌参与基因表达、DNA复制和转录。同时,锌在促进性激素的代谢过程中也发挥了关键作用,有助于性器官和性功能的发育。

（3）增强食欲：锌可能通过参与构成唾液蛋白来促进味觉和食欲。

（4）维持细胞膜结构：锌能增强膜的稳定性和抗自由基能力。锌还可与膜内巯基形成稳定的硫醇盐,防止氧化,从而保护细胞膜的完整性。

（5）增强免疫功能：锌可调控周围血单核细胞的免疫调节因子的分泌和产生。

2.锌摄入不足或过量的影响

（1）摄入不足：锌缺乏在经济落后地区的低收入人群中较为常见，特别是婴儿、儿童、孕妇和育龄妇女。锌缺乏会导致儿童和青少年的食欲下降、生长发育延迟、性器官发育或功能障碍、性成熟提前、精子数量减少、第二性征发育不完整以及月经异常或停止，重度锌缺乏也可引起智力发展迟缓和侏儒病。孕妇重度缺锌会导致胎儿生长发育迟缓和畸形，产妇重度缺锌则会出现子宫收缩乏力而导致产程延长和出血过多。

（2）摄入过量：急性锌中毒多见于口服或静脉注射大量锌剂、职业中毒或误服，中毒症状包括发烧、恶心、呕吐、腹泻、嗜睡等。锌过量还可干扰铁、铜等微量元素的吸收和利用，影响巨噬细胞和中性粒细胞的活性。

3.膳食参考摄入量与食物来源

（1）膳食参考摄入量：我国居民每天膳食锌参考摄入量：成人男性 RNI 12.0mg，女性 RNI 8.5mg，孕妇 RNI 10.5mg，哺乳期女性 RNI 13.0mg，成人膳食锌 UL 为 40mg/d。

（2）食物来源：锌广泛存在于各种食物中，特别是贝壳类海产品、红肉以及动物内脏，都是富含锌的优质食材。植物性食品中（如豆类、谷物胚芽、燕麦以及花生等）虽然含有锌，但其含量和吸收率相对较低。

（六）硒

硒（selenium）是人体必需的微量元素，在人体内的含量约为 14~21mg，主要分布于人体肝脏、胰脏、肾脏、心脏、脾脏、牙釉质和指甲中。人体血硒浓度受地理环境影响，不同地区土壤、水和食物中的硒含量差异会导致血硒浓度的差异。

1.硒的生理功能

（1）抗氧化作用：硒是谷胱甘肽过氧化物酶（glutathione peroxidase，GSH-Px，GPX）的组成成分，GPX 是机体重要的抗氧化酶，能催化过氧化氢还原为水，同时通过谷胱甘肽把过氧化物转化为醇，从而保护机体免受氧化损伤。硒和维生素 E 的抗氧化作用具有协同效应，共同维护机体健康。

（2）调节甲状腺激素的作用：硒参与甲状腺激素的代谢，通过碘化甲腺原氨酸脱碘酶发挥作用，影响甲状腺激素的活性。

（3）维持正常免疫功能：几乎所有免疫细胞中都含有硒。硒有助于促进免疫球蛋白和抗体的生成，从而提升身体对疾病的防御能力。免疫系统在杀灭外来微生物或病毒时会产生活性氧，但过量的活性氧会破坏自身细胞。硒参与机体氧化防御系统，保护自身细胞免受活性氧的伤害。

（4）拮抗体内重金属毒性：硒对于金属的吸附能力极高，能够与身体中的重金属产生化学反应，生成一种由金属-硒-蛋白质组成的复合物，从而使重金属解毒并排出体外。

（5）抗肿瘤作用：研究表明，硒可能具有一定的抗肿瘤作用，在硒摄入量较高的人群中肺癌、结肠癌和前列腺癌的死亡率较低。硒的代谢产物（甲基化硒化物）可能抑制癌细胞生长。

2.硒摄入不足或过量的影响

（1）摄入不足：硒缺乏是导致克山病和大骨节病的重要原因之一。克山病（Keshan disease）属于一种以多发性心肌坏死为主要特征的地方性心肌疾病，患者由于长期缺乏硒元素，合并病毒感染，引发脂肪的过度氧化，进而引发生化系统的混乱，从而触发心肌纤维的坏死，并对心肌的微血管和毛细血管造成破坏。低硒地区居民适当补充亚硒酸钠可以有效预防克山病。大骨节病是一种地方性、多发性变形性骨关节病，与缺硒也有一定的关联，适当补硒则有助于促进患者干骺端修复和防止恶化。

（2）摄入过量：如果摄取的硒超标，可能导致硒中毒。地方性硒中毒是由于人和动物长期摄入过量的硒会造成体内累积，引起慢性硒中毒，表现为多种症状，如脱发、指甲脆裂、皮肤损害等。

3.膳食参考摄入量与食物来源

（1）膳食参考摄入量：成人膳食硒的 RNI 为 $60\mu g/d$，UL 为 $400\mu g/d$；孕妇和哺乳期妇女的 RNI 在孕前基础上分别增加 $5\mu g/d$ 和 $18\mu g/d$，UL 保持不变。

（2）食品来源：奶酪、动物肾脏、蘑菇、肉类和全谷物是较好的硒来源。

（李青青、顾娇娇）

第七节　水

水是生命活动中不可或缺的物质，它是人体含量最多，也是最重要的营养素之一。如果没有食物，人类可以通过消耗自身的组织来维持一周甚至更长的生命周期，但是在没有水的情况下只能存活几天。人体内的总水含量受年龄、性别等因素的影响，新生儿总体水含量最多，约占体重的80%；随着年龄增长，总体水含量逐渐减少，健康成人的平均总体水含量为50%~60%。总体水含量还随机体脂肪含量的增多而减少，这是因为脂肪组织远低于肌肉的含水量，分别约为10%和75%。

一　水的生理功能

1.构成细胞和体液的重要成分

水广泛分布在人体组织、细胞内外，是构成人体体液、保持细胞形状所必需的物质。体液包括细胞内液和细胞外液，参与物质运输、代谢和废物排泄等重要生理过程。细胞内液和细胞外液的渗透压平衡主要依靠水分子在细胞内外的自由渗透。

2.调节体温

水是良好的体温调节剂。当温度升高时，身体将通过蒸发排汗来降低体温，每蒸发1g的水分就能消耗0.57kcal的能量，从而帮助维持体温稳定。

3.润滑和保护作用

水分对眼球、呼吸道、消化道、关节囊等部位起到润滑和保护作用,帮助器官正常运作,减少摩擦损伤。孕期胎儿被羊水包围,也有助于保护其免受伤害。

4.新陈代谢的介质

水是良好的溶剂,能使多种物质溶解,可将氧气、营养成分和其他重要物质运输至细胞,也可将新陈代谢废物从细胞中运输出来并通过尿液和粪便等排出。水还可直接参与许多生化反应,促进物质代谢。

5.维持组织形态和功能

水不仅以自由水的方式存在于身体内部,还以结合水的方式存在于细胞内,参与制造细胞原生质,确保一些组织拥有其特殊的生理作用。比如,心肌含有79%的水分,主要是与水结合,赋予心肌一定的稳定性和弹性,确保心脏强劲跳动。

三 水缺乏或过量的影响

当机体每天消耗的水量与损失的水量相等时,人体就处于水平衡状态。人体拥有一套精细而复杂的机制来调节水分的需求和代谢,以确保体内水的平衡。然而,在某些特定病理状态下,当水分的需求或排泄超出这一调节机制的能力时,就可能导致健康问题的出现。

1.水缺乏

当机体水摄入不足、水丢失过度或者盐摄入过多时,可导致脱水。根据水与电解质丢失的比例差异,分为高渗性脱水、低渗性脱水和等渗性脱水。当人体缺乏水分时,会明显出现口渴感、尿量减少、情绪烦躁、眼球内陷、皮肤弹性降低、体温上升以及血压下降等症状。当体内的水分流失超过20%时,甚至可危及生命。水摄入不足还可增加泌尿系统感染和便秘的风险,降低个体的认知能力。

2.水过量

水分在体内过度积聚时,会导致细胞外液的渗透压降低,进而引发细胞肿胀。特别是在脑部和肠道等关键部位,细胞肿胀可能导致严重的后果,如颅内压增高,表现为视物模糊、疲乏无力、情感淡漠、头痛剧烈、恶心呕吐、嗜睡不醒,甚至可能出现抽搐和昏迷等严重症状。这种由于水分摄入过量引起的病理状态通常被称为水中毒。

三 水的参考摄入量与来源

1.参考摄入量

水是维持生命活动不可或缺的物质,人体对水的需求量受多种因素影响,包括个体代谢情况、年龄、膳食、气候和劳动强度等。在正常情况下,人体对水的需要量与排出量应保持动态平衡。通常,成年人每天需要摄取水1500~1700mL。运动量较大的人群、高温环境工作的人群以及一些特殊人群,需要补充更多水分。

2.来源

人体水的来源主要有三个方面:①通过饮用水获取;②从食物中获取;③蛋白质、脂肪、碳水化合物分解代谢时产生的内生水。

(李青青)

第八节　植物化学物

一　概　述

除了传统的营养素之外,食物中还包含着许多对人体有益的物质,它们被称为"生物活性成分"或"其他膳食成分"。尽管这些成分不是保持身体健康发展的必需元素,但它们在促进人体健康、调整生理功能以及预防疾病方面起着重要的作用。

食物中的其他膳食成分种类繁多,化学结构差异大,例如黄酮类化合物、有机硫化物、辅酶Q和褪黑素等,前两者都是从植物类食物获取的,而后两者则是从动物类食物获取的。对其他膳食成分健康效应的研究最早是从植物性食物中的植物化学物(phytochemical)开始的。植物化学物是植物能量代谢过程中产生的多种中间或末端低分子量次级代谢产物,常见的植物化学物质有酚类(如原花青素、花色苷、大豆异黄酮、儿茶素、槲皮素、白藜芦醇)、萜类(如番茄红素、叶黄素、植物甾醇)、有机硫化物(如异硫氰酸苯酯、大蒜素)、皂苷、糖聚合物及其衍生物(如低聚果糖、菊粉、谷物β葡聚糖、枸杞多糖)等。

二　植物化学物质的生物活性

(一)抗氧化作用

多种植物化学物能够中和并有效清除活性氧自由基,抑制机体脂质过氧化作用,保护机体免受氧化损伤。如多酚类、类胡萝卜素、植酸、植物雌激素和有机硫化物等。

(二)抗炎作用

多种植物化学物能够通过抑制血清C反应蛋白和IL-6等促炎因子的合成、释放,下调基质金属蛋白酶的表达等,发挥抗炎作用。如花色苷、绿原酸、儿茶素、槲皮素、姜黄素、异硫氰酸苯酯、大蒜素等。

(三)抑制病原微生物的生长和繁殖

多种植物化学物对特定病原微生物表现出显著的抑菌效果。例如,富含原花青素的葡萄籽提取物可抑制李斯特菌活性,大蒜素对多种革兰氏阴性菌和阳性菌具有抑制或杀灭作用,黄酮类化合物是许多抗病毒中药的有效成分,能够抑制病毒复制。

(四)降低心血管疾病发生/死亡风险

原花青素、番茄红素的摄入量与冠心病的发生风险呈负相关,且不受年龄、性别、种族和居住地区的影响。槲皮素对心血管疾病也显示出预防作用,且有助于降血压。白藜芦醇则表现出改善体重、体脂率以及降低慢性炎症等心血管疾病风险因子的作用。

(五)抗癌作用

相关研究结果表明多种植物化学物可通过调节多个信号通路抑制肿瘤细胞的繁殖、黏附、侵袭和转移,结合其抗氧化、免疫调节功能,发挥潜在抗癌作用。日常摄入大量新鲜蔬菜和水果的人群,其癌症发生率显著低于低摄入量人群。

(六)调节糖脂代谢,降胆固醇

多项动物试验与临床研究结果都表明,多酚、皂苷、植物固醇、有机硫化物等植物化合物能够调节糖脂代谢,降低血脂或血胆固醇含量。植物甾醇目前比较确定的生物学作用就是降低血清总胆固醇和低密度脂蛋白胆固醇,其与胆固醇结构的高度相似性使其可竞争性抑制胆固醇与小肠内胆汁酸微团结合,从而减少胆固醇的吸收。大蒜素则通过增加脂质氧化和能量消化、抑制肝脂质的合成和转运等降低血清总胆固醇和低密度脂蛋白胆固醇水平,缓解动脉粥样硬化的发生。大蒜素还能够通过抗氧化、抗炎、升胰岛素等降低糖尿病患者的血糖水平。

(七)其 他

植物化学物还具有调节血压、血糖、血小板和血凝以及调节肠道菌群等促进健康的作用。此外,植物化学物质还能为食物带来独特的感官体验,例如辣椒中的辣椒素带来辣味,洋葱和蒜中的蒜素具有辛辣风味,西红柿、菠菜、粉红色葡萄中的植物化学物质为食物带来鲜艳的色彩。

三 特定建议值

为了明确其他膳食成分(尤其是植物化学物)对人群健康效用的适宜摄入水平,在《中国居民膳食营养素参考摄入量(2023版)》中,专家组基于近十年来已出版文献和数据库资料,遵照循证医学原则修订和提出了13种其他膳食成分的特定建议值(specific proposed levels, SPL)或可耐受最高摄入量(UL)。

(李青青、何桂娟)

思考题

1.老刘日摄取350g碳水化合物,碳水化合物提供热量占全天热能的65%,则老刘全天摄取的总热量为(　　)kcal。

A.2154　　　　　　B.2253　　　　　　C.2099　　　　　　D.2110

2.王爷爷最近总是便秘,想多吃一些富含膳食纤维的食物,可考虑选择(　　)。

A.低脂牛奶　　　　B.燕麦片　　　　C.牛肉　　　　D.橙汁　　　　E.巧克力饼干

3.以下哪种食物是完全蛋白质的良好来源?(　　)。

A.米饭　　　　　　B.红小豆　　　　C.花生酱　　　　D.橙汁　　　　E.豆奶

4.大豆中含有的亚油酸可以在体内合成(　　)。

A.DHA　　　　　　B.卵磷脂　　　　C.花生四烯酸　　　D.EPA

5.下列属于水溶性维生素的是(　　)。

A.维生素A　　　　B.维生素C　　　　C.维生素D　　　　D.维生素E　　　　E.维生素K

6.下列哪种维生素缺乏会出现脚气病?(　　)。

A.维生素A　　　　B.维生素B_1　　　C.维生素B_2　　　D.维生素B_6　　　E.维生素B_{12}

参考答案

1.A。1g碳水化合物在体内平均产生能量4kcal,故老刘全天摄取的总热量为350×4÷65%≈2153.8kcal。

2.B。燕麦富含β-葡聚糖,属于黏性膳食纤维。

3.E。大豆及其制品可提供人体所需的全部必需氨基酸和一些非必需氨基酸,是完全蛋白质的良好来源。

4.C。大豆含有必需脂肪酸亚油酸和α-亚麻酸,能在体内分别合成花生四烯酸和DHA。

5.B。维生素A、维生素D、维生素E、维生素K皆为脂溶性维生素。

6.B。维生素B_1缺乏症又称为脚气病,会对神经系统和心血管系统造成严重伤害。

第三章　营养学常用工具：标准与指南

1. 解释膳食营养素参考摄入量的相关概念：DRIs、EAR、AI、RNI、UL、AMDR。
2. 理解2岁以上健康人群对营养素的需求。
3. 阐述中国居民膳食指南的核心推荐条目，并能够对健康成人进行合理的营养指导。
4. 识别食品标签和食品营养标签的必要组成部分。

为了更好地指导人们进行日常膳食实践，以满足其营养和健康需求，营养工作者们研发了几个参考工具：①膳食营养素参考摄入量，提供关于各人群营养素需求的参考建议；②膳食指南，提供关于具体饮食方法和生活方式的建议；③食品标签和食品营养标签，向消费者提供食品中营养组分、特征等信息，为食物选购提供参考。本章主要对这几个参考工具进行介绍。

第一节　膳食营养素参考摄入量

营养素摄入不足和过量对人体健康都有负面的影响，不同年龄、性别和生理状况人群对营养素的需要量有所不同。膳食营养素参考摄入量（dietary reference intakes，DRIs）是为了保障不同年龄段健康或没有明显健康问题的人群合理摄入营养素、预防慢性病而设定推荐的每日营养素摄入量的一系列参考值或标准，其前身是每日膳食营养素供给量（recommend dietary allowance，RDA）。我国于20世纪30年代开始研制膳食营养素需要量标准，提出了《中国民众最低限度之营养需要》；在1952年出版的《食物成分表》附录"营养素需要量表（每天膳食中营养素供给标准）"中纳入热量、蛋白质、钙、铁和5种维生素（维生素A、维生素 B_1、维生素 B_2、烟酸和维生素C）的需要量；于1955年对"营养素需要量表"中的数值作出修订，并定名为"推荐每日膳食营养素供给量"，作为"适宜"的营养素摄入水平。此后，RDA经过了数次修改，得到了补充和完善；直到1988年，中国营养学会对此作出终结版修订。随后，营养学界决定引入能够满足不同需求、学术价值更高的"膳食营养素参考摄入量"概念。随着DRIs概念的应用和发展，目前已经成功地替代了沿用数十年的RDA。当然，制定DRIs的基本依据仍是营养素的生理、营养及毒理科研成果。

一　人体的营养素需要与供给

（一）人体的营养素需求

人体的生命活动和体力活动必须消耗能量，这些能量源于蛋白质、脂肪、碳水化合物三大类营养物质。碳水化合物、脂肪和蛋白质是生命细胞结构的主要成分及主要供能物质，并且有调节细胞活动的重要功能。维生素和矿物质虽不能为机体提供能量，但它几乎是特定代谢的调节因子，协助调节机体各种生命过程，如食物消化、肌肉运动、新生组织生长、伤口愈合、免疫力调节等。一些矿物质还可用作身体的组成成分，如钙、磷为骨骼和牙齿的形成及维持所必需的矿物质，以及参与血红蛋白的合成以及细胞色素和各种酶的合成的铁，除以上五类营养素外，水是维持生命活动的基本物质，是人体含量最多，也是最重要的营养素之一。

（二）人体构成

人体内含有的元素有60多种，氧、碳、氢、氮占了人体总重量的96%，其中氧含量约占65%，碳约占18%，氢约占10%，氮约占3%；此外，钙约占1.5%，磷约占1%。其他元素虽然在人体内所占的比例很小，但在体内也具有重要的生理功能。人体由蛋白质、脂类、碳水化合物、水及矿物质等构成。这些营养素在人体内扮演着各自独特的角色，对于维持生命活动和健康至关重要。各种物质组成有一定的比例，水占人体的65%，蛋白质占15%~18%，脂类占10%~15%，碳水化合物占1%~2%，矿物质占3%~4%，这些物质在新陈代谢中还能合成许多重要物质，其结构十分复杂。营养素组成细胞，细胞形成组织，组织构成系统。膳食中营养素的摄取，必将影响机体的结构和功能。

（三）营养膳食

营养膳食的目的既要依据合理膳食的原则选择食物，以提供充足的能量和各种营养素，又要兼顾营养素之间的平衡性。随着科学技术的发展，一些食物的营养价值得到了充分认知，但仍有许多食物的功能和机体对其需求有待阐明。为此，合理膳食的主要原则是要保证食物的多样性及适宜性，以防营养不足和失衡，从而避免营养相关疾病的发生和发展。

1.合理营养

合理营养（rational nutrition）是指人体每天从食物中摄入的能量和各种营养素的量及其相互间的比例能满足在不同生理阶段、不同劳动环境及不同劳动强度下的需要，并使机体处于良好的健康状态。一方面,各种营养素在机体代谢过程中具有其独特的功能,一般不能相互替代,因此在数量上要满足机体对各种营养素及能量的需要;另一方面,各种营养素彼此间有着密切的联系,起着相辅相成的作用,因此,应维持各种营养素之间比例适宜。

2.营养失衡的危害

营养素摄入失衡可导致营养不良(malnutrition)。营养不良是指由于一种或一种以上营养素的缺乏或过剩所造成的机体健康异常或疾病状态。营养不良包括两种表现:营养缺乏(nutrition deficiency)和营养过剩(nutrition excess)。

各种营养素的缺乏都可致相应的缺乏病产生,如目前世界上流行的四大营养缺乏病,即蛋白质-能量营养不良、缺铁性贫血、碘缺乏病、维生素A缺乏。此外,钙、维生素D缺乏可引起佝偻病,维生素B_1缺乏可引起脚气病,维生素C缺乏可引起坏血病,维生素K缺乏会导致凝血功能障碍,叶酸和维生素B_{12}的缺乏会引起高同型半胱氨酸血症等。营养素摄入过多,可产生营养过剩性疾病,如高能量、高脂肪、高蛋白,特别是动物性脂肪摄入过多,可以引起营养过剩性疾病,如肥胖、代谢综合征、冠心病、糖尿病、非酒精性脂肪性肝病等。一些营养素摄入不合理还可能与肿瘤的发病有关。近年的膳食营养状况研究显示,中国居民存在着一些微量营养素(如铁、钙、维生素B_1、维生素A)缺乏或某些营养过剩导致的慢性病患病率居高不下的双重挑战。事实证明,不断完善膳食营养素参考摄入量,并向全社会推广应用,是实现合理营养、平衡膳食的有效途径。

三 中国居民膳食营养素参考摄入量

由于遗传背景、代谢状态、劳动强度和生活环境的差异,能量和营养素的需要量因人而异,各国家和地区的营养权威机构应建立基于健康人的能量和营养素摄入量标准来指导居民科学安排饮食,从而达到合理营养的目的。

膳食营养素参考摄入量(DRIs)是在每日膳食营养素供给量(RDA)基础上发展起来的一组每天平均膳食营养素摄入量的参考值。RDA是以预防营养缺乏病为目标的人体需要的一日膳食中能量和营养素的种类和数量。随着经济的发展和膳食模式的变迁,营养相关慢性病的患病率呈逐年上升趋势,成为威胁人类健康的主要问题之一。营养素和膳食成分影响着一些慢性病的发生发展,这对营养素的摄入标准提出了新的要求。与传统的RDA相比,DRIs不仅考虑到防止营养不足的需要,同时还考虑到降低慢性病发病风险的需要。2000年10月,中国营养学会颁布了符合本国国情的第一版DRIs,包括四个指标:平均需要量(estimated average requirement,EAR)、推荐摄入量(RNI)、适宜摄入量(AI)和可耐受最高摄入量(UL);其后,在修订的《中国居民膳食营养素参考摄入量(2013版)》中增加了与慢性非传染性疾病(non-communicable chronic disease,NCD)有关的三个指标:宏量营养素可接受范围(acceptable macronutrient distribution ranges,AMDR)、预防非传染性慢性病的建议摄入量(proposed intakes for preventing non-communicable chronic disease,PI-NCD)和特定建议值(specific proposed levels,SPL)。《中国居民膳食营养素参考摄入量(2023版)》仍保留了上述7个指标,但对PI-NCD和SPL这两个概念做了适当修改,具体如下。

(一)平均需要量

平均需要量(EAR)是群体中各个体需要量的平均值,指某一特定性别、年龄及生理状况群体中的个体对某营养素需要量的平均值。营养素摄入量达到EAR水平时可以满足该特定人群中50%个体对该营养素的需要,但不能满足另外50%个体的需要。EAR是制定RNI的基础,可用于群体的膳食摄入量评价或膳食指导,也可作为判断个体某营养素摄入量不足可能性的依据。由于某些营养素尚缺乏足够的信息暂不能制定出EAR,因此,目前仅可见部分营养素的EAR值。

EAR虽可判断个体营养素摄入不足的可能性,但不是计划个体膳食的目标,如某个体的摄入量远高于EAR,则此人的摄入量可能是充足的;如某个体的摄入量远低于EAR,则此个体的摄入量不足的可能性大。

(二)推荐摄入量

推荐摄入量(RNI)指可以满足某一特定性别、年龄及生理状况群体中绝大多数个体(97%~98%)需要量的某种营养素摄入水平。摄入量长期达到RNI的水平,可以满足机体对该营养素的需要,使组织中有适当的营养素储备,以维持机体健康。RNI相当于传统意义上的RDA。如果已知某种营养素EAR的标准差,则其RNI为EAR加两个标准差,即RNI=EAR+2SD;如果资料不充分,不能获得某营养素EAR的标准差时,RNI约为EAR加2倍变异系数,一般将EAR的变异系数设定为10%,则RNI=EAR×1.2。

RNI的主要用途是作为个体每天摄入营养素的推荐值,是健康个体膳食摄入营养素的目标,但不作为制订群体膳食计划的依据。值得注意的是,RNI在针对个体某营养素摄入量评价上的作用也是有限的,但某个体的日常摄入量达到或超过RNI水平,则可认为该个体没有摄入不足的危险;但当个体的某营养素摄入量低于RNI时,并不一定表明该个体未到达适宜营养状态。

需要注意的是,能量的推荐摄入量计算方法不采用EAR+2SD的方法,而是直接等同于该人群的能量需要量(EER)。EER是指在某特定年龄、性别、体重、身高和身体活动水平的健康人群中,达到能量平衡时所需要的能量摄入量。

(三)适宜摄入量

适宜摄入量(AI)指通过观察或实验获得的健康人群某营养素的摄入量。例如,健康足月儿从出生到6个月采用纯母乳喂养,其间营养素全部来自母乳,可以认为母乳中的营养素含量就是婴儿所需各种营养素的AI。在实际应用中,若某种营养素的个体需要量研究资料不完善而不能计算出EAR,便无法推算RNI,此时可通过设定AI来代替。

AI和RNI的相似之处是两者都可以作为目标人群中个体营养素摄入量的目标,可以满足该人群中几乎所有个体的需要。但AI的准确性远不如RNI,甚至可能高于RNI。因此,使用AI作为推荐标准时要比使用RNI更加慎重。

AI主要用作个体的营养摄入目标,也可用于评价群体的平均摄入水平。当某群体的营养素平均摄入量达到或超过AI水平,则该群体中摄入不足者的比例很低;当某个体的日常摄入量达到或超过AI水平,则可认为该个体摄入不足的概率很小。AI也可作为限制营养素摄入过多的参考。

(四)可耐受最高摄入量

可耐受最高摄入量(UL)是指平均每天摄入营养素或其他膳食成分的最高限值。"可耐受"是指这一摄入水平在生物学上一般是可以耐受的,当然,并不表示是有益的。对一般人群来说,摄入量达到UL水平时对几乎所有个体均不至于产生健康危害,但不表示摄入量达到UL时对健康一定有益,因此UL并不是一个建议的摄入量。在安排个体和群体膳食时,建议的营养素摄入量最好低于UL,以避免营养素摄入过量可能造成的危害。就UL的概念来说,UL也不宜被用来评估营养素摄入过多而产生毒副作用的危害性,因为UL对健康人群中最易敏感的个体也不应造成危害。

UL需要根据食物、饮水及膳食补充剂提供的总量而定。如果营养素过量并产生有害作用仅与强化食物和膳食补充剂有关,则UL需依据这些营养素的特定来源制定。对许多营养素来说,目前尚缺乏足够的资料来制定其UL,但没有UL并不意味着摄入过多就没有潜在危害。

人体每天都需要从膳食中获得一定量的各种营养素,人体长期摄入某种营养素不足就有发生该营养素缺乏症的危险。当日常摄入量为0时,摄入不足的概率为1.0,当摄入量达到EAR水平,不足概率为0.5,即有50%的机会缺乏该营养素,摄入量达到RNI水平时,摄入不足的概率变得很小,绝大多数个体没有发生缺乏症的危险。摄入量达到UL水平,若继续增加,就有可能开始出现毒副作用。RNI和UL之间是一个"安全摄入范围"(见图3-1)。

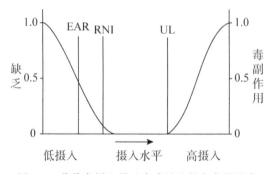

图3-1 营养素摄入量过多或过少的危害性示意

（五）宏量营养素可接受范围

宏量营养素可接受范围（AMDR）指脂肪、蛋白质和碳水化合物理想的摄入范围，该范围可满足人体对这些必需营养素的需要，同时有利于降低 NCD 的发病风险，常用占能量摄入量的百分比表示。AMDR 显著的特点之一是具有上限和下限。如果个体的摄入量高于或低于推荐的范围，则可能引起必需营养素缺乏或罹患 NCD 的风险增加。

（六）预防非传染性慢性疾病的建议摄入量

膳食营养素摄入量过高或过低都可能导致 NCD 如肥胖、糖尿病、高血压、血脂异常、脑卒中、心肌梗死以及某些癌症。由于长期膳食模式不合理、身体活动不足等不良生活方式是这些疾病的共同危险因素，所以又称这类疾病为膳食相关非传染性疾病（diet-related non-communicable chronic disease）。预防非传染性慢性疾病的建议摄入量（PI-NCD）简称建议摄入量（PI），是以膳食相关非传染性疾病的一级预防为目标，提出的必需营养素的每日摄入量，其目标人群为成人。当 NCD 易感人群该营养素的摄入量达到 PI 值，可降低 NCD 的发生风险。

（七）特定建议值

营养素以外的某些膳食成分，其中多数属于植物化学物，具有改善人体生理功能、预防慢性病的生物学作用。特定建议值（SPL）指以降低成年人膳食相关非传染性疾病风险为目标提出的其他膳食成分的每日摄入量（水平）。某些疾病易感人群膳食中这些成分的摄入量达到或接近这个建议水平时，有利于降低疾病发生的风险或死亡率。

（祝鑫红　顾娇娇）

第二节　膳食指南

案例导入

张某，装修工人，男，39 岁，身高 168cm，体重 89kg，平时喜欢饮酒，每天大约半斤，每天抽烟一包半。喜欢吃动物内脏和火锅。既往有非酒精性脂肪性肝病，喜好打麻将和刷短视频。

（1）张先生的饮食习惯有哪些需要改进之处呢？

（2）如何指导张先生进行合理饮食？

（3）张先生应如何选择食物？

一 膳食结构

(一)膳食结构

膳食结构(dietary pattern)又称膳食模式或食物结构,是指一个地区居民长期形成的膳食结构、饮食习惯及消费频率,包括食物的种类、数量、比例或不同食物、饮料等的组合。近年来,世界各国膳食指南更加关注膳食模式的平衡、合理及健康,一种膳食模式的不同部分可能具有协同作用,能够比单个食物或营养素更全面地影响人类整体健康状况和疾病风险。

根据膳食中动物性食物、植物性食物所占的比重,以及能量、蛋白质、脂肪和碳水化合物的供给量作为划分膳食结构的标准,可将世界不同地区的膳食结构分为以下五种类型。

1.动物性、植物性食物平衡的膳食结构

该膳食模式的特点是动物性食物与植物性食物所占比例较合适,以日本等国的膳食为代表。膳食特点是能量能够满足人体需要,又不至于过剩,平均每天能量摄入在2000kcal;蛋白质、脂肪和碳水化合物的能量供给合理(碳水化合物57.7%、脂肪26.3%、蛋白质16.0%);来自植物性食物的膳食纤维和来自动物性食物的营养素(如铁、钙)等均比较充足,同时动物脂肪又不高;提倡少油、少盐;海产品所占比例达到50%;有利于预防NCD,促进健康,属于较合理的膳食结构。此类膳食结构已成为世界各国调整膳食结构的参考。

2.以植物性食物为主的膳食结构

该膳食模式的特点是以植物性食物为主,动物性食物为辅,以印度、巴基斯坦、印尼等发展中国家的膳食为代表。膳食特点是谷类食物消耗量大,年人均140~200kg;动物性食物消费量小,年人均仅20~30kg。动物性蛋白一般占蛋白质总量的10%~20%,低者不足10%;植物性食物提供的能量占总能量近90%。该类型的膳食能量基本满足人体需要,但蛋白质、脂肪摄入量均低,来自动物性食物的营养素(如铁、钙、维生素A等)摄入不足。这类膳食易导致以营养不良为主的营养缺乏性疾病的高发;植物性食物多,膳食纤维充足,动物性脂肪较低,有利于冠心病和高脂血症的预防。

3.以动物性食物为主的膳食结构

该膳食模式以动物性食物为主,是多数欧美等经济发达国家和地区的典型膳食。膳食特点是谷物消费量人均每年50~70kg;动物性食品消费量人均每年约100kg以上,奶和奶制品100~150kg,蛋类15kg,食糖40~60kg,蔬菜、水果摄入少。人均日摄入能量高达3300~3500kcal,三大营养素供能比例为碳水化合物42%、脂肪40%、蛋白质18%,以高能量、高脂肪、高蛋白、低膳食纤维为主要特点。这种膳食模式容易增加肥胖、高血压、冠心病、糖尿病等营养过剩型慢性病发生的风险。

4.地中海膳食结构

该膳食模式指的是希腊、西班牙、法国南部和意大利等在地中海沿岸的国家的饮食模式。膳食特点是:①橄榄油的大量使用,是地中海饮食最为突出的特点;②富含植物性食物,包括谷类、水果、蔬菜、豆类、果仁等;食物的加工程度低,新鲜度较高,以食用当季、当地产的食物为主;③每天食用少量蛋、奶酪和酸奶;④多吃深海鱼,红肉(猪、牛和羊肉及其产品)相对少;⑤用餐时喝点红葡萄酒。该膳食结构的优点颇多,最引人注目的是饱和脂肪酸所占比例较低,而不饱和脂肪酸和膳食纤维的摄入量则很高。诸多研究显示采取地中海饮食可显著改善健康状况:降低心血管疾病发生的风险和癌症的死亡率,减少得老年痴呆症的风险,预防脑卒中、糖尿病等。此类膳食结构也已成为世界各国调整膳食结构的参考。

5.东方健康膳食模式

中国地域辽阔,受经济发展、传统饮食文化的影响,膳食模式差异很大。通过对2002年、2012年、2015年中国居民营养与健康状况监测与分析,得知我国浙江、上海、江苏、福州等地区的江南地区膳食可作为东方健康膳食模式的代表。该膳食的特点为食物多样,新鲜蔬菜水果摄入充足;动物性食物以猪肉和鱼虾类为主,鱼虾等水产品摄入相对较高,猪肉摄入量低;多奶类和豆类摄入;烹饪清淡少油少盐,比较接近理想膳食模式。流行病学和慢性病检测发现,具有这一膳食模式特点的人群,不仅预期寿命较高,而且超重肥胖、2型糖尿病、代谢综合征和脑卒中等疾病发生的风险均较低。

知识链接

DASH膳食

1997年,美国开始开展一项大型高血压防治计划,美国国立卫生研究所、美国心脏、肺和血液研究所制定并提出了DASH降血压饮食方案(dietary approaches to stop hypertension,DASH)。DASH饮食强调摄食足够的蔬菜、水果、低脂(或脱脂)奶,以维持足够的钾、镁、钙等离子摄取,并尽量减少饮食中盐和油脂(特别是富含饱和脂肪酸的动物性油脂)的摄取量,可以有效地降低血压。因此,现在常以DASH饮食作为预防及控制高血压的饮食模式。大量证据表明除了高血压,DASH膳食还可以预防骨质疏松、癌症、心脏病、脑卒中和糖尿病等。

(二)中国居民膳食营养与健康状况

1.我国居民膳食营养与体格发育情况改善

(1)消费结构变化,膳食质量普遍提高:我国居民的膳食结构正处于变迁时期,但谷类食物仍是能量的主要食物来源,蔬菜供应品种更加丰富,季节性差异明显缩小,居民蔬菜摄入量仍稳定在人均每日270g,与其他国家相比一直处于较好的水平。居民动物性食物摄入量增加,优质蛋白摄入量增加,碳水化合物摄入比例下降。城市居民摄入动物性食物蛋白的比例从1992年的28.4%增加到2015年的36.4%,碳水化合物比例从1992年的58.9%下降到2015年的50.7%。农村居民的膳食结构得到较大的改善,碳水化合物的供能比从1992年的

70.1%下降到 2015 年的 55.3%,动物性食物提供的蛋白质从 1992 年的 12.4%提高到 2015 年的 31.4%,城乡差距逐渐缩小。不同人群的研究显示,遵循平衡膳食原则,即维持植物性食物为主,多吃蔬菜水果、水产品和奶类,适量的肉禽蛋类,清淡少油膳食模式的人群,显示出获得了更好的健康收益,例如江南沿海一带地区。

(2)不同年龄段居民身高明显增加:我国儿童青少年生长发育水平持续改善。如图 3-2 所示,自 1982 年以来,6~17 岁男孩和女孩各年龄组身高均有增加,平均每 10 年身高增加 3cm。农村儿童身高增长幅度为男生 4cm、女生 3cm,大于城市儿童男生 3cm、女生 2cm 的身高增长幅度。17 岁农村男生平均身高从 1982 年 159.8cm 增加到 2017 年 170.3cm。成人平均身高继续增长,2015 年 18~44 岁男性平均身高为 169.7cm,比 2002 年增加了 2.2cm;18~44 岁女性平均身高从 2002 年的 156.4cm 增加至 2015 年的 158.0cm。

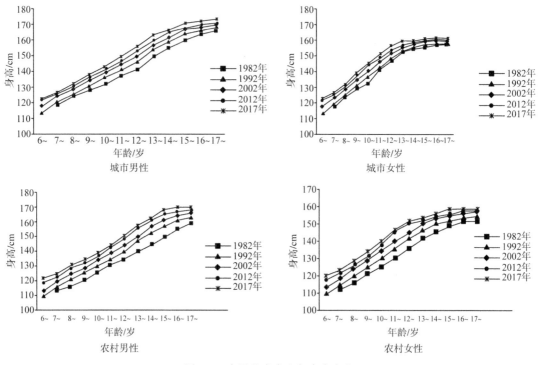

图 3-2　中国儿童青少年身高变化

(3)居民营养不足状况得到根本改善:儿童营养不良特别是农村地区儿童生长迟缓的问题一直是各级政府和家庭都关心的问题。目前,我国 5 岁以下儿童生长迟缓率为 4.8%、低体重率 1.9%,已实现 2020 年规划预设目标。此外,贫困地区青少年学生营养改善计划广泛实施,婴幼儿营养改善及老年营养健康试点项目效果显著,儿童、孕妇和老年人等重点人群营养水平明显提高。以贫血为例,成人、6~17 岁儿童青少年、孕妇的贫血率分别为 8.7%、6.1%和 13.6%,都有不同程度的下降。

2.居民生活方式发生改变,身体活动水平显著下降

近 20 年来,随着经济的快速发展及城市化进程的推进,居民生活方式发生较大变化,我

国居民总体身体活动量逐年下降。成年居民休闲、交通、家务和职业性身体活动（physical activity，PA）总量逐年下降。职业性身体活动量大幅下降，主动身体活动并未增加，使得2018年成年男性和女性日均能量消耗分别减少79.7kcal和64.7kcal。而静坐时间有所上升（见图3-3和图3-4），尤其是用手机和看电视的时间比原来多得多，平均每天闲暇屏幕时间为3h。在能量摄入不变的情况下，身体活动量下降是造成人群超重肥胖率持续增高的主要危险因素。

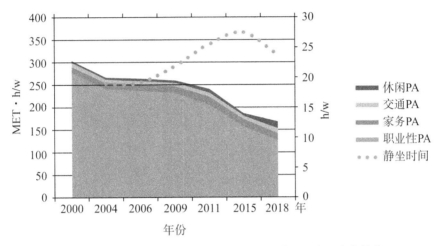

图3-3 2000—2018年中国成年男性居民身体活动水平变化趋势

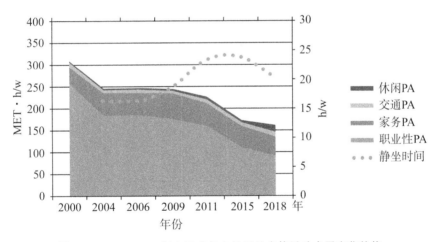

图3-4 2000—2018年中国成年女性居民身体活动水平变化趋势

3.超重肥胖及膳食相关慢性病问题日趋严重

随着社会经济的快速发展和居民生活方式的巨大改变，当前超重和肥胖的流行形势异常严峻，这一健康问题已呈全球化态势。按照我国超重和肥胖的身体质量指数（body mass index，BMI）分类标准，6岁以下和6~17岁儿童青少年超重率和肥胖率分别达到10.4%和19.0%，18岁及以上居民超重率和肥胖率分别为34.3%和16.4%，成年居民超重率或肥胖率已经超过50%。从肥胖的"性别差异"来看，超重和肥胖男性比女性更普遍，2018年，超重男性占比37.6%,女性占比33.2%;肥胖男性占比16.1%,女性占比14.9%(见图3-5)。预计到2030年,中国成年人超重肥胖率可达65.3%。

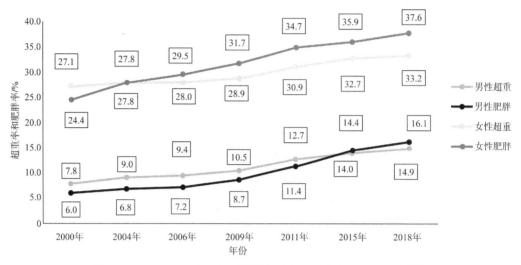

图3-5　2000—2018年中国不同性别成人超重率和肥胖率变化趋势

超重和肥胖是心血管疾病、糖尿病、高血压、癌症等重要的危险因素。全球疾病负担2017研究结果指出,2017年全国归因于高BMI的心血管疾病死亡人数为59.0万,13.5%的心血管疾病死亡归因于高BMI。《中国居民营养与慢性病状况报告(2020年)》显示,18岁及以上居民高血压患病率为27.5%,其中18~44岁、45~59岁和60岁及以上居民高血压患病率分别为13.3%、37.8%和59.2%;18岁及以上居民糖尿病患病率为11.9%,糖尿病前期检出率为35.2%;成人高脂血症的患病率约为35.6%,高尿酸血症的总体患病率约为13.3%。《中国心血管健康与疾病报告2022》显示,在我国城乡居民疾病死亡构成比中,心血管疾病占首位,2020年分别占农村、城市死因的48.0%和45.9%。这些慢性病与长期膳食不平衡和油盐摄入过多密切相关。

4.膳食不平衡是慢性病发生的主要危险因素

全球疾病负担研究显示,不合理的膳食是中国人疾病发生和死亡的主要因素,2017年中国居民有310万人的死亡可以归因于膳食不合理。1982—2012年中国成人膳食变迁与心血管代谢性疾病死亡率关系的研究结果显示,在过去几十年中,尽管中国的膳食在改善,但大部分人群的膳食质量仍不理想,高油高糖能量密度高、营养素密度低的食物摄入较多,蔬菜、水果、豆及豆制品摄入不足,主食精细化等。相当一部分中国人的心脏疾病、脑卒中和2型糖尿病死亡率与膳食因素有关。2012年中国成人由膳食质量不佳导致的心血管代谢性疾病的死亡率为20.8%,估计人数为151万。2012年,在中国成人所有膳食因素与估计的心血管代谢性死亡数量有关的归因中,比例最高的是钠摄入不足,占17.3%;水果摄入不足,占11.5%;水产类Ω-3脂肪酸摄入不足,占9.7%。

(1)高油高盐摄入仍普遍存在,含糖饮料消费逐年上升:2015年调查显示,家庭烹调用盐摄入量平均每人每天为9.3g,与1992年相比,人均烹调用盐量下降了4.6g/d,每10年平均下降2g/d,烹调用盐平均摄入量虽有所下降,但仍远超过世界卫生组织和中国居民膳食指南的建议标准。烹调用油的摄入量仍然较高,我国每标准人日烹调用油摄入量由1982年的18.2g上升至2015年的43.2g。1961年至2021年,我国人均植物油的消费量增长了7倍多,从只有1.1kg增长到8.9kg。

在外就餐成为普遍饮食行为,且伴随着数字经济发展,餐饮外卖也逐渐成为人们的日常生活方式。调查发现常购买的前十位菜肴多为油炸食物、动物类菜肴,对于长期以外卖和在外就餐为主的人群,存在油多、盐多、畜禽肉类太多及主食相对较少且过精等问题。

含糖饮料销售量逐年上升,城市人群游离糖摄入有42.1%来自含糖饮料和乳饮料。研究显示,高糖摄入会增加18种内分泌疾病、10种心血管疾病、7种癌症以及10种其他疾病(神经疾病、牙病、肝病和过敏等)的发病风险。儿童青少年含糖乳饮料和饮料消费率在30%和25%以上,明显高于成年人,应引起足够的注意。

(2)全谷物、深色蔬菜、水果、奶类、鱼虾类和大豆摄入不足:我国居民膳食结构以谷物为主,但谷物以精制米面为主,全谷物及杂粮摄入不足,只有20%左右的成人能达到日均50g以上,目前我国成年男性全谷物和杂豆的平均摄入量仅13.9g/d,成年女性仅14.6g/d。蔬菜以浅色蔬菜为主,深色蔬菜约占蔬菜总量的30%,未达到推荐的50%以上的水平。人均水果摄入量仍然较低,摄入量较高的城市人群仅为55.7g/d。与合理膳食要求相比,有较大差距。我国各类人群奶类及其制品平均摄入量一直处于较低的水平,中国城乡居民平均每人乳制品摄入量仅为25.9g/d,不到推荐量的1/10。奶类摄入不足是我国居民钙摄入不足比例较高的主要原因。鱼虾类平均摄入量为24.3g/d,多年来没有明显增加,不足1/3的成年人能够达到平均每天摄入鱼虾类40多克。大豆类食品是中国传统的健康食品,但目前消费水平低,消费量不足,约有40%的成人不常吃大豆类制品。

(3)饮酒行为较为普遍,一半以上的男性饮酒者过量饮酒:中国的酒文化源远流长,然而,随着饮酒的普及,过量饮酒问题也日益凸显。过量饮酒的定义是日均酒精摄入量超过15g,2015—2017年数据显示,我国男性和女性饮酒者过量饮酒量分别为56.8%和27.8%。2015年检测结果显示,我国成年男性居民饮酒率为64.5%,女性为23.1%。研究结果显示,饮酒量与多种疾病因素的死亡风险之间存在正相关的线性关系,而非U形,即每周每多喝100g,男性的全因死亡率将随之升高18%。

5.城乡发展不均衡,农村地区膳食结构亟待改善

我国是世界上率先完成减贫目标的国家,已基本解决"吃得饱"的问题,农村居民的低体重、消瘦等营养不足问题得到明显改善,城乡差距逐渐缩小。但是,我国城乡地区经济发展不平衡,膳食营养状况差异还比较明显。在1982—2012年的30年间,城乡居民禽畜肉类均呈现快速增长的趋势,2012年以后略有下降。农村居民植物性食物摄入量逐渐减少,动物性食物尤其畜肉逐渐增多,鱼虾类和禽肉类食物的消费比例低;蔬菜水果、全谷物、鱼类、奶制品等食物的摄入量仍明显低于城市居民,而油盐等摄入明显过量,由此造成整体维生素A、钙、n-3脂肪酸等营养素摄入量不足的问题较为突出,提示在农村地区食物多样化程度仍有待于进一步提高。

6.孕妇、婴幼儿和老年人的营养问题仍需特别关注

孕妇、婴幼儿、老年人的营养问题应得到特别的关注。调查显示,我国6月龄内婴儿纯母乳喂养率约为25.3%~61.4%,地区间差异较大,距离《国民营养计划(2017—2030)》中设定的2030年6月龄内纯母乳喂养率达到60%以上的目标还有一定差距;6~23月龄婴幼儿辅食喂养仍存在辅食添加种类单一、频次不足、最低可接受膳食合格率不理想的问题,且农村婴幼儿辅食喂养的合格率显著低于城市,总体可接受辅食添加率较低,2013年农村婴幼儿仅为15.7%;孕妇贫血率虽有明显改善,但2017年全国调查数据显示仍有13.6%的中国孕妇贫血,仍高达13.6%,孕期增重过高、钙铁缺乏也是孕期妇女需要关注的主要问题。

2020年全国人口普查显示,我国60岁及以上人口为2.64亿人,占18.7%,与2010年相比,占比上涨了5.44%,老龄化已经是不可回避的社会问题。近年来,老年人膳食和营养状况得到了明显改善,但由于消化系统功能减退、口腔问题增多、服药等因素,老年人面临更加严峻的营养不良风险。一方面,有一部分老年人存在能量或蛋白质摄入不足,调查显示,在1991—2018期间中国老年人的膳食蛋白质摄入量从63.3g/d下降到57.8g/d,远远低于中国营养学会推荐的摄入量,80岁以上高龄老年人低体重率为8.3%,贫血率达到10%,农村老年人营养不足问题更为突出。另一方面,由于膳食不平衡造成老年人肥胖以及营养相关慢性疾病问题严峻,老年人肥胖率为13.0%,高血压患病率为59.2%,糖尿病患病率近15%。

7.食物浪费问题严重,营养素养有待提高

近年来,我国实施了多项政策、法规、措施,降低食物损耗和浪费,如2021年4月通过并正式施行的《中华人民共和国反食品浪费法》。当前我国食物损耗和浪费问题普遍存在,2022年食物损耗浪费总量达4.6亿吨,造成的经济损失高达1.88万亿元,相当于农业总产值的22.3%。包括粮食、蔬菜、水果、肉蛋禽类等在内的食物损耗浪费主要体现在两个方面:一个是在生产、储存、运输、加工等环节中存在的损耗现象;二是消费环节浪费,主要存在于商业餐饮、公共食堂和家庭饮食三个领域。餐桌浪费严重,中国在2013—2015年间,我国城市餐饮业仅餐桌上食物浪费量就高达1700万~1800万吨,相当于3000万~5000万人一年的食物量。不健康的食物消费观和方式、精细化管理程度不够、缺乏节俭意识是造成餐饮浪费的主要原因。

营养素养是健康素养的重要组成部分,营养素是联结个体、食物和环境的桥梁,三者相互作用共同影响饮食行为和膳食营养的摄入,最终影响个体的健康与发展。2023年我国居民健康素养监测结果显示,城乡居民健康素养水平稳步提升,从2012年的8.8%上升到2022年的29.7%,提前实现了《健康中国行动(2019—2030年)》提出的"到2025年,达到25%"的目标。健康素养水平总体呈现城市居民高于农村居民,东部地区高于中部地区,中部地区高于西部地区。

中国居民膳食指南

膳食指南(dietary guideline,DG),也称膳食指导方针或膳食目标,是指根据食物生产供应及居民实际生活情况,将现有的膳食营养与健康的证据研究转化为以食物为基础的平衡膳食的指导性文件,旨在帮助人们做出科学的食物选择,合理搭配膳食,以维持和促进健康,预防和减少与营养相关疾病的发生。膳食指南作为科学共识和指导,可直接或间接地指导健康教育工作者、政策的制定者等开展相关工作;作为国家或地区发展食物生产及规划的依据,从而满足国家健康和食物生产策略,指导居民食物消费;作为公众营养健康信息传播之源,引导居民合理选择食物、促进健康。

《中国居民膳食指南(2022)》是根据营养学原理,紧密结合我国居民膳食消费和营养状况的实际情况制定的,用以指导广大居民实践平衡膳食、获得合理营养学的科学指导文件。其核心思想是"平衡膳食、合理营养、促进健康"。

为适应中国居民营养健康的需要,提高全民健康意识,帮助居民合理选择食物,减少营养不良和预防慢性疾病,我国于1989年首次发布了《中国居民膳食指南》,并于1997年、2007年、2016年进行了三次修订,均由中国营养学会完成,原卫生部、原国家卫生计生委发布。为保证《中国居民膳食指南》的时效性和科学性,使其真正契合不断发展变化的我国居民对营养健康的需求,中国营养学会决定每5年修订一次。在国家卫生健康委的指导下,经对近年来我国居民膳食结构和营养健康状况变化做充分调查,依据营养科学原理和最新科学证据,结合新冠疫情常态化防控和控制餐饮浪费等有关要求,形成《中国居民膳食指南研究报告(2021)》,并在此基础上推进《中国居民膳食指南(2022)》修订。《中国居民膳食指南(2022)》包括一般人群膳食指南、特定人群膳食指南、平衡膳食模式指南和膳食指南编写说明四个部分。同时还修订完成了中国居民膳食宝塔(2022)、中国居民平衡膳食餐盘(2022)和儿童膳食餐盘(2022)等可视化图形,指导大众在日常生活中进行具体实践。为方便百姓应用,还发布了《中国居民膳食指南(2022)》科普版,以帮助百姓做出有益健康的饮食选择和行为改变。

(一)一般人群膳食指南

一般人群膳食指南适合于2岁以上的健康人群。根据该人群的生理特点和营养需要,结合我国居民膳食结构特点,制定了8条指导准则,每条准则包括核心推荐、实践应用、科学依据、知识链接等内容,提供关于食物来源、食物类别和平衡膳食模式的详细建议,以达到合理营养、促进全民健康的目的。

准则一:食物多样,合理搭配

核心推荐:坚持以谷物为主的平衡膳食模式。每天的膳食应包括谷薯类、蔬菜水果、禽畜鱼蛋奶和豆类食物。平均每天摄入12种食物,每周25种以上,合理搭配。每天摄入谷类食物200~300g,其中包含全谷物和杂豆类50~150g、薯类50~100g。

膳食模式是指长时间形成的饮食组成方式,包括膳食中各种食物的品种、数量及其比例。良好的膳食模式是保障营养充足的条件。人类需要的基本食物包括五大类,即谷物、蔬菜和水果、禽畜鱼蛋奶、大豆类和坚果、油脂和盐,不同食物中含有的维持人体生命体征与健康所必需的能量和营养素不同。因此,从人体营养素需要和食物营养特征考虑,膳食模式必须是由多种食物组成的平衡膳食模式。

平衡膳食模式是根据营养科学原理、我国居民膳食营养素参考摄入量及科学研究成果设计而成的,指一段时间内,膳食组成中的食物种类和比例可以最大限度地满足不同年龄、不同能量水平的健康人群的营养需求和健康需求。不同食物中含有的营养素各有特色,才能满足个体的营养需求。合理膳食则是在平衡膳食的基础上,考虑到健康状况、地域资源、生活习惯、信仰等情况而调整的膳食,能较好地满足不同生理状况、不同信仰以及不同健康状况等某个阶段的营养与健康需求。

6月龄内婴儿纯母乳喂养,2岁以上健康人群采用平衡膳食模式,即是最好的合理膳食模式。

准则二:吃动平衡,健康体重

核心推荐:各年龄段人群都应天天进行身体活动,保持健康体重。食不过量,保持能量平衡。坚持日常身体活动,每周至少进行5天中等强度,累计150min以上身体活动;主动身体活动,最好每天6000步。鼓励适当进行高强度有氧运动,加强抗阻运动,每周2~3d。减少久坐时间,每小时起来动一动。

食物摄入量和身体活动量是能量平衡、维持健康的两个关键因素。长期能量摄入量大于能量消耗量可导致体重增加;反之则导致体重过轻或消瘦。体重过重和过轻都是不健康的表现,易患多种疾病,缩短寿命。我国健康成人的BMI应保持在$18.5\sim23.9kg/m^2$,65岁以上老年人的适宜体重和BMI应该略高($20\sim26.9kg/m^2$)。

准则三:多吃蔬菜、奶类、全谷物、大豆

核心推荐:蔬菜水果、全谷物和奶制品是平衡膳食的重要组成部分。餐餐有蔬菜,保证每天摄入不少于300g的新鲜蔬菜,深色蔬菜应占1/2。天天吃水果,保证每天摄入200~350g的新鲜水果,果汁不能代替鲜果。吃各种各样的奶制品,摄入量相当于每天300mL以上液态奶。经常吃全谷物、大豆制品,适量吃坚果。

蔬菜水果、全谷物、奶类、大豆及豆制品是平衡膳食的重要组成部分,坚果是平衡膳食的有益补充。蔬菜水果是维生素、矿物质、膳食纤维和植物化学物的重要来源,对提高膳食微量营养素和植物化学物的摄入量起到关键的作用。根据颜色深浅,蔬菜可分为深色蔬菜和浅色蔬菜。深色蔬菜指深绿色、红色、橘红色和紫红色蔬菜,具有营养优势,尤其是富含β-胡萝卜素,是膳食维生素A的主要来源,应注意多选择。挑选和购买蔬菜时要多变换,每天达到3~5种,夏天和秋天属于水果最丰盛的季节,不同的水果甜度和营养素含量有所不同,每天至少1~2种,首选应季水果。在一餐的食物中,首先保证蔬菜重量大约占1/2,这样才能满足一天"量"的目标。推荐每天吃全谷物食物50~150g,相当于一天谷物摄入量的1/4~1/3。

准则四:适量吃鱼、禽、蛋类、瘦肉

核心推荐:鱼、禽、蛋类和瘦肉摄入量要适量,平均每天120~200g。每周最好吃鱼2次或300~500g,蛋类300~350g,禽畜肉300~500g。少吃深加工肉制品。鸡蛋营养丰富,吃鸡蛋不弃蛋黄。优先选择鱼,少吃肥肉、烟熏和腌制肉制品。

鱼、禽、蛋和瘦肉均属于动物性食物,富含优质蛋白、脂类、脂溶性维生素、B族维生素和矿物质等,是平衡膳食的重要组成部分。该类食物蛋白质的含量普遍较高,其氨基酸组成更适合人体需要,利用率高,但有些含有较多的饱和脂肪酸和胆固醇,摄入过多可增加肥胖和心血管疾病等发病风险。

如何把好适量的关? 首先控制总量,分散食用,应将这些食物分散在每天的各餐中,避免集中食用,最好每餐有肉,每天有蛋。食谱定量设计,能有效控制动物性食物的摄入量;其次烹调时做到小分量,量化有数;最后在外就餐时,减少肉类摄入。同时,建议每月可食用动物内脏食物2~3次,且每次不要过多。

准则五:少盐少油,控糖限酒

核心推荐:培养清淡饮食习惯,少吃高盐和油炸食品。成年人每天摄入食盐不超过5g,烹调油25~30g。控制添加糖的摄入量,每天不超过50g,最好控制在25g以下。反式脂肪酸每天摄入量不超过2g。不喝或少喝含糖饮料。儿童青少年、孕妇、哺乳期妇女以及慢性病患者不应饮酒。成人如饮酒,一天饮用的酒精不超过15g。

食盐是食物烹饪或食品加工的主要调味品,除高水碘地区外,所有地区都应推荐食用碘盐,尤其有儿童少年、孕妇、哺乳期妇女的家庭,更应食用碘盐,预防碘缺乏。我国居民的饮食习惯中食盐摄入量较高,这会导致高血压、脑卒中、胃癌和全因死亡风险增加,因此要降低食盐摄入,培养清淡口味,逐渐做到烹饪时量化用盐。注意隐性盐(钠)问题,如鸡精、味精、蚝油等调味料含钠量较高,少吃高盐(钠)食品。烹调油包括动物油和植物油,是人体必需脂肪酸和维生素E的重要来源。不同食用油的脂肪酸组成差异很大,家里采购食用油时注意常换品种。目前我国居民烹调油摄入量较多。过多烹调油摄入会增加脂肪摄入,导致膳食中脂肪的功能比超出适宜范围。动物油脂富含饱和脂肪酸,应特别注意限制加工零食和油炸香脆食品摄入。日常饱和脂肪酸的摄入量应控制在总脂肪摄入量的10%以下。任何形式的酒精对人体健康都无益处。特定职业或特殊状况人群应控制饮酒,例如驾车、操纵机器或从事其他需要注意力集中、技巧的工种,对酒精过敏者,正在服用可能会与酒精产生作用的药物者,患有某些疾病(如高甘油三酯血症、胰腺炎、肝脏疾病等)者,血尿酸过高者。尽量做到少喝或不喝含糖饮料,更不能用饮料替代饮用水。

准则六:规律进餐,足量饮水

核心推荐:合理安排一日三餐,定时定量,不漏餐,每天吃早餐。规律进餐、饮食适度,不暴饮暴食、不偏食挑食、不过度节食。足量饮水,少量多次。在温和气候条件下,低身体活动水平成年男性每天喝水1700mL,成年女性每天喝水1500mL。推荐喝白水或茶水,少喝或不喝含糖饮料,不用饮料代替白水。

规律进餐是实现平衡膳食、合理营养的前提。一日三餐、定时定量、饮食有度,是健康生活方式的重要组成部分,不仅可以保障营养素全面、充足摄入,还有益于健康。饮食不规律、暴饮暴食、不合理节食等不健康的饮食行为会影响机体健康。应规律进餐,每天吃早餐。合理安排一日三餐,两餐的间隔以4~6h为宜。早餐安排在6:30—8:30,午餐11:30—13:30,晚餐18:00—20:00为宜。学龄前儿童除了保证每日三次正餐外,还应安排两次零点。用餐时间不宜过短,也不宜太长。建议早餐用餐时间为15~20min,午餐、晚餐用餐时间为20~30min。早餐提供的能量应占全天总能量的25%~30%,午餐占30%~40%,晚餐占30%~35%。

水是构成人体成分的重要物质并发挥着重要的生理功能。水的摄入和排出要平衡,以维持适宜的水合状态和正常的生理功能。足量饮水是身体健康的基本保障,有助于维持身体活动和认知能力。可根据口渴、排尿次数、尿液量和颜色来判断机体的水合状态。应主动喝水、少量多次。可以在一天的任意时间喝水,每次1杯,每杯约200mL。可早、晚各饮一杯水,其他时间里每1~2h喝一杯水。建议饮水的适宜温度为10~40℃。

准则七:会烹会选,会看标签

核心推荐:在生命的各个阶段都应做好健康膳食规划。认识食物,选择新鲜的、营养密度高的食物。学会阅读食品标签,合理选择预包装食品。学习烹饪、传承传统饮食,享受食物天然美味。在外就餐,不忘适量与平衡。

食物是人类获取营养、赖以生存和发展的物质基础,认识并会挑选食物,满足营养需求。在生命的各个阶段都应做好健康饮食规划,保障营养素供应的充足性,满足个人和家庭对健康美好生活的追求。不同类别食物中含有的营养素及有益成分的种类和数量不同,每人或每个家庭均应有每天的膳食计划和规划,按需选购设备,按类挑选优质蛋白来源和营养密度高的食物。烹调是膳食计划的重要组成部分,学习烹调,做好一日三餐,既可最大化地保留食物营养价值、控制食品安全风险,又可享尽食物天然风味,实践平衡膳食。

加工食物在膳食中的比例日渐增大,学会读懂预包装食品标签和营养标签,了解原料组成、能量和核心营养成分含量水平,慎选高盐、高糖、高油食品,做出健康、聪明的选择。对于外卖食品或在外就餐的菜品选择,应根据就餐人数确定适宜分量,做到荤素搭配,并主动提出健康诉求。

准则八:公筷分餐,杜绝浪费

核心推荐:选择新鲜卫生的食物,不食用野生动物。食物制备生熟分开,熟食二次加热要热透。讲究卫生,从分餐公筷做起。珍惜食物,按需备餐,提倡分餐不浪费。做可持续食物系统发展的践行者。

加强饮食卫生安全,是通过饮食能够得到足够的营养、增强体质、防止食物中毒和其他食源性疾病事件发生所采取的重要措施,与现代化文明同步伴随。勤俭节约是中华民族的文化传统,食物资源宝贵,来之不易,但食物浪费仍存在各个环节。人人都应该尊重食物、珍惜食物、在家在外按需备餐和小分量、不铺张浪费。

选择本地、当季食物,保证新鲜卫生,也是节能、低碳、环保的重要措施。预包装食品可以通过看食品标签上的生产日期了解食物的新鲜程度;当无法获得生产日期等信息时,判断食物是否新鲜,可以用看、触、闻等手段通过食物的外观、色泽、气味等感官指标加以辨别。在食物清洗、切配、储藏的整个过程中,生熟都应分开。在冰箱存放生熟食品时,应分格摆放。隔顿、隔夜的剩饭在食用前须彻底再加热,以杀灭储存时增殖的微生物。

(二)特定人群膳食指南

特定人群膳食指南共包括9个类别,分别是备孕和孕期妇女、哺乳期妇女、0~6月龄婴儿、7~24月龄婴幼儿、学龄前儿童、学龄儿童、一般老年人、高龄老年人、素食人群。对于2岁以上的特定人群,是在一般人群膳食指南的基础上,结合该人群生理和营养需要的特殊性给予补充说明。因此,对此部分人群进行膳食指导时,应注意结合一般人群膳食指南和特定人群膳食指南两部分的内容进行。

(三)平衡膳食模式与应用

平衡膳食(balanced diet)也称合理膳食(rational diet),在营养学上是指通过膳食提供人体种类齐全、数量充足、比例合适的能量和各种营养素,并与机体的需要保持平衡。合理营养是健康的物质基础,而平衡膳食又是合理营养的根本途径。获得平衡膳食是制定膳食营养素供给量标准的基本原则,也是研究人类营养学以达到提高全民健康水平的最终目的。

在设计平衡膳食时必须根据各类人群膳食营养素参考摄入量,并考虑营养素差异、营养素加工烹调时的稳定性、食物供给情况及消费水平,合理地调配一日三餐中各类食物的种类和数量。需要满足以下基本要求。

(1)满足机体所需要的能量和各种营养素。摄取的食物应供给足够的营养素和热量,以保证机体活动和劳动所需的能量,保证机体生长发育、修复组织、维持和调节体内的各种生理活动,提高机体的抵抗力和免疫功能,适应各种环境和条件下的机体需要。其供给量以能达到膳食营养素参考摄入量标准为宜。

(2)各种营养素之间的比例合适。膳食中的营养素种类、数量、质量及相互间的配比都必须适合人体不同生理状况的实际需要。膳食中的产能营养素,即碳水化合物、脂肪和蛋白质之间比例适宜。65岁以下成人膳食中碳水化合物、脂肪和蛋白质所提供的能量范围应分别为总能量的50%~65%、20%~30%和10%~20%;65岁及以上老年人膳食中碳水化合物、脂肪和蛋白质所提供的能量范围分别为50%~65%、20%~30%和15%~20%。婴幼儿时期的食物以液态为主,为满足其快速生长的能量需要,膳食脂肪供能比相应较高,4岁以后脂肪的供能比与成人相同,不宜超过总能量的30%。膳食蛋白质中必需氨基酸种类齐全,达到氨基酸总量的40%;饱和脂肪酸、单不饱和脂肪酸、多不饱和脂肪酸比例恰当;不同种类的维生素、矿物质之间的比例平衡;保证一定量的膳食纤维摄入量。

(3)食物对人体无害,保证安全。食物不应含有对人造成危害的种有害因素,食品中的微生物、有毒成分、化学物质、农药残留、食品添加剂、真菌及其毒素等应符合我国食品卫生国家标准的规定。

（4）合理的加工与烹饪。食物的加工与烹调应尽量减少营养素的损失并保持良好的感官性状，力求达到色、香、味、养齐全，促进食欲、提高消化吸收率。

（5）建立合理的用膳制度及良好的饮食习惯。膳食制度包括进餐次数、时间间隔和膳食分配。根据不同人群的生理需求和生活、学习、劳动性质安排合理的膳食制度和良好的进餐环境，有助于食物的消化吸收。我国人民一般习惯一日三餐，学龄前及学龄儿童实行三餐一点制，并养成不挑食、不偏食、不暴饮暴食的良好饮食习惯，使摄入的食物能够充分被消化吸收和利用。

（四）中国居民膳食宝塔

为便于人们理解和应用《中国居民膳食指南》的核心内容，配套有中国居民膳食宝塔、中国居民平衡膳食餐盘和中国儿童平衡膳食算盘等图示。这些工具将平衡膳食的主旨思想和食物组成结构转化成更为直观的图形，方便人们在日常生活中贯彻执行。

中国居民平衡膳食宝塔（Chinese Food Guide Pagoda，以下简称"宝塔"）是根据《中国居民膳食指南（2022）》的准则和核心推荐，把平衡膳食原则转化为各类食物的数量和所占比例的宝塔图像化表示。

1.宝塔结构

宝塔共分5层，各层面积大小体现了5大类食物（谷薯类、蔬菜水果、畜禽鱼蛋奶类、大豆和坚果类以及烹调用油盐）食物量的多少。食物量根据不同能量需要水平设计，宝塔旁边的文字注释标明了在1600~2400kcal能量需要水平时，一段时间内健康成人每人每天各类食物摄入的建议值范围。

第一层谷薯类食物：谷薯类是膳食能量的主要来源（碳水化合物提供总能量的50%~65%），也是多种微量营养素和膳食纤维的良好来源。膳食指南中推荐2岁以上健康人群的膳食应做到食物多样、合理搭配。谷类为主是合理膳食的重要特征。在1600~2400kcal能量需要量水平下的一段时间内，建议成年人每人每天摄入谷类200~300g，其中包含全谷物和杂豆类50~150g；另外，薯类50~100g，从能量角度来看，相当于15~35g大米。谷类、薯类和杂豆类是碳水化合物的主要来源。谷类包括小麦、稻米、玉米、高粱等及其制品，如米饭、馒头、烙饼、面包、饼干、麦片等。全谷物保留了天然谷物的全部成分，是理想膳食模式的重要组成，也是膳食纤维和其他营养素的来源。杂豆包括大豆以外的其他干豆类，如红小豆、绿豆、芸豆、荞麦等，现代加工产品有燕麦片等，因此把杂豆与全谷物归为一类。2岁以上人群都应保证全谷物的摄入量，以此获得更多营养素、膳食纤维和健康益处。薯类包括马铃薯、红薯等，可替代部分主食。

第二层蔬菜水果：蔬菜水果是膳食指南中鼓励多摄入的两类食物。在1600~2400kcal能量需要量水平下，鼓励成年人每天蔬菜摄入量至少达到300g，水果200~350g。蔬菜和水果都是膳食纤维、微量营养素和植物化学物的良好来源。蔬菜包括嫩茎、叶、花菜类、根菜类、鲜豆类、茄果瓜菜类、葱蒜类、菌藻类及水生蔬菜类等。深色蔬菜一般富含维生素、植物化学物和膳食纤维，推荐每天占总蔬菜摄入量的1/2以上。水果多种多样，包括仁果、浆果、核果、柑橘类、瓜果及热带水果等。推荐吃新鲜水果，在鲜果供应不足时可选择一些含糖量低的干果制品和纯果汁。

第三层鱼、禽、肉、蛋等动物性食物：鱼、禽、肉、蛋等动物性食物是指膳食指南推荐适量食用的食物。在1600~2400kcal能量需要量水平下，推荐每天鱼、禽、肉、蛋摄入量共计120~200g。新鲜的动物性食物是优质蛋白质、脂肪和脂溶性维生素的良好来源，建议每天禽畜肉的摄入量为40~75g，少吃加工类肉制品。目前我国汉族居民的肉类摄入主要以猪肉为主，且增长趋势明显。猪肉含脂肪较高，应尽量选择瘦肉或禽肉。常见的水产品包括鱼、虾、蟹和贝类，此类食物富含优质蛋白质、脂类、维生素和矿物质，推荐每天摄入量为40~75g，有条件可以优先选择。蛋类包括鸡蛋、鸭蛋、鹅蛋、鹌鹑蛋、鸽子蛋及其加工制品，蛋类的营养价值较高，推荐每天1个鸡蛋（相当于50g左右），吃鸡蛋不能丢弃蛋黄，蛋黄含有丰富的营养成分，如胆碱、卵磷脂、胆固醇、维生素A、叶黄素、锌、B族维生素等，无论对多大年龄人群都具有健康益处。

第四层奶类、大豆和坚果：奶类和豆类是鼓励多摄入的食物。奶类、大豆和坚果是蛋白质和钙的良好来源，营养密度高。在1600~2400kcal的能量需要量水平下，推荐每天应摄入至少相当于300g的奶及奶制品。在全球奶制品消费中，我国居民摄入量一直很低，多吃各种各样的乳制品，有利于提高乳类摄入量。大豆包括黄豆、黑豆、青豆，其常见的制品如豆腐、豆浆、豆腐干及千张等。坚果包括花生、葵瓜子、核桃、杏仁、榛子等，部分坚果的营养价值与大豆相似，富含必需脂肪酸和必需氨基酸。推荐大豆和坚果摄入量25~35g，其他豆制品摄入量需按蛋白质含量与大豆进行折算。坚果无论作为菜肴还是零食，都是食物多样化的良好选择，建议每周摄入70g左右（相当于每天10g左右）。

第五层烹调油和盐：油盐作为烹饪调料必不可少，但建议尽量少用。推荐成年人平均每天烹调油不超过25~30g，食盐摄入量不超过5g。按照DRIs的建议，1~3岁人群膳食脂肪供能比应占膳食总量35%；4岁以上人群占20%~30%。在1600~2400kcal能量需要水平下脂肪的摄入量为36~80g。其他食物中也含有脂肪，在满足平衡膳食模式中其他食物建议量的前提下，烹调油需要限量。按照25~30g计算，烹调油提供10%左右的膳食能量。烹调油包括各种动植物油，植物油如花生油、大豆油、菜籽油、葵花籽油等，动物油如猪油、牛油、黄油等。烹调油也要多样化，应经常更换种类，以满足人体对各种脂肪酸的需要。我国居民食盐用量普遍较高，盐与高血压关系密切，限制食盐摄入量是我国长期行动目标。除了少用食盐外，也需要控制隐形高盐食品的摄入量。酒和添加糖不是膳食的基本组成食物，烹调使用和单独食用时也都应尽量避免。

2.身体活动和饮水

身体活动和水的图示仍包含在可视化图形中，强调增加身体活动和足量饮水的重要性。水是膳食的重要组成部分，是一切生命活动必需的物质，其需要量主要受年龄、身体活动、环境温度等因素的影响。低身体活动水平的成人每天至少饮水1500~1700ml(7~8杯)。在高温或高身体活动水平的条件下,应适当增加饮水量。饮水过少或过多都会给人体健康带来危害。来自食物中的水分和膳食汤水大约各占1/2,推荐一天中饮水和整体膳食(包括食物中的水、汤、粥、奶等)水摄入共计2700~3000mL。

身体活动是能量平衡和保持身体健康的重要手段。运动或身体活动能有效地消耗能量,保持神经和机体代谢的活跃性。鼓励群众养成天天运动的习惯,坚持每天多做一些消耗能量的活动。推荐成人每天进行至少相当于快步走6000步的身体活动,每周最好进行150min中等强度的运动,如骑车、跑步、庭院或农田的劳动等。一般而言,低身体活动水平的能量消耗通常占总能量消耗的1/3左右,而高身体活动水平则高达1/2。加强和保持能量平衡,需要通过不断摸索,关注体重变化,找到食物摄入量和运动消耗量之间的平衡点。

3."宝塔"建议的食物量

膳食宝塔建议的各类食物摄入量一般是指食物可食部分的生重。各类食物的重量不是指某一种具体食物的重量,而不是一类食物的重量,因此在选择具体食物时,实际重量可以在互换表中查询。膳食宝塔中所标示的各类食物的建议量的下限为能量水平1600kcal的建议量,上限为能量水平2400kcal的建议量。

4.中国居民平衡膳食宝塔的应用

(1)确定适合自己的能量水平的食物需要。"宝塔"建议的每人每日各类食物适宜摄入量适用于一般健康人群,应用时要根据个人年龄、性别、身高、体重、劳动强度、季节等适当调整。年轻人、劳动强度大的能量需要高,应适当多吃主食;年老、活动少的能量需要少,可少食主食。对于正常成人,体重是判断能量平衡的最好指标,每个人应根据自身的体重变化调整食物的摄入,主动调整含能量较多的食物。

(2)同类互换,调整丰富多彩的膳食。人们吃多种多样的食物不仅为了获得均衡营养,也是为了饮食更加丰富多彩满足口味享受。应用平衡膳食宝塔应当把营养与美味结合起来,按照同类互换、多种多样的原则调配一日三餐。每一类食物都有许多品种,同类膳食互换就是以粮换粮、以豆换豆、以肉换肉,如大米可与面粉或杂粮互换;牛奶可与羊奶、酸奶互换。多种多样就是选用品种、形态、颜色、口感等多样的食物,变换烹调方法。

(3)根据能量水平确定食物需要。膳食宝塔中建议的食物量是一个平均值,每日膳食中应尽量包含各类食物,但无须每日都严格按照建议量来进食。只要在一段时间内各类食物的平均摄入量符合膳食宝塔的建议量即可。

(4)因地制宜充分利用当地资源。由于各地的饮食习惯及物产不尽相同,只有因地制宜充分利用当地资源才能有效地应用平衡膳食宝塔。如牧区奶类资源丰富,可适当提高奶类摄取量;渔区可适当提高鱼及其他水产品摄取量;农村山区则可多利用山羊奶及花生、瓜子、核桃等资源。在某些情况下,由于地域、经济或物产所限无法采用同类互换时,也可以暂用豆类替代奶类、肉类,或用蛋类替代鱼、肉。

(5)养成习惯,长期坚持。膳食对健康的影响是长期的结果。应用平衡膳食宝塔需要自幼养成习惯，并坚持不懈，才能充分体现其对健康的作用。

(五)中国居民平衡膳食餐盘

中国居民平衡膳食餐盘(food guide plate)是指按照平衡膳食原则，用餐盘的形式展示了一个人一餐中膳食的食物组成和大致比例，是一餐食物基本构成的描述。餐盘分4部分，分别是谷薯类、动物性食物、富含蛋白质的大豆及其制品、蔬菜和水果，餐盘旁的一杯牛奶提示其重要性。2岁以上人群都可参照此结构计划膳食，即便是对素食者而言，也很容易将肉类替换为豆类，以获得充足的蛋白质。

与膳食平衡宝塔相比，平衡膳食餐盘更加简明直观，一餐膳食的食物组合搭配轮廓清晰明了。餐盘采用传统文化中的基本符号表达阴阳形态和万物演化过程中的最基本平衡，一方面，更易记忆和理解；另一方面，也预示着一生中天天饮食，错综复杂，此消彼长，相辅相成的健康生成自然之理。

知识链接

科学认识胆固醇

胆固醇属于类脂，具有环戊烷多氢菲的基本结构。人体各组织中皆含有胆固醇，在细胞内除线粒体及内质网膜中含量较少外，它是许多生物膜的重要组成部分。胆固醇是体内合成维生素D_3及胆汁酸的前体，维生素D_3参与调节钙磷代谢，胆汁酸能乳化脂类使之与消化酶混合，是脂类和脂溶性维生素消化与吸收的必需条件。胆固醇在体内还可以转变为多种激素，包括影响蛋白质、糖和脂类代谢的皮质醇，与水和电解质在体内代谢有关的醛固酮，以及性激素睾酮和雌二醇。

血脂是血中所含脂质的总称，其中包括胆固醇。血脂异常引起动脉粥样硬化的机制是目前研究热点。现有研究结果证实，高胆固醇血症最主要的危害是易引起冠心病、脑卒中及其他动脉粥样硬化性疾病。人体内的胆固醇主要有两个来源：一是内源性，主要是由肝脏利用醋酸及其前提合成，人体内每天合成的胆固醇约1.0~1.2g，是人体内胆固醇的主要来源；二是外源性的，即机体通过食物摄取胆固醇，经膳食摄取的胆固醇仅占体内合成胆固醇的1/7~1/3。

膳食胆固醇的吸收及其对血脂的影响因遗传和代谢状态不同而存在较大的个体差异。部分人胆固醇摄入量高时还反馈抑制自身胆固醇的合成。近年研究表明，人体自身脂代谢对血中胆固醇的影响远大于膳食中胆固醇摄入的影响，另外，脂肪酸的性质对胆固醇合成速率和血中脂质水平的影响更明显。对日本居民进行的3项研究显示，胆固醇摄入量与脑卒中(脑出血)没有关联。2011年，关于膳食胆固醇与冠心病关系的4项前瞻性队列研究的系统综述结果显示，即使胆固醇摄入量达768mg/d，也未发现胆固醇摄入量与冠心病和死亡风险有关。《中国居民膳食营养素参考摄入量(2013版)》删除了对膳食胆固醇的上限值(2000年版中胆固醇上限值是300mg/d),但这并不意味着对胆固醇的摄入量毫无节制。血液胆固醇与心血管疾病关系是确凿的,对患慢性病、血脂偏高或有家族史的高危人群,仍需注意控制膳食胆固醇摄入量。

三 其他国家居民膳食指南

从全球96个国家(地区)获得可用的膳食指南可知,世界上绝大部分国家推荐摄入新鲜多样的蔬菜水果、适量摄入鱼、禽、蛋、肉等动物性食物,限制油脂、盐、糖和酒精等摄入,并鼓励大量饮水。

(一)推荐主要食物

对于谷薯类以及全谷物摄入,尽管膳食指南普遍推荐摄入足量的谷薯类食物,但仅有少部分国家上升到全谷物这一层面。

关于蔬菜和水果,大多数具有推荐摄入量的国家建议每天摄入超过300g,并建议尽可能选择新鲜的、颜色多样的蔬菜和水果。此外,肯尼亚、巴拿马、墨西哥和牙买加等国倡导大量食用蔬菜和水果,但没有给出具体建议。

对于坚果而言,虽然大多数膳食指南提及了坚果,但仅有中国、荷兰等7个国家给出了具体的推荐摄入量,美国、新西兰等6个国家将坚果和其他食物归为一组进行推荐。坚果富含不饱和脂肪酸和蛋白质等营养物质,在这些国家中,有10个国家从蛋白质这一营养成分对坚果进行推荐。

关于鱼、禽、蛋、肉等动物性食物,大多数国家将它们归为一个食物组进行推荐,只有6个国家单独对畜禽肉进行推荐,并建议每日不超过90g;只有10个国家单独对鸡蛋进行推荐,大多数国家建议每周摄入3个左右;只有12个国家单独对鱼进行推荐,几乎都推荐每周摄入量低于300g。尽管将多种动物性食物归为一组一起推荐增加了食物的可选择性,但也可能因食物偏好等导致一些居民大量摄入食物中的某种食物,反而减少摄入食物的多样性。

对于奶及奶制品而言,共有20个国家或地区给出了具体推荐值,而属于亚洲的国家或地区共有7个,其中孟加拉国推荐每人每天至少摄入150mL牛奶,推荐摄入量为最少;中国香港推荐男性每天摄入480mL,女性240~480mL,推荐摄入量为最多。但亚洲国家的奶及奶制品推荐摄入量仍普遍低于欧美和大洋洲国家。此外,在这些有具体建议的国家,多数建议选择低脂或脱脂的奶及奶制品。

(二)需减少/限制的食物

对于油、盐、添加糖等食物,膳食指南普遍限制它们的摄入。孟加拉国、西班牙等16个国家推荐盐每日摄入不超过5g。中国、意大利、英国等11个国家推荐盐每日摄入不超过6g。

美国、黎巴嫩、巴巴多斯、加拿大推荐每日钠摄入不超过2300mg（其中美国和黎巴嫩的特定人群为1500mg）。日本是推荐值最高的国家，男性每日不超过8g，女性每日不超过7g。

对于油脂而言，共有8个国家和1个地区明确规定油的摄入，中国、孟加拉国建议每日摄入不超过30g，而美国、阿尔巴尼亚、印度等国家限制摄入饱和脂肪和反式脂肪。并且大多数膳食指南都建议选用更为健康的油，用植物油来替代固体脂肪。

至于添加糖的摄入，大部分国家和地区（78个）提出应该减少添加糖的摄入量和少吃含糖食物，但只有少数国家和地区明确确定添加糖的限制摄入量。

膳食指南同样建议限制酒精的摄入，一些国家，如中国和美国等，建议避免饮酒，如果饮酒也要保证适量。但是在一些地中海国家如西班牙，考虑到红酒对心血管的保护作用，提出适量饮酒是有益的。与酒相比，膳食指南对水的推荐就没有太多的争议，各国普遍建议每日饮用大量的水，一些国家，如加拿大等，甚至提倡将水作为饮品的首要选择。

（三）身体活动建议

除了推荐健康饮食，膳食指南还有关于每日运动的建议。大多数国家推荐每天至少锻炼30min或每周锻炼150min。一些国家如南非还认为每次运动不少于10min。严格来说，运动并不是一种饮食建议，但其对人体能量平衡起着重要的作用。当饮食摄入与运动消耗达到平衡时，有助于体重的维持。因此，大多数国家的膳食指南一直强调日常锻炼。

综上所述，虽然不同国家由于地理环境和传统文化的不同而有不同的饮食建议，但是大多数国家的营养要点是相似的。

（祝鑫红）

第三节　食品标签和食品营养标签

为了帮助消费者更科学、更健康地选购食品，政府对所有预包装食品的食品标签和营养标签进行了规定和监管。这里的预包装食品指预先定量包装或者制作在包装材料和容器中的食品，包括预先定量包装及预先定量制作在包装材料和容器中且在一定限量范围内具有统一的质量或体积标识的食品。从预包装食品术语可知，预包装食品应具备两个必要条件：①食品在消费者购买时要包装完好；②完好的包装上要有统一的质量或体积标示，也就是食品的外包装上必须有净含量。食品标签是指食品包装上的文字、图形、符号及一切说明物，是消费者获得所购食品相关信息最简单、最重要的途径，消费者可以借助食品标签来选购食品。消费者通过观察标签的内容，可以了解食品名称，了解其内容物是什么，是由什么原料和辅料制成的，以及生产厂家和质量情况等，特别是通过成分表或配料表可以识别食品的内在质量及特殊质量。

一 食品标签

《食品安全国家标准预包装食品标签通则》(GB 7718—2011)规定了预包装食品标签的通用性要求,其他食品安全国家标准有特殊规定的,应同时执行预包装食品标签的通用性要求。

1.基本要求

不得标示违背营养科学常识的内容;应真实、准确,不得以虚假、夸大、使消费者误解或被误导的欺骗性的文字、图形等方式介绍食品;不应标注或暗示其预防、治疗疾病作用,非保健食品不得明示或暗示具有保健作用。

2.标示内容

直接向消费者提供的预包装食品,其标签标示包括食品名称、配料表、净含量和规格、生产者和(或)经销者的名称和地址及联系方式、生产日期和保质期、贮存条件、食品生产许可证编号、产品标准代号及其他需要标示的内容。应在食品标签的醒目位置清晰地标示反映食品真实属性的专用名称。配料是指在制造或加工食品时使用的,并存在于产品中的任何成分物质(包括改性的形式存在),包括食品添加剂。预包装食品的标签上应标示配料表,配料表中的各种配料应标示具体名称,食品添加剂应标示其在《食品安全国家标准 食品添加剂使用标准》(GB 2760—2014)中的通用名称。食品营养强化剂应按照《食品安全国家标准 食品营养强化剂使用标准》(GB 14880—2012)或原卫生部公告中的名称提示。如果在食品标签或说明书上强调含有某种或多种价值、有特性的配料或成分,应同时标示其添加量或在成品中的含量;如果在食品标签上标示某种或多种配料或成分含量较低或无时,应同时强调其在终产品中的含量。特殊膳食类食品和专供婴幼儿的主辅类食品,应当标示主要营养成分及其含量,标示方式按照《食品安全国家标准 预包装特殊膳食用食品标签通则》(GB 13432—2013)执行,其他预包装食品标示营养标签,标示方式参照相关法规标准执行。

二 食品营养标签

食品营养标签是预包装食品标签的一部分,包括营养成分表、营养声称和营养成分功能声称;是预包装食品标签上向消费者提供食品营养信息和特性的说明,也是消费者直观了解食品营养组分、特征的有效方式。全国居民营养调查结果,我国居民存在营养不足和营养过剩并存的问题,特别是脂肪、钠(食盐)、胆固醇的摄入较高,是引发慢性病的主要因素。通过实施营养标签标准,要求预包装食品必须标示营养标签内容,一是有利于宣传普及食品营养知识,指导公众科学选择膳食;二是有利于促进消费者合理平衡膳食和身体健康;三是有利于规范企业正确标示营养标签,科学宣传有关营养知识,促进食品产业健康发展。

(一)营养成分表

营养成分表是标有食品营养成分名称、含量和占中国食品标签营养素参考值(NRV)百分比的规范性表格。所有预包装食品(豁免产品除外)都必须标示能量和蛋白质、脂肪、碳水化合物、钠4种核心营养素,即通常所说的"1+4"。营养成分表除了必须标示"1+4",还可标示其他营养成分。当标示其他成分时,应采取适当形式(如加粗字体、选择黑体、加大字号等方式)使能量和核心营养素的标示更加醒目。

营养成分表的第一列为名称,第二列为含量。含量应以每100克(g)和(或)每100毫升(mL)和(或)每份食品可食部分中的具体数值来标示。当用份标示时,应标明每份食品的含量。

营养成分表的最后一列为"占NRV的百分比",其中NRV是专用于食品标签的、比较食品营养成分含量多少的参考标准,基于2000kcal膳食的营养素参考水平制定。能量和32种营养成分的NRV参考值如表3-1所示。"占NRV的百分比"这一信息可帮助消费者大致了解该食品中营养素与膳食所需营养素的适配情况,如蛋白质的营养素参考值为11%,表示每食用该食品100g,获取了一天蛋白质需求量的11%;钠的营养素参考值为110%,表示食用该食品100g,获取一天钠需求量的110%,即一天不食用其他食品,只食用这一种食品100g,钠的摄入量就已经超标。NRV仅适用于预包装食品营养标签的标示,但4岁以下的儿童食品和专用于孕妇的食品除外。

表3-1　营养素参考值(NRV)

营养成分	NRV	营养成分	NRV
能量[a]	8400.0kJ	叶酸	400.0μg DFE
蛋白质	60.0g	泛酸	5.0mg
脂肪	≤60.0g	生物素	30.0μg
饱和脂肪酸	≤20.0g	胆碱	450.0mg
胆固醇	≤300.0mg	钙	800.0mg
碳水化合物	300.0g	磷	700.0mg
膳食纤维	25.0g	钾	2000.0mg
维生素A	800.0μg RE	钠	2000.0mg
维生素D	5.0μg	镁	300.0mg
维生素E	14.0mg α-TE	铁	15.0mg
维生素K	80.0μg	锌	15.0mg
维生素B$_1$	1.4mg	碘	150.0μg
维生素B$_2$	1.4mg	硒	50.0μg
维生素B$_6$	1.4mg	铜	1.5mg
维生素B$_{12}$	2.4μg	氟	1.0mg
维生素C	100.0mg	锰	3.0mg
烟酸	14.0mg		

注:[a]能量相当于2000kcal;蛋白质、脂肪、碳水化合物供能分别占总能量的13%、27%和60%。

使用了营养强化剂的预包装食品,在营养成分表中还应标示强化后食品中该营养成分的含量值及其占 NRV 的百分比,即"若强化、须标出"。既是营养强化剂又是食品添加剂的物质,如维生素 C、维生素 E、β-胡萝卜素、核黄素、碳酸钙等,若按照 GB 14880—2012 规定作为营养强化剂使用时,应按照本标准要求标示其含量及 NRV%(无 NRV 值的无须标示 NRV%);若仅作为食品添加剂使用,可不在营养成分表中标示。

食品配料含有或生产过程中使用了氢化和(或)部分氢化油脂时,在营养成分表中还应标示出反式脂肪(酸)的含量,即"用氢化、标反式"。配料中含有以氢化油和(或)部分氢化油为主要原料的产品,如人造奶油、起酥油、植脂末、代可可脂、煎炸油等,也应标示反式脂肪(酸)含量,但是若上述产品中未使用氢化油的,可自行选择是否标示反式脂肪酸含量。食品中天然存在的反式脂肪酸不要求强制标示,企业可以自愿选择是否标示。若企业对反式脂肪酸进行声称,则需要强制标示出其含量,并且必须符合标准中的声称要求。当配料中氢化油和/或部分氢化油所占比例很小,或者植物油氢化比较完全,产生的反式脂肪酸含量很低时,终产品中反式脂肪酸含量低于"0"界限值,此时反式脂肪酸应标示为"0"。

(二)营养声称

对食品营养特性的描述和声明,如能量水平、蛋白质含量水平等。

1.含量声称

含量声称是指描述食品中能量或营养成分含量水平的声称。声称用语包括"含有""高""低"或"无"等。如经常饮用的高钙奶、低脂牛奶就是脂肪的含量声称。

2.比较声称

比较声称是指与消费者熟知的同类食品的营养成分含量或能量值进行比较以后的声称。声称用语包括"增加"或"减少"等。

(三)营养成分功能声称

营养成分功能声称是指某营养成分可以维持人体正常生长、发育和正常生理功能等作用的声称。

对除能量和核心营养素外的其他营养成分进行营养声称或营养成分功能声称时,在营养成分表中还应标示出该营养成分的含量及其占营养素参考值的百分比,即"欲声称、先标示"。如在某些产品标签中,企业欲对"1+4"之外的营养素进行声称,如声称"高钙""无糖"等,则必须在营养成分表中将相应的营养成分按照本标准要求标示出来,且其含量必须满足《食品安全国家标准 预包装食品营养标签通则》(GB 28050—2011)中营养声称的条件和要求。

反式脂肪酸是油脂加工中产生的含1个或1个以上非共轭反式双键的不饱和脂肪酸的总和，不包括天然反式脂肪酸。反式脂肪酸的主要来源包括三个方面，即植物油氢化加工过程中产生、反刍动物瘤胃中微生物产生和植物油的高温精炼过程中产生。植物油氢化加工是指植物油在镍(Ni)等催化剂的作用下，直接将氢加到不饱和脂肪酸的双键处，在这一过程中，部分油脂的不饱和双键发生异构化，从而生成反式脂肪酸。不同氢化油中反式脂肪酸的含量因加工工艺的不同可有很大波动，一般占油脂含量的10%左右，最多可达到60%。鉴于反式脂肪酸最主要的来源是氢化油，因此，为了避免氢化植物油和(或)部分氢化植物油在食品中的过度使用，指导消费者的健康膳食选择，标准中对反式脂肪酸进行"条件性强制标示"，即如果产品的配料含有或生产过程中使用了氢化油或部分氢化油，则必须强制标示出反式脂肪的含量，如果产品中没有使用，则可以选择性标示而无须强制。

（四）豁免强制标示营养标签的预包装食品

下列预包装食品豁免强制标示营养标签。

1.生鲜食品

标准中的生鲜食品指预先定量包装的、未经烹煮、未添加其他配料的生肉、生鱼、生蔬菜和水果等，如袋装鲜(或冻)虾、肉、鱼或鱼块、肉块、肉馅等。此外，未添加其他配料的干制品类，如干蘑菇、木耳、干水果、干蔬菜等，以及生鲜蛋类等，也属于本标准中生鲜食品的范围。但是，预包装速冻面米制品和冷冻调理食品不属于豁免范围，如速冻饺子、包子、汤圆、虾丸等。

2.乙醇含量≥0.5%的饮料酒类

该类主要包括蒸馏酒及其配制酒、发酵酒及其配制酒以及其他酒类(如料酒等)。上述酒类产品除水分和酒精外，基本不含任何营养素，可不标示营养标签。

3.包装总表面积≤100cm^{2}或最大表面面积≤20cm^{2}的食品

由于包装面积小，在包装上可能无法显著标示营养标签的信息，因此可豁免强制标示营养标签。

4.现制现售的食品

现制现售的食品主要是指现场制作、销售并可即时食用的食品。但是食品加工企业集中生产加工、配送到商场、超市、连锁店、零售店等销售的预包装食品，应当按标准规定标示营养标签。

5.包装的饮用水

包装的饮用水是指饮用天然矿泉水、饮用纯净水和其他饮用水等，这类产品主要提供水分,基本不提供营养素,因此豁免强制标示营养标签。对饮用天然矿泉水,依据相关标准标注产品的特征性指标,如偏硅酸、碘化物、硒、溶解性固体含量以及主要阳离子(K、Na、Mg)含量范围等,不作为营养信息。

6.每日食用量≤10g或≤10mL的预包装食品

每日食用量≤10g或≤10mL的预包装食品指食用量少、对机体营养素的摄入贡献较小,或者单一成分调味品的食品。①调味品:味精、食醋等;②甜味料:食糖、淀粉糖、花粉、餐桌甜味料、调味糖浆等;③香辛料:花椒、大料、辣椒等单一原料香辛料和五香粉、咖喱粉等多种香辛料混合物;④可食用比例较小的食品:茶叶(包括袋泡茶)、胶基糖果、咖啡豆、研磨咖啡粉等;⑤其他:酵母,食用淀粉等。

但是,对于单项营养素含量较高、对营养素日摄入量影响较大的食品,如腐乳类、酱腌菜(咸菜)、酱油、酱类(黄酱、肉酱、辣酱、豆瓣酱等)以及复合调味料等,应当标示营养标签。

7.其他法律法规和标准规定可以不标示营养标签的预包装食品。

(祝鑫红)

思考题

1.生活实践中,如何做到适量摄入鱼、禽、蛋、瘦肉?

2.王某,男,57岁,身高175cm,体重89kg,高血压病史15年,最高血压240/130mmHg,现规律服药,血压偶有偏高。患者平时喜欢吃红烧、油炸食物;每日三餐之外,经常吃夜宵;不喜欢吃蔬菜,基本不吃水果;早餐有酱菜;每餐2~3罐啤酒;没时间运动。

请思考:

(1)该患者的生活方式有哪些需要改进之处?

(2)如何指导该患者进行合理饮食?

(3)高血压人群如何做到合理营养?

3.张某,男,16岁,身高176cm,体重85.9kg,腰围86cm。患者平时喜欢吃油炸食品、喝奶茶,很少吃水果,基本不运动,每天熬夜学习至凌晨1~2点。检查时发现重度脂肪肝。请思考:

(1)该患者的生活方式有哪些需要改进之处?

(2)如何指导该患者进行合理饮食?

(3)青少年肥胖人群如何做到合理营养?

参考答案

1.①控制摄入总量,分散到每天各餐,避免集中食用,每餐可见到肉,每天可见到蛋。②切小块烹制,小分量是食物多样化和控制总量的好办法。③在外就餐,减少肉类摄入,尽量减少在外就餐次数,点餐前,荤素搭配,清淡为主,鱼和豆制品代替禽畜类。动物内脏如肝,肾等,富含丰富脂溶性维生素,

B族维生素,铁,硒和锌等,适量摄入可弥补日常膳食不足,定期摄入,2~3次/月,15~25g/次。

2.(1)喜欢红烧、油炸食物;每日三餐之外,经常吃夜宵;不喜欢吃蔬菜,基本不吃水果;早餐有酱菜;每天2罐啤酒;没时间运动。

(2)根据患者BMI值,患者属于肥胖,低体力活动者。根据每天目标能量,算出每天摄入能量为1400~1750kcal。饮食尽量清淡少盐,肥肉、油炸油煎等食品尽量少吃。增加蔬菜、水果和奶制品摄入,尤其是绿叶菜、各种水果以及根茎蔬菜、低脂或脱脂乳制品、豆类和坚果类,以增加钾、钙、镁摄入。严格限制高钠食品的摄入,每天食盐摄入量不超过5g;除了注意食盐和酱油限量外,还要限制酱菜的摄入。戒酒,如果不能戒掉,严格控制饮酒量,啤酒每天750mL。增加日常身体活动,坚持锻炼,每天做中等强度有氧运动30~60min。

(3)①多吃蔬菜、水果、低脂脱脂奶制品;②推荐全谷物、鱼类、禽肉、干果类;③少摄入饱和脂肪、胆固醇和反式脂肪多的食物;④控制钠、甜点、含糖饮料和高脂肉类的摄入。

3.(1)爱吃油炸食物、喜喝奶茶、水果摄入偏少、熬夜及基本不运动。

(2)肥胖儿童青少年应控制膳食总能量摄入,做到吃饭八分饱。尽量选择天然、新鲜食材,提高鱼类、蔬菜、大豆及其制品的摄入量,保证优质蛋白质、维生素、矿物质摄入量;必要时补充复合营养素补充剂。控制精白米面的摄入,增加血糖生成指数较低的全谷物和杂豆摄入。减少高油、高盐和高糖及能量密度较高的食物的摄入,如油炸食品、甜点、含糖饮料、糖果等。天天吃水果,坚持每天60min中等强度身体活动,规律作息(23:00前睡觉)。饮食规律,日常膳食做到食物多样化。

(3)青少年肥胖人群的营养建议:①小份多样,保持合理膳食结构;②辨证施食,因人因时因地制宜;③良好饮食行为,保持长期健康;④积极进行身体活动,保持身心健康;⑤多方合作,创造社会支持环境;⑥定期监测,科学指导体重管理。

第四章　备孕期、孕期人群的营养

学习目标

1.简述孕期人群的生理代谢特点。

2.分析孕期人群的营养需求。

3.阐明备孕期及孕期阶段人群的膳食指南。

4.运用所学知识为备孕期及孕期阶段人群提供膳食指导。

女性是社会和家庭的重要组成部分,女性的身体健康和营养状况与成功孕育新生命、获得良好妊娠结局密切相关。育龄女性应在计划怀孕前做好身体健康状况、营养和心理等方面的准备,以成功孕育新生命。妊娠期是生命早期1000天机遇窗口期的第一个阶段。孕期妇女的营养状况对母婴近、远期健康至关重要。为了完成妊娠过程,孕期妇女的生理及代谢状态发生了较大的适应性改变,总体营养需求有所增加,以满足孕期母体生殖器官变化和胎儿的生长发育,并为产后泌乳储备营养。随着我国经济发展和居民生活方式改变,备孕期和孕期妇女的营养和健康面临新的挑战,如膳食结构不合理、过度进食,身体活动不足、生活方式不健康等。备孕期和孕期妇女的膳食都应是由多种多样食物组成的平衡膳食以获得均衡营养,同时结合适宜的身体活动和健康的生活方式,保障母婴良好的营养状况和近、远期身心健康。

第一节　孕期人群的生理代谢特点

孕期是指从受精卵在子宫里着床到胎儿娩出的时间段,是绝大多数育龄女性需经历的生理过程。孕妇的合理营养对保证胎儿的正常生长是十分重要的。孕妇除了要保证自身所需营养素外,还要提供胎儿生长所需要的营养素。孕期营养状况的优劣对于胎儿生长发育会产生至关重要的影响。自母体自受精卵着床,体内便发生一系列生理变化以适应孕期自身及胎儿生长发育的需要,并为产后泌乳进行准备。为满足母体及胎儿双方的营养需要及妊娠的成功,与非孕期相比,孕期妇女代谢及各系统会产生一系列适应性改变,包括内分泌及生殖系统、体成分及血容量,以及与孕期生理及代谢改变,与母体组织、器官系统及机体成分改变相适应的血液生化指标改变,营养素或其代谢产物水平的改变,心排血量呈渐进性增加,肾滤过渐进性加强等。随着孕周的增加,这些改变通常会越来越明显,至产后逐步恢复至孕前水平。

一　内分泌系统

孕期母体内分泌系统发生一系列生理变化的目的是保证妊娠成功,包括如受精卵着床、胎儿生长发育的直接需要(子宫发育)和产后哺乳(乳房发育)的需要。为满足母体和胎儿发育的需要,孕期母体除了增加食物摄入量外,还通过身体内分泌的改变对营养素代谢进行调节,改变胃肠道功能,从而增加营养素的吸收和利用。孕期卵巢及胎盘分泌的激素增加,人绒毛膜促性腺激素、雌激素水平的增加可调节碳水化合物、脂肪的代谢,体内合成代谢加快,基础代谢率从孕中期开始增高,同时有利于营养物质由母体向胎儿转运。循环血中胰岛素水平升高,但胎盘、甲状腺、肾上腺分泌的各种拮抗胰岛素的激素也增加,因此孕期容易出现糖耐量异常和糖尿病。

(一)卵巢及胎盘相关激素改变

孕期内分泌的主要改变是与妊娠相关激素水平的变化。血清雌二醇(estradiol)浓度在妊娠初期开始升高。雌二醇刺激母体垂体生长激素细胞转化为催乳激素细胞,为泌乳做准备。此外,雌二醇促进脂肪形成和贮存,促进蛋白质合成,增加子宫血流,促进子宫和乳腺发育,增加韧带的灵活性,提升母体骨骼更新率。有研究显示,孕期雌激素水平与钙的摄入量呈负相关;而孕期雌激素水平与钙的吸收、潴留正相关。孕期雌激素水平的升高可能是孕期钙吸收率增加的影响因素,其功能在于满足胎儿生长对钙的需要。

孕酮最初源于黄体,妊娠之后来源于胎盘。对维持着床、刺激子宫内膜生长并分泌营养素有重要作用。孕酮会松弛子宫及胃肠道的平滑肌细胞,前者便于胎儿在子宫内着床,后者会导致孕期胃肠道功能改变。此外,孕酮还促进乳腺发育并在孕期阻止乳汁分泌,促进孕妇体脂肪沉积。

受精卵形成及胚泡着床后,人绒毛膜促性腺激素(human chorionic gonadotropin,hCG)分泌逐渐增多,至妊娠8~10周达高峰。hCG促进胚泡的生长和胎盘的生成,刺激子宫内膜生长。妊娠10周时,妊娠黄体退化,胎盘逐渐形成并分泌雌激素(estrogen)、孕激素(黄体酮/孕酮,progesterone)、人绒毛膜生长素(human chorionic somatomammotropin,hCS)、人绒毛膜促甲状腺素(thyroid stimulating hormone,TSH)、促肾上腺皮质激素(adrenocorticotropic hormone,ACTH)等。随妊娠时间的增加,胎盘增大,母体内雌激素、孕激素及胎盘激素(胎盘雌激素,胎盘催乳激素)的水平也相应升高,其中胎盘催乳素(human placental lactogen, hPL)的分泌在受精卵植入后即开始,在妊娠期持续升高,其分泌增加的速率与胎盘增大的速率相平行,高峰时可达1~2g/d,比孕前高20倍,产后则迅速下降。因hPL由胎盘分泌,故常用于评价胎盘的功能。hPL与生长激素结构类似,可刺激胎盘和胎儿的生长以及乳腺的发育和分泌。hPL刺激母体脂肪分解,提高母血游离脂肪酸和甘油的浓度,使更多的葡萄糖运送至胎儿,在维持营养物质由母体向胎体转运中发挥重要作用。因此,研究认为,hPL是通过母体促进胎儿发育的重要"代谢调节因子"。hCS增加母体胰岛素抵抗,保证胎儿的葡萄糖供应和利用,促进蛋白质合成及脂肪分解供能。与激素水平改变及其相关联的营养素代谢上的变化至产后均恢复至孕前基线水平。

(二)孕期甲状腺素及其他激素水平的改变

孕期甲状腺呈均匀性增大,约比非孕时增大65%。血浆甲状腺素T3、T4水平升高,但游离甲状腺素升高不多,孕妇可出现极轻微的甲状腺功能亢进,以适应孕期体内合成代谢的增加。孕晚期基础代谢率升高约15%~20%,基础代谢耗能增加约150kcal/d(0.63MJ/d)。但孕妇的甲状腺素不能通过胎盘排出,胎儿需依赖自身合成的甲状腺素。

孕8周后,母体和胎盘产生肾上腺皮质激素释放激素(corticotropin releasing hormone,CRH),随孕期进展不断升高,至孕后期血清CRH水平升高约50倍。胎盘CRH刺激胎儿腺垂体合成促肾上腺皮质激素(ACTH),促进胎儿肾上腺合成皮质醇,母体血浆中皮质醇升高,其中10%为游离活性皮质醇。孕期胰岛功能旺盛,胰岛素分泌增加,循环血中胰岛素水平升高,使孕妇空腹血糖值低于非孕妇,但糖耐量试验时血糖增高幅度大且回落延缓,糖耐量异常及妊娠糖尿病发生率升高。此外,妊娠提高了胰岛β细胞对胰岛素的拮抗,这种拮抗与绒毛膜促性腺激素、孕酮、皮质醇及催乳素的分泌增加同时发生、共同作用,有助于促使葡萄糖、极低密度脂蛋白和氨基酸向胎儿转运,促进胎儿的生长和发育。

三 消化系统

孕早期受孕激素等分泌增加的影响,消化系统功能发生一系列变化。孕激素使平滑肌张力降低、肌肉松弛、蠕动减慢,胃肠道活动减弱,消化液分泌减少,胃排空及食物在肠道中停留的时间延长,除易于出现上腹部饱胀感、消化不良或便秘外,也使营养素在肠道的吸收增加。胃贲门括约肌松弛,胃内酸性内容物可逆流至食管下部产生"烧灼感"或引起反胃、呕吐等"早孕反应",严重者危及胎儿的安全;孕期胆囊排空时间延长,胆汁稍黏稠、易淤积,可诱发胆囊炎及胆石症。直肠静脉压增高,孕妇易发生痔疮或加重原有的痔疮。受雌激素的影响,孕妇齿龈肥厚,容易充血、水肿。孕中晚期,胃肠道平滑肌细胞松弛,张力减弱,蠕动减慢,胃排空延迟,消化液分泌减少,常有消化不良和便秘等症状出现。

三 循环系统

孕期由于血浆和细胞外液体积的增大以及羊水的增加,体内的水分增加,范围为7~10L,其中约2/3在血液和身体组织,1/3在细胞外(细胞间液)。孕妇的血容量于妊娠6~8周开始增加,至32~34周达高峰,增加量约1450mL,其中血浆平均增加1000mL,红细胞平均增加450mL。按增加百分比计,血浆容积增加约50%,红细胞量增加约20%。由于红细胞增加的幅度低于血浆容量的,所以形成血液的相对稀释,被称为孕期生理性贫血。因为血液稀释作用,所以孕期的红细胞计数、血红蛋白、血细胞比容、血浆蛋白都比非孕期的明显下降。血液稀释作用还会导致某些维生素和矿物质浓度特别是水溶性维生素的浓度降低。妊娠早期血容量的增加是孕妇常规身体活动时容易疲劳的主要原因。随着其他代偿性生理变化的进展,妊娠2~3个月由血容量增加所导致的疲倦会有所下降。血容量的增加有利于满足增大的子宫对血容量的需要,有利于胎儿在母体处于不同体位时均能得到足够的血液供应,也有利于减少分娩时因大量失血而对母体产生的不利影响。血容量的增加使心脏和肺脏的负荷增加,孕晚期由于膈肌上升,心脏向上向前移位,心率增快,心脏负担增大。

孕期心排血量增加,多数器官的血流量也有增加,其中肾脏的血流量增加最为明显,子宫其次。尽管孕期血容量和心排血量均增加,但因孕激素和雌激素舒张外周血管,孕早期及中期血压仍正常或偏低,妊娠24~26周后血压轻度升高。

四 泌尿系统

为了适应妊娠的需要,有效清除胎儿和母体代谢所产生的含氮或其他废物,孕期肾功能发生相应改变。因血容量和心排血量的增加,孕期肾脏血流量(renal plasma flow,RPF)和肾小球滤过率(glomerular filtration rate,GFR)显著增加。与非孕时相比,RPF约增加35%,GFR约增加50%,由此导致尿素、肌酐等排泄增加,但其血清浓度低于非孕期的。RPF与GFR均受体位影响,孕妇仰卧位时尿量增加,故夜尿量多于日尿量。

孕期GFR增加,但肾小管的重吸收能力未相应提升,尿中葡萄糖、氨基酸和水溶性维生素如维生素B2、叶酸、烟酸、吡哆醛的代谢产物排除量增加,其中葡萄糖的尿排出量可增加10倍以上。因此,约15%的孕妇餐后可出现孕期生理性尿糖,此时尿中葡萄糖排出量的增加与血糖浓度无直接关联,应与真性糖尿病鉴别。日均尿氨基酸排出量约为2g,尿中的氨基酸构成与血浆氨基酸谱也无关。孕期叶酸的排出比非孕期的增加1倍,约为10~15μg/d。孕后期部分孕妇会出现水肿、高血压,严重者可出现子痫。

受孕激素的影响,泌尿系统平滑肌松弛,蠕动减弱,尿流变缓,加之子宫的压迫,孕妇易患急性肾盂肾炎。由于增大的子宫对腹腔脏器挤压,孕期易出现尿频甚至尿失禁。

五　呼吸系统

孕中晚期,由于逐渐增大的子宫对膈肌形成压迫,胸腔的上下径缩短,胸廓横径及前后径加宽使周径增大,胸腔总体积变化不大,肺活量不受影响。孕妇耗氧量于孕中期增加10%~20%,肺通气量约增加40%,有过度通气现象,有利于供给孕妇及胎儿所需的氧,排出胎儿血液中的二氧化碳。孕晚期子宫增大,膈肌活动幅度减小,胸廓活动加大,以胸式呼吸为主,气体交换保持不变。孕期呼吸次数变化不大,每分钟不超过20次,但呼吸深度较大。

六　体重增加

健康初孕妇孕期体重平均增加12.5kg。增重过少或过快、过高都对母子双方不利。理想的情况是孕早期体重增加不超过2.0kg,之后平均每周增重约350.0g。

七　营养素代谢改变

母体营养代谢的改变在受孕后的最初几周最明显,并在整个孕期持续进展,这些改变旨在适应胎儿和母体对营养素增加的需要,确保妊娠成功。胎儿的营养需求是由其组织生长和发育的遗传时间序列驱动的,所需营养物质的数量和种类取决于具体的功能代谢途径和胎儿发育的结构。控制胎儿生长和发育的基因表达时,对各种营养素的需求都得到满足,胎儿才能正常生长发育。

(一)碳水化合物

葡萄糖是胎儿能量的首要来源,母体常通过胰岛素抵抗的代谢变化,来保证胎儿能得到葡萄糖的持续供应。这些变化被称为妊娠致糖尿病效应,使正常孕妇在孕晚期出现轻度碳水化合物不耐受和胰岛素抵抗,以致葡萄糖耐量异常的发生率增加。

孕前半期,雌激素和孕激素刺激胰岛素分泌增加,促进葡萄糖转化为糖原和脂肪。孕后半期,母体人绒毛膜生长激素(hCS)和脑垂体分泌的催乳素水平的升高抑制了葡萄糖向糖原和脂肪的转化。同时,母亲的胰岛素抵抗状态增加了其对脂肪供能的依赖,减少葡萄糖转化为糖原和脂肪,降低母体葡萄糖利用率,促进肝脏葡萄糖生成,有助于确保妊娠后半期胎儿生长发育所需葡萄糖的持续供应。由于快速增长的胎儿对葡萄糖的利用率提高,孕晚期孕妇空腹血糖水平下降,但是餐后血糖浓度升高并保持在高水平的时长比孕前更长。

相比于非孕妇女,空腹血糖和胰岛素水平降低,甘油三酯及游离脂肪酸和酮体升高的状况,会提前数小时发生,这会导致孕妇主要利用储存的脂肪供能,保证葡萄糖和氨基酸供胎儿使用。尽管这种代谢改变有助于胎儿利用葡萄糖和氨基酸,但母体脂肪代谢产生的酮体最终可能会进入胎儿体内,严重时也会影响胎儿发育,并可导致子代生长迟缓和智力发育受损,值得关注。

（二）蛋白质

孕期氮和蛋白质需求量增加以合成新的母体和胎儿组织,整个孕期需要积蓄约925g蛋白质。增加的蛋白质需要在某种程度上可通过减少氮排泄和增加氨基酸潴留促进蛋白质合成来满足。孕早期母体和胎儿体重增加相对缓慢,对蛋白质需要量增加不多,多摄入的蛋白质只能作为能量利用,并不能储备起来满足孕后期母胎对蛋白质的需要,而母亲和胎儿对蛋白质的需求则主要通过孕中晚期增加蛋白质摄入来实现。

（三）脂　肪

孕期身体对脂肪的利用发生了多种变化。总的来说,孕前半期促进母亲的脂肪储存,以在孕后半期增强脂肪利用。随着妊娠的进展,除了身体脂肪蓄积外,血液中的脂蛋白水平也会急剧升高。血浆甘油三酯水平首先升高且增加幅度最大,至分娩时可达非孕期的3倍。含胆固醇的脂蛋白、磷脂和脂肪酸也增加,幅度比甘油三酯稍低。增加的胆固醇供应被胎盘用于合成类固醇激素,增加的磷脂被胎儿用于神经和细胞膜形成。有研究者观察到,和通常在成人中观察到的结果不同,孕期的高浓度胆固醇和甘油三酯并没有促进动脉粥样硬化的发展。孕期高密度脂蛋白胆固醇（HDL-C）的小幅增加一般在产后一年内下降,并且低于孕前水平。产后HDL-C的降低可能导致女性患心脏病的风险增加。血脂其他指标可在产后恢复至孕前水平。

在孕晚期,大多数女性的血脂表现与一般人群动脉粥样硬化患者水平相似。此外,怀孕期间血脂水平的变化与母亲膳食脂肪摄入状况也无明显关联。对孕妇而言,这些血脂变化是孕期的适应性变化,这就是为什么孕期一般的血脂筛查没有临床意义,也不作为例行推荐,迄今也没有孕期血脂评价的标准。

（四）矿物质

孕期矿物质代谢发生显著变化。钙代谢的特点是骨更新率和重建率增加,孕妇通过大幅增加钙吸收率来适应钙需要的增加。研究显示,孕前钙吸收率约为35.8%;孕早期增至40.3%;孕中、晚期增幅加大,分别达到56%和62%。孕期尿钙排出较孕前也有增加,但其增加幅度不及钙吸收的增幅。孕期由于身体水分增多且合成组织,对钠和其他矿物质的需求增加。孕期肾脏醛固酮分泌增加,使钠潴留增加,通过钠代谢的精确平衡,促进母亲、胎盘和胎儿对钠的积累,以及母体血容量的增加。因此,孕妇对钠的摄入量不需要额外增加。20世纪90年代,一度认为限制孕妇钠摄入可预防水潴留和高血压,建议孕妇采用低钠膳食以避免水肿。现在的认知是,孕期过度限制钠摄入可使机体保存钠的机制受损,从而导致钠丢失过多和缺乏,影响胎儿生长。因此,试图通过减少钠摄入来预防和治疗妊娠高血压的尝试是无效且可能是有害的。

孕期铁吸收率随妊娠的进展逐渐增加,至孕30周左右胎儿铁转运量最大时铁吸收率最高。有适宜铁储备者孕早期铁吸收率约10%,孕中、晚期可比孕早期增加1~3倍。铁缺乏者在孕晚期铁吸收率最高可达40%。

第二节　孕期人群的营养需求

孕期生殖器官发育及胎儿生长发育均需要额外的能量和营养素。与人类的其他生命时期不同,胎儿在母体子宫内生活,完全依赖母体通过胎盘转运提供必需物质,如氧气、水分和各种营养物质,以支持生命及生命发展。孕期的营养状况以及与营养状况相关的生长发育状况不仅是胎儿生长发育的重要保障,也有助于预防妊娠期贫血、妊娠糖尿病等妊娠并发症,并与成年期健康,如成年期肥胖、2型糖尿病以及心脑血管疾病的发病率密切相关,对母亲及子代健康具有重要意义。改善营养不良孕妇的营养状况能有效地预防不良妊娠结局,并促进母子双方的健康。

一　能　量

与非孕时相比,孕期的能量(energy)消耗还包括胎儿及母体生殖器官的生长发育以及母体用于产后泌乳的脂肪储备。孕期的能量增加分为两部分,一是体重增加导致的总能量消耗的增加,二是组织储存所需要的能量。孕期能量的摄入量应与消耗量保持平衡,能量摄入过多,会造成母亲体重过高,对母子双方无益。低体重、限制能量的妇女在孕期摄入较高的能量,能够改善新生儿的体重和身长,减少围生期死亡率。而体重较高的个体摄入较多的能量可导致母体储存更多的脂肪和体重过多增加,至妊娠并发症和不良妊娠结局的风险增加。由于孕期对营养素需要的增加大于对能量需要的增加,通过增加食物摄入量以增加营养素摄入极易引起能量过剩,导致体重增长过多。因此,孕期平衡膳食极为重要。孕期应密切监测体重增长,每周测量体重并根据体重增长情况及时调整膳食能量摄入和运动水平。妊娠全程应增加体重12kg左右,孕早期增重不超过2kg,孕早期胎儿生长缓慢,体重增加的能量消耗量很低,可以忽略;孕中期,组织储存增加的能量需要约为658kJ/d,体重增加的能量消耗量为460kJ/d,合计约为1153kJ/d(276kcal/d);孕晚期,组织储存增加的能量需要量约为515kJ/d,体重增加的能量消耗量为1097kJ/d,合计约为1751kJ/d(418kcal/d)。《中国居民膳食营养素参考摄入量(2023版)》推荐孕早期能量需要量(EER)维持孕前水平(1700~2450kcal/d),孕中期能量需要在非孕基础上增加250kcal/d,孕晚期能量在非孕基础上增加400kcal/d。

二　碳水化合物

总能量的50%~65%需由碳水化合物供应。碳水化合物的主要作用是分解为葡萄糖以提供能量,除了大脑、神经组织、红细胞等通常只能利用葡萄糖作为能量来源外,胎儿组织中脂肪酸氧化酶活力极低,很少能利用脂肪供能,葡萄糖几乎是胎儿能量的唯一来源。母体内的葡萄糖以异化扩散的方式进入胎盘,其中46%直接供胎儿利用,其余大部分则在胎盘中合成糖原储存起来。孕早期胎儿的肝脏尚未发育完善,不能发挥作用,需要通过胎盘的糖酵解酶将储存的糖原转变成葡萄糖再供给胎儿,孕早期因妊娠反应摄入碳水化合物不足,会导致胎儿能量供应缺乏,从而影响其发育。

妊娠反应导致的碳水化合物缺乏还会影响胎儿的大脑和神经系统发育。早孕反应常使孕妇处于食物摄入不足的状态,尤其是严重孕吐不能摄入足够食物者,需要动员身体脂肪来产生能量。大量脂肪酸在肝脏经β氧化产生乙酰乙酸、β-羟丁酸和丙酮,三者统称为酮体。当酮体生成量超过机体氧化能力时,血液中酮体升高,称为酮血症或酮症酸中毒。血液中过高的酮体可通过胎盘进入胎儿体内,损伤胎儿大脑和神经系统的发育。葡萄糖是胎儿的唯一能源,耗用母体的葡萄糖较多,妊娠后半期肝糖原合成及分解增强,因此碳水化合物需求增加。如果母体摄入碳水化合物过少,例如有严重妊娠反应的孕妇,则易引起脂肪氧化供能,产生酮体,对胎儿发育造成不良影响。

为保证胎儿的能量需要,避免酮症酸中毒对胎儿神经系统发育的不利影响,孕早期应尽量摄入富含碳水化合物的谷类和水果,因早孕反应严重而影响进食的女性也必须保证每天摄入不低于130g的碳水化合物,或在医生指导下通过静脉补充葡萄糖及能量代谢相关维生素。

三 蛋白质

孕期,胎儿、胎盘、羊水、血容量增加及母体子宫、乳房等组织的生长发育共需约925g蛋白质,其中胎儿体内约440g,胎盘100g,羊水3g,子宫166g,乳腺81g,血液135g。随着妊娠期的延长,孕期蛋白质的需要量也会增加。孕期的蛋白质需要量包括两部分:根据体重增加计算得到的蛋白质维持量和蛋白质的储存量。蛋白质维持量可根据孕期体重增加值乘以成人蛋白质平均需要量[0.88g/(kg·d)]计算得到。而按照我国孕妇孕期平均增重11kg估算,孕早、中、晚期蛋白质的日增储存量分别为0、1.5g、5.9g,另外,从孕早期开始,母体氮代谢已开始了适应性改变,包括降低尿素的产生和排泄,降低血浆α-氨基氮以及减缓支链氨基酸的转氨基作用,目的是潴留更多的氮。综合考虑后,中国营养学会建议孕期蛋白质推荐摄入量(RNI)为孕早期不变(55g/d),孕中期增加15g/d(70g/d),孕晚期增加30g/d(85g/d)。推荐量如在第一孕期未能落实,则第二、第三孕期可以进行有效的补充。

由于胎儿早期肝脏尚未发育成熟而缺乏合成氨基酸的酶,所有氨基酸均是胎儿的必需氨基酸,需母体提供。因此,在选择蛋白质食品时,应注意多样化原则,以保证氨基酸的全面摄入。

四 脂 类

孕妇需摄入适量的脂类以保证胎儿的正常发育及脂溶性维生素的吸收,尤其是必需脂肪酸,对脑细胞和神经组织的发育具有重要作用。适当的脂肪积累有利于产后乳汁的分泌。妊娠全过程约需储存脂肪2~4kg。孕妇脂肪供能约占总能量的20%~30%。如孕期发现血脂增高,则应适当控制脂肪摄入量。除此,孕期膳食脂肪中的磷脂(phospholipids)及长链多不饱和脂肪酸对人类生命早期脑和视网膜的发育有重要的作用,孕期对脂肪及脂肪酸,特别是长链多不饱和脂肪酸有特殊需要。

(一)长链多不饱和脂肪酸

有研究者对非神经系统原因死亡婴儿进行脑组织长链多不饱和脂肪酸(LCPUFA)分析,发现妊娠26~42周,随胎龄的增加,大脑中二十二碳六烯酸(docosahexaenoic acid,DHA,C 22:6,n-3)增加最显著;在前脑,n-6系脂肪酸中花生四烯酸(archidonic acid,ARA,C 20:4,n-6)增加最显著。在妊娠期的最后3个月,虽然胎儿脑中DHA、ARA的绝对量随胎龄增加而增加,但脑、肝、视网膜中DHA/TFA(total fatty acids,三氟乙酸)的比值逐渐增大,而ARA(二十碳四烯酸)/TFA的比值逐渐减小,显示在孕30周后胎儿体内DHA仍大量积聚,平均每日积聚DHA 40~60mg/(kg·bw)。

与足月儿相比,早产儿由于胎盘供应提前中断而成为DHA积聚不足的高危群体。早产儿对DHA需要的研究结果佐证了孕期对DHA的需要。给早产儿含亚油酸(linonic acid,LA,C 18:2,n-3)和α-亚麻酸(α-linonelic acid,ALA,C 18:3,n-3)但不含DHA和ARA的配方奶,其红细胞和血浆中DHA和ARA,头围、认知功能和视功能均不能达到与母乳喂养儿相当的水平;但给予含DHA和ARA配方奶喂养的早产儿,其红细胞和血浆中的DHA和ARA、身长、体重和头围均能达到母乳喂养儿同等水平,其认知功能和视功能与母乳喂养早产儿相近。

孕期对DHA的需要主要源于膳食直接供给、膳食中ALA在体内衍生合成及母体内的贮备。在孕晚期胎盘从母体选择性转运长链脂肪酸到胎儿的顺序依次为DHA、α-亚麻酸(ALA)、LA、油酸、ARA。与必需脂肪酸ALA相比,胎盘转运DHA给胎儿的选择性加强,由此显示出胎儿对DHA的特别需要。

(二)膳食参考摄入量

研究显示,孕期DHA日均摄入量低于80mg的母乳喂养儿3月龄时运动发育指数和视功能均不能达到DHA摄入量不低于160mg的母乳喂养儿的同等水平,这表明孕期、哺乳期膳食中DHA的摄入水平对婴儿智力的重要作用。此外,观察性研究也表明,孕期每日摄入EPA+DHA 0.5~3.0g是安全的,未见二十碳五烯酸(eicosapentaenoic acid,EPA)导致的出血风险增加。推荐孕妇膳食脂肪中AMDR为总能量的20%~30%,其中亚油酸(LA)和α-亚麻酸(ALA)的AI分别为总能量的4.0%和0.6%,EPA+DHA应达到0.25g/d,其中DHA应达到0.20g/d。

n-3系多不饱和脂肪酸DHA的前体是ALA,n-6系多不饱和脂肪酸ARA的前体是LA,

ALA 和 LA 均不能在人体内合成,必须从食物中摄取。LA 几乎存在于所有植物油中,而 ALA 仅存于大豆油、亚麻籽油、低芥酸菜籽油等少数油种,但 DHA 和 EPA 可源于鱼、鱼油、鸡蛋黄等。

五　矿物质

孕期需要大量的矿物质满足胎儿的需要。钙、磷、镁参与骨骼的形成,摄入不足会影响胎儿骨骼的发育。

(一)钙

与非孕期相比,孕期钙代谢的改变源于孕期有关激素分泌的改变及其对钙代谢的调节作用。孕期雌激素水平升高可使钙的吸收率增加 1 倍左右,低钙摄入时,雌激素水平升高对钙吸收率增加的影响更为明显。

成熟胎儿体内约需要积累 30g 钙,孕早、中、晚期日均钙储留量分别为 7mg、100mg 和 200mg,母体钙代谢平衡对钙的需要量约为 300mg/d。钙吸收率在孕前约为 35%,孕早期增至 40%,孕中期和孕晚期分别增至 56% 和 62%;孕期尿钙的排出也较孕前(173mg/d)增加,孕早、中和晚期分别增加 27mg/d、58mg/d 和 76mg/d。以钙吸收增加量减去尿钙、内源性粪钙排出增加量后,孕早、中晚期钙潴留量比孕前分别约增加 10mg/d 和 200mg/d,基本可满足胎儿钙潴留的需求。因此,《中国居民膳食营养素参考摄入量(2023 版)》对整个孕期钙的推荐摄入量与孕前一致,均为 800mg/d,UL 为 2000mg/d。钙的最好来源是奶及奶制品、豆腐等豆制品。此外芝麻和小虾皮、贝壳类等水产品也是钙良好的来源。

(二)铁

铁缺乏和缺铁性贫血是育龄妇女的常见营养问题,孕期缺铁性贫血更为常见,发病率也更高。已有大量证据表明,孕早期的铁缺乏与早产和低出生体重有关,孕期铁缺乏和缺铁性贫血可减少新生儿的铁储备。营养状况良好的孕妇所产的足月儿在妊娠的最后 2 个月储备的铁可够产后 6~8 个月的需要,早产儿由于胎儿时期储备不足,婴儿期铁缺乏的风险增加。孕妇缺铁性贫血不仅影响子代智力发育、语言能力、动作和注意力的发展,还与孕期体重增长不足、产后抑郁等有关。

整个孕期体内约需要潴留铁 1g,其中胎儿体内约含 300mg,孕妇红细胞增加约需 500mg,其余潴留在胎盘中。随着胎儿娩出、胎盘娩出及出血,孕期潴留铁的 80% 被永久性丢失,仅 200mg 的铁保留在母体内。从理论上讲,孕期妇女每日平均需储备铁 3.57mg。也有研究表明,孕 30~34 周,对铁的需要达到高峰,即每天需要 7mg。孕期,血红蛋白浓度的下降与血清铁、载铁蛋白饱和度及血清铁蛋白的下降一致。在孕晚期载铁蛋白水平可由非孕期的 300μg/100mL 增加到 500μg/100mL,这有利于铁经胎盘向胎儿转运。在孕晚期小肠对铁的吸收率从10%增加至50%,这与孕期铁的需要量增加有关。孕期应特别注意铁的补充。孕妇及胎儿在整个妊娠期需铁量约为1000mg,基本上是在妊娠期后6个月,特别是最后3个月需要量最大。《中国居民膳食营养素参考摄入量(2023版)》对孕中期铁的推荐摄入量为在孕早期18mg/d的基础上增加7mg/d,达25mg/d,孕晚期达29mg/d,UL为42mg/d。动物肝脏、动物血、瘦肉是铁的良好来源,含量丰富且吸收好。

关于孕期是否需要预防性服用铁剂,目前尚存在着争议。有专家认为,摄入15mg/d的膳食铁,加上30mg/d的补充铁,可以满足孕期、哺乳期(产后100d内)对铁的需要,也有助于提高婴儿铁的储备,减少6个月内婴儿的贫血,因此建议从孕12周起每日补充铁30mg。铁剂补充的最佳时间应在两餐之间,最好避免与咖啡和茶同时服用。

(三)碘

碘对母体和胎儿维持正常的甲状腺功能及能量代谢以及胎儿的脑发育均必不可少。孕期碘缺乏可影响甲状腺激素合成,使母亲甲状腺功能减退,新陈代谢降低,并因此减少胎儿的营养。孕期缺碘还可致胎儿甲状腺功能减退,引起以生长发育迟缓、认知能力降低为标志的不可逆转的克汀病。当母体碘摄入量低于25μg/d时,易导致地方性克汀病的发生。在妊娠期的不同阶段,碘缺乏引起的甲状腺功能减退导致的神经损害不同,以孕早期更为严重。孕期的前20周,碘的需要大量增加时,碘缺乏流行区50%孕妇会发生明显的或边缘性的甲状腺功能减退,导致孕妇流产、死亡,子代的先天畸形、甲状腺肿、克汀病、脑功能减退,以及儿童和成人的甲状腺功能减退等。在备孕期纠正母体的碘缺乏,避免孕早期碘缺乏有利于预防克汀病。WHO估计,全世界有2000万因母亲碘缺乏所致大脑损害的人群,通过孕早期补碘可成功防止这些损害。

孕期母体甲状腺功能活跃,碘的需求量增加。2023版《中国居民膳食营养素参考摄入量》推荐孕期碘的RNI应在非孕基础上增加110μg/d,总量达到230μg/d,UL为600μg/d。美国推荐孕期碘的适宜摄入量为220μg/d,孕期应摄入碘补充剂150~200μg/d。IOM推荐孕妇碘的UL为1100μg/d,WHO推荐值为500μg/d。尚未见在孕期适量补碘对母亲和胎儿有不利影响的报道。我国目前采用食盐强化碘预防高危人群的碘缺乏,已取得成功,并得到WHO的肯定。因此,孕期除了应食用加碘食盐外,建议每周进食1~2次富碘的海产品。

(四)锌

据估计,孕期储留在母体和胎儿组织中的锌总量为100mg,其中约53mg储存在胎儿体中。血浆锌的75%与白蛋白结合,其余25%与α_2-巨球蛋白结合。孕晚期母体经胎盘转运至胎儿的锌约有0.6~0.8mg/d。《中国居民膳食营养素参考摄入量(2023版)》建议,孕期锌摄入量应在孕前8.5mg/d的基础上增加2mg/d,锌的UL为40mg/d。专家建议对素食、高膳食纤维摄入、大量吸烟、多次妊娠及大量摄入钙、铁剂者额外补锌15mg/d。铁剂补充高于30mg/d时可能干扰锌的吸收,故建议孕期治疗缺铁性贫血者补充锌15mg/d。

六　维生素

孕期需要大量的维生素来满足胎儿生长发育的需要,尤其是对叶酸和维生素B_{12}的需要量非常大。叶酸在预防神经管缺陷中起到非常重要的作用,孕妇缺乏叶酸还可使先兆子痫、胎盘早剥的发生率增高。孕妇对其他维生素的需要量也较非孕期时增加。

(一)维生素A

人类母体维生素A通过简单扩散的方式经胎盘转运至胎儿。母体维生素A营养状况低下与贫困人群中的早产、宫内发育迟缓及婴儿低出生体重有关。在发展中国家,膳食多以植物性食物为主,提供的活性维生素A(视黄醇)有限,依赖维生素A原转换,其效价不高,维生素A缺乏率相当高。据2018年文献报道,对来自北京的共2.8万例孕期血样(2013—2014年收集)分析结果显示,孕早期维生素A缺乏率为38.2%,孕中期为35.1%。在维生素A缺乏的尼泊尔,孕前每周补充维生素A可使母亲死亡率降低44%。

《中国居民膳食营养素参考摄入量(2023版)》推荐孕早期妇女的维生素A推荐摄入量与非孕时保持一致(660μg RAE/d),孕中晚期妇女则在孕前的基础上增加70μg RAE/d,UL为3000μg/d。视黄醇源于动物肝脏、牛奶、蛋黄,β-胡萝卜素源于深绿色、黄红色蔬菜和水果,其转化为视黄醇的转化率为1/24~1/12。

(二)维生素D

孕期维生素D缺乏可导致母体和出生的子代钙代谢紊乱,包括新生儿低钙血症、手足搐搦、婴儿牙釉质发育不良以及母体骨质软化症。对于维生素D缺乏的孕妇补充维生素D 10μg/d,可降低新生儿低钙血症、手足搐搦及母亲骨质软化的发病率;而补充25μg/d的维生素D则有利于增加婴儿出生后的身高和体重。维生素D主要源于紫外光照下皮肤内的合成,在高纬度、日光照射缺乏的地区,或寒冷的冬季,无法合成足量的维生素D,易导致母体和胎儿血中$25-OH-D_3$浓度降低。有文献报道,在法国,冬季未补充维生素D的孕妇所产婴儿约24%出现维生素D缺乏的体征。因此,维生素D的补充极为重要。由于含维生素D的食物有限,维生素D强化奶或维生素D的直接补充是维生素D的良好来源。

《中国居民膳食营养素参考摄入量(2023版)》建议孕期维生素D RNI为10μg/d,UL为50μg/d。

(三)维生素E

由于维生素E对细胞膜尤其是对红细胞膜上长链多不饱和脂肪酸稳定性具有保护作用,孕期维生素E的补充可能对新生儿溶血产生有益的影响。临床上也发现,早产儿低血浆维生素E水平时,可见溶血性贫血和血小板血症。此结果提示,孕期摄入足够的维生素E,可通过对新生儿红细胞膜的保护作用而减少新生儿溶血和溶血性贫血的发生。

《中国居民膳食营养素参考摄入量(2023版)》建议孕期维生素E的适宜摄入量为14mg α-TE/d,UL为700mg α-TE/d。维生素E广泛存在于各种食物中,尤以谷、豆、果仁中含量丰富,因其具有脂溶性并能在体内储存,故较少出现缺乏症。至今未见维生素E过量摄入致中毒的报道。

(四)B族维生素

1.维生素 B_1(thiamin,硫胺素)

孕期缺乏或亚临床缺乏维生素 B_1 时,孕妇可能不出现明显的脚气病,但可能致新生儿脚气病。在以米食为主的长江中下游地区农村,由于进食缺乏维生素 B_1 的精白大米,又缺乏豆类、肉类等富含维生素 B_1 的食物,易引起维生素 B_1 缺乏。维生素 B_1 缺乏也会影响胃肠道功能,这在孕早期特别重要,因为早孕反应使食物摄入减少,极易引起维生素 B_1 缺乏,并因此导致胃肠道功能、食欲以及消化能力下降,进一步加重早孕反应,引起营养不良。因此,孕早期要尤其注意维生素 B_1 的摄入。

《中国居民膳食营养素参考摄入量(2023版)》建议,孕早期维生素 B_1 的推荐摄入量与非孕时(1.2mg/d)保持一致,孕中、晚期RNI较孕前分别增加0.2mg/d和0.3mg/d。动物内脏如肝、心、肾,瘦肉和粗加工的粮谷类、豆类等是维生素 B_1 的良好来源。

2.维生素 B_2(riboflavin,核黄素)

孕期维生素 B_2 缺乏可致胎儿生长发育缓慢,严重者可发生胎儿畸形。《中国居民膳食营养素参考摄入量(2023版)》建议,孕早期维生素 B_2 的推荐摄入量与非孕时(1.2mg/d)保持一致,孕中、晚期RNI较孕前分别增加0.1mg/d和0.2mg/d。肝脏、蛋黄、肉类、奶类是维生素 B_2 的主要来源,谷类、蔬菜水果也含有少量的维生素 B_2。

3.维生素 B_6

维生素 B_6 缺乏症状不典型,常伴有多种B族维生素同时缺乏,涉及的系统包括皮肤、神经、造血等。孕期血中维生素 B_6 水平降低,最低时仅为非孕妇女的25%,推测其对维生素 B_6 的需要量增加。在临床上,有使用维生素 B_6 辅助治疗早孕反应,也使用维生素 B_6、叶酸和维生素 B_{12} 预防妊娠期高血压疾病。

《中国居民膳食营养素参考摄入量(2023版)》建议孕期维生素 B_6 的RNI较孕前(1.4mg/d)增加0.8mg/d。维生素 B_6 的食物来源主要是动物肝脏、肉类、豆类以及坚果(瓜子、核桃)等。

4.叶 酸

目前已公认,备孕期及孕期补充叶酸可有效降低神经管畸形的发生风险。胚胎组织分化过程中,在受精卵植入子宫的第16天脊索管形成,第18天脊索管、神经板发育,第19~20天神经沟、神经褶形成,第21~22天神经沟闭合成神经管。该时期孕妇叶酸缺乏可引起胎儿神经管畸形,因此叶酸的补充需从围孕期(peri-conception)即计划怀孕或可能怀孕前开始。

诸多研究证据表明,妇女于孕前3个月至孕早期3个月内每日增补400μg叶酸,能有效降低神经管畸形的发生率。在中国,从围孕期开始免费发放叶酸片已成妇幼保健中一项重要公共卫生措施。

《中国居民膳食营养素参考摄入量(2023版)》建议孕期叶酸RNI较孕前增加200μg DFE/d,即达到600μg DFE/d,UL为1000μg DFE/d。叶酸可源于肝脏、豆类和深绿色叶菜,但食物叶酸的损失率高,且生物利用率远低于强化食品或补充剂中的叶酸,故孕期不推荐完全通过食物的形式进行叶酸摄入,应选择补充400μg/d叶酸片或食用含有400μg/d叶酸强化剂的食物。

对于不同风险的孕妇,叶酸的补充剂量有所不同。有神经管畸形生育史或者自身患有神经管畸形疾病的孕妇属于高危人群,建议其叶酸的补充剂量可增加至4.0mg/d。

第三节　备孕期人群的膳食指南

为保证孕育质量,夫妻双方都应做充分的孕前准备,育龄妇女在计划怀孕前3~6个月即应开始调整自身的营养状况和生活习惯,为成功妊娠做准备。备孕是指育龄夫妇有计划地怀孕并对怀孕进行必要的前期准备,夫妻双方均应通过健康检查发现和治疗潜在疾病,避免在患病及营养不良状况下受孕,并保证充足的叶酸、碘、铁等微量营养素的储备。体重是反映营养状况最实用的简易指标,定期测量体重,保证孕前体重正常、孕期体重适宜增长,可减少妊娠并发症和不良出生结局的发生。

备孕和孕期妇女膳食相关指南推荐孕前应将体重调整至正常范围内,即BMI为18.5~23.9kg/m²,确保身体健康和营养状况良好,并保证孕期体重适宜增长。备孕期需特别关注叶酸、碘、铁等重要营养素的储备。孕前3个月开始补充叶酸可增加受孕成功率、降低子代神经管畸形的风险。备孕妇女至少应从计划怀孕前3个月开始每天补充叶酸400μg,坚持食用碘盐,每天吃鱼、禽畜瘦肉和蛋类共计150g,每周至少摄入1次动物血和肝脏替代瘦肉。

一　调整孕前体重至适宜水平

体重正常范围(体质指数BMI 18.5~23.9k/m²)的妇女最适宜孕育,肥胖或低体重的备孕妇女应通过合理膳食和适度运动,将体重逐渐调整至正常范围,并维持相对稳定,以在最佳的生理状态下孕育新生命。

(1)低体重(BMI<18.5kg/m²)的备孕妇女,可适当增加食物量和规律运动,每天可加餐1~2次,增加牛奶100~200mL、坚果10~20g。

(2)超重(24≤BMI<28kg/m²)或肥胖(BMI≥28.0kg/m²)的备孕妇女,应纠正不健康饮食行为,减慢进食速度,减少高能量、高脂肪、高糖食物的摄入,多选择膳食纤维、蛋白质和微量营养素密度高的食物,在控制总能量的前提下满足机体的营养需要,并通过增加运动消耗多余的身体脂肪,每天主动进行30~90min中等强度及以上的运动。

二 监测和管理体重

体重监测和管理要从备孕期开始,每周至少称重1次,使体重在整个孕期按计划适宜增长。除了使用校正准确的体重秤,还要注意每次在固定的时间称重,如晨起空腹时,称重前排空大、小便,脱鞋,仅着单衣,以保证测量数据的准确性和监测的有效性。

三 多摄入富含叶酸的食物并补充叶酸

育龄妇女从计划怀孕开始,即应多摄取富含叶酸的动物肝脏、深绿色蔬菜及豆类,因为叶酸补充能更好地被机体吸收利用,建议最迟应从孕前3个月开始每日补充叶酸400μg,可持续整个孕期。

四 常吃含铁丰富的食物

孕前缺铁容易导致早产、新生儿低体重等,孕前女性即应开始储备足够的铁以供孕期利用。孕前至整个孕期均应经常食用含铁丰富的食物。必要时可在医生指导下补充适量铁剂。同时应注意多摄入富含维生素C的蔬菜和水果,或在补充铁剂的同时补充维生素C,以促进铁的吸收。孕前一日三餐中应该有瘦畜肉50~100g,每周1次动物血或畜禽肝肾,25~50g。

五 选用加碘食盐,适当增加海产品的摄入

孕期缺碘会增加新生儿发生克汀病的危险,因此应注意碘的补充。我国现行食盐强化碘量为25mg/kg,按照每日食盐摄入量为5g,碘的烹调损失率为20%进行估算,每日通过加碘盐摄入的碘约100μg,尚不能满足孕期对碘的推荐摄入量(230μg/d)。考虑到孕期对碘的需要增加、碘缺乏对胎儿的严重危害以及孕早期妊娠反应影响碘摄入,建议备孕妇女除规律食用碘盐外,每周再摄入1~2次富含碘的食品,如海带、紫菜、贻贝(淡菜)等,以增加一定量的碘储备。

六 备孕期的一天食物建议量

对于BMI适宜的妇女,其备孕期一天的食物建议量为:粮谷类200~250g,其中全谷物和杂豆不少于1/3;薯类50g;蔬菜类300~500g,其中新鲜绿叶蔬菜或红黄色蔬菜占2/3以上;水果类200~300g;鱼、禽、蛋、肉类(含动物内脏)每天总量130~180g;奶300g;大豆15g,坚果10g;烹调油25g,加碘食盐5g;饮水量1500mL。

七 健康生活方式

夫妻双方应共同为受孕进行充分的营养、身体和心理准备：①计划怀孕前6个月夫妻双方戒烟、禁酒，并远离吸烟环境，避免烟草及酒精对胚胎的伤害；②夫妻双方要遵循平衡膳食原则，摄入充足的营养素和能量，纠正可能的营养缺乏和不良饮食习惯；③有条件时进行全身健康体检，积极治疗相关炎症疾病（如牙周病），避免带病怀孕；④保持良好的卫生习惯，避免感染和炎症；⑤保证每天至少30min中等强度的运动；⑥规律生活，避免熬夜，保证充足睡眠，保持愉悦心情，准备孕育新生命。

第四节 孕期人群的膳食指南

孕期胎儿的生长发育、母体乳腺和子宫等生殖器官的发育以及为分娩后乳汁分泌进行必要的营养储备，都需要额外的营养。妊娠期妇女应在孕前平衡膳食的基础上根据胎儿生长速率及母体生理和代谢变化适当调整进食量。孕早期胎儿生长发育速度相对缓慢，孕妇所需营养与孕前差别不大。孕中期开始，胎儿生长发育逐渐加速，母体生殖器官的发育也相应加快，对营养的需要增大，应适量增加食物的摄入量。随着经济的发展和生活方式的改变，育龄妇女超重、肥胖问题日益突出，孕期膳食摄入不合理、活动量不足，能量过剩和体重增长过多的现象较为普遍，铁、钙、碘、叶酸、维生素D等微量营养素缺乏在部分人群中依然存在，这些问题都会影响母婴双方的近期和远期健康。

孕期膳食应在非孕妇女的基础上，根据胎儿生长速率及母体生理和代谢的变化进行适当的调整，适量增加奶、鱼、禽、蛋和瘦肉的摄入，食用碘盐，合理补充叶酸和维生素D，以保证对能量和优质蛋白质、钙、铁、碘、叶酸等营养素的需要。孕育新生命是正常的生理过程，要以积极的心态适应孕期的变化，学习孕育相关知识，为产后尽早开奶和成功母乳喂养做好充分准备。中国孕期妇女膳食指南在一般人群膳食指南的基础上增加以下6条核心推荐：①保证孕期体重适宜增长；②常吃含铁丰富的食物，选用碘盐，合理补充叶酸和维生素D；③孕吐严重者，可少量多餐，保证摄入含必需量碳水化合物的食物；④孕中晚期适量增加奶、鱼、禽、蛋、瘦肉的摄入；⑤经常户外活动，禁烟酒，保持健康的生活方式；⑥愉快孕育新生命，积极准备母乳喂养。

一 保证孕期体重增长适宜

孕期适宜增重有助于孕育健康胎儿，减少妊娠并发症、母体产后体重滞留和肥胖的风险，有利于保证母婴的营养并获得良好的妊娠结局。平均而言，孕期总增重约12kg较为适宜，其中孕早期增重不超过2kg，孕中期、晚期每周增重约350g。孕前体重较轻的妇女孕期增重可稍多，孕前超重/肥胖者孕期增重应减少。对于我国单胎孕妇，推荐孕前体重正常者孕期增重8~14kg,孕前低体重者增重11~16kg,超重者增重7~11kg,肥胖者增重5~9kg。孕前不同BMI妇女孕期增重适宜值和增重速率如表4-1所示。

表4-1　中国孕妇体重增长范围和孕中晚期周增重推荐值a

孕前BMI/(kg·m⁻²)	总增重范围/kg	孕早期增重范围/kg	孕中晚期每周体重增长值及范围/kg
低体重(BMI<18.5)	11.0~16.0	0~2.0	0.46(0.37~0.56)[b]
正常体重(18.5≤BMI<24.0)	8.0~14.0	0~2.0	0.37(0.26~0.48)
超重(24.0≤BMI<28.0)	7.0~11.0	0~2.0	0.30(0.22~0.37)
肥胖(≥28.0)	5.0~9.0	0~2.0	0.22(0.15~0.30)

注:[a]数据仅针对单胎孕妇;[b]括号内数据为推荐范围。

监测和管理体重

定期测量体重,合理安排膳食和身体活动,有助于维持孕期体重适宜增长,获得良好妊娠结局。从孕早期开始就应明确孕期适宜增重目标和每个阶段的增重速率,孕早期体重变化不大,可每月测量1次。孕中晚期应每周测量体重,并根据体重增长速率调整能量摄入和身体活动水平。健康孕妇每天应进行不少于30min的中等强度身体活动,保持健康生活方式。体重增长过多者,应在保证营养素供应的同时控制总能量,增加身体活动;体重增长不足者,应适当增加食物量,并注意各类食物的合理搭配。测量体重时,除了使用校正准确的体重秤,还要注意每次称重前均应排空大小便,脱鞋帽和外套,仅着单衣,以保证测量数据的准确性和监测的有效性。

满足对叶酸和铁的需要

动物肝脏、豆类、蛋类、绿叶蔬菜、酵母、水果及坚果类等食物富含叶酸。但天然食物中的叶酸是四氢叶酸的各种衍生物,均为还原型,烹调加工或遇热易分解,生物利用率较低。叶酸补充剂是合成的氧化型单谷氨酸叶酸,稳定性好,生物利用率高。从孕前3个月每天补充叶酸400μg,可使红细胞叶酸浓度达到有效预防子代神经管畸形发生的水平;孕期继续每天补充叶酸400μg,可满足机体的需要。

动物血、肝脏及红肉中铁含量丰富,且吸收率高。孕早期平均每天摄入瘦肉50~100g,每周摄入1~2次动物血或肝脏20~50g,可满足孕期机体对铁的需要。同时,建议多选择富含维生素C的蔬菜和水果,有助于提高膳食铁的吸收与利用率。孕中、晚期铁的推荐摄入量比孕前分别增加4mg/d和9mg/d,此时期孕妇每天增加摄入红肉20~50g,每周摄入1~2次动物血和肝脏,基本能满足增加的铁需要。

四 摄入足量的碘和维生素D

孕期碘的推荐摄入量（230μg/d）比非孕时（120μg/d）增加近1倍，食用碘盐仅可获得推荐量的50%左右。建议备孕期和孕期妇女除食用碘盐外，每周摄入1~2次富含碘的海产食品，如海带、紫菜、贻贝（淡菜）等。可提供110μg碘的常见食物有：贝类（30g）、裙带菜（干品，0.7g）、海带（鲜品或水发品，100g）、紫菜（干品，2.5g）。

人体皮肤经紫外线照射可以合成维生素D，妇女平均每天接受阳光照射10~20min，所合成的维生素D基本上能够满足身体的需要。但阳光和紫外线的强度受地域和季节的影响，如冬春季，面部和双上臂暴露于阳光下需20~30min，夏季暴露部位较多，阳光下10min左右即可。考虑到天然食物中维生素D含量较低，对于冬季缺乏阳光或户外活动不足，或生活在高纬度地区，不能通过日光合成维生素D的妇女，可选择服用维生素D补充剂10μg/d。食物中，动物肝脏、蛋黄、奶油中的维生素D含量相对较高。

五 早孕反应严重时，需保证碳水化合物的摄入量

孕早期的饮食应尽量清淡适口，以促进食欲，降低妊娠反应。早孕反应是正常生理现象，早孕反应不明显的孕妇，可继续维持孕前平衡膳食；孕吐较明显或食欲不佳者应根据情况适时调整进餐数量和次数，不必强调平衡膳食和规律进餐，可根据孕妇个人的饮食喜好和口味选用清淡适口、容易消化的食物，少食多餐，以保证孕妇尽可能多地摄入食物，特别是富含碳水化合物的谷薯类食物。

孕早期碳水化合物摄入严重不足时，易发生酮症酸中毒，对胎儿脑及神经系统发育造成损害。为保证对胎儿脑组织最基本的能量供应，孕妇每天应至少摄入含碳水化合物的食物。首选富含碳水化合物、易消化的食物，如米饭、面条、烤面包、烤馒头片、苏打饼干等；各种糕点、薯类、根茎类蔬菜和一些水果中也含有较多碳水化合物，可根据孕妇的口味选用；食糖、蜂蜜等的主要成分为简单碳水化合物，易于吸收，进食量少或孕吐严重时食用可迅速补充身体需要的碳水化合物。达不到每日130g碳水化合物基本进食目标的孕妇，应寻求医师帮助。

以下是对早孕反应明显的妇女的几点饮食建议。

（1）选择含水量少的谷类制品，如烤面包、烤馒头、饼干或稠粥等，尝试在晨起或睡觉前吃。

（2）避免食用煎炸、油腻的食物，或其他容易引起反胃、恶心的食物。

（3）维生素 B_1、维生素 B_2、维生素 B_6 和维生素C有助于减轻孕吐，可根据个人口味，少量多次食用新鲜水果、酸奶等。

六 孕中晚期可适当增加摄入奶、鱼、禽、蛋、瘦肉

孕中晚期，胎儿生长速度加快，胎盘增大，与此相伴随的是母体子宫、乳房等的逐渐增

大,因此对能量和各种营养素的需要明显增加。此时孕妇的食欲好转,可通过适当增加食物量和食物的合理搭配来满足母子双方对营养的需要。为满足对优质蛋白质、钙、铁的需要,孕中、晚期应适当增加奶、鱼、禽、蛋、瘦肉等的摄入。为满足孕中期妇女每天对增加摄入蛋白质15g、能量250kcal的需求,可在孕前平衡膳食的基础上,每日额外增加摄入200g奶和鱼、禽、蛋、瘦肉共计20g左右。孕晚期妇女每天对蛋白质和能量的RNI分别增加30g、400kcal,相应的可在孕前平衡膳食的基础上每天增加200g奶,再增加鱼、禽、蛋、瘦肉共计约50g。在增加动物性食物时,应选择富含蛋白质而能量相对比较低的食物,以避免能量过剩。

与同等重量的畜禽类食物相比,鱼类提供的优质蛋白质含量接近,但所含脂肪和能量明显降低。因此,当孕妇体重增长过多时,可多选择食用鱼类而少食用畜禽类;食用畜禽类时尽量剔除皮和肥肉,畜肉可优先选择脂肪含量较少的牛肉。此外,鱼类尤其是深海鱼类如三文鱼、鲱鱼、凤尾鱼等含有较多n-3多不饱和脂肪酸,其中的二十二碳六烯酸(DHA)对胎儿脑和视网膜功能发育有益,最好每周食用2~3次。如果大豆和坚果摄入量达不到推荐量,则需要适量增加动物性食物。

七 孕期的一天食物建议量

孕早期一天食物建议量:粮谷类200~250g,其中全谷物和杂豆不少于1/3;薯类50g;蔬菜类300~500g,其中新鲜绿叶蔬菜或红黄色蔬菜占2/3以上;水果类200~300g;鱼、禽、蛋、肉类(含动物内脏)每天总量130~180g;奶300g;大豆15g,坚果10g;烹调油25g,加碘食盐5g;饮水量1700mL。

孕中期一天食物建议量:粮谷类200~250g,其中全谷物和杂豆不少于1/3;薯类75g;蔬菜类400~500g,其中新鲜绿叶蔬菜或红黄色蔬菜占2/3以上;水果类200~300g;鱼、禽、蛋、肉类(含动物内脏)每天总量150~200g;奶300~500g;大豆20g,坚果10g;烹调油25g,加碘食盐5g;饮水量1700mL。

孕晚期一天食物建议量:粮谷类225~275g,其中全谷物和杂豆不少于1/3;薯类75g;蔬菜类400~500g,其中新鲜绿叶蔬菜或红黄色蔬菜占2/3以上;水果类200~350g;鱼、禽、蛋、肉类(含动物内脏)每天总量175~225g;奶300~500g;大豆20g,坚果10g;烹调油25g,加碘食盐5g;饮水量1700mL。

八 孕期进行适当的身体活动,保持健康的生活方式

主动做身体活动有助于维持孕期体重适宜增长,户外活动接触阳光有利于维生素D合成。若无医学禁忌,孕期进行身体活动是安全的。建议孕中晚期每天进行30min中等强度的身体活动,如孕妇瑜伽、游泳、快走、打球、家务劳动等。孕妇可根据自身实际状况和孕前运动习惯,结合主观感觉选择中等强度运动的类型,量力而行,循序渐进。中等强度的身体活动可通过心率明显加快,运动中可以说话但不能唱歌来简易评价。中等强度运动后心率

可达到最大心率的50%~70%,主观感觉稍疲劳,休息10min左右可恢复。最大心率可用220减去年龄计算得到,如年龄为30岁,最大心率为220－30=190,活动后的心率以95~133次/分为宜。

吸烟和被动吸烟可能导致流产、早产、胎盘发育异常、死胎、低出生体重和先天畸形。孕期饮酒可能导致胎儿酒精综合征,增加流产、死产和其他胎盘并发症的风险。规律生活,避免熬夜,保证充足睡眠,保持愉悦心情,愉快、健康的生活方式有助于优孕优生。

九 保持心情愉悦,积极准备母乳喂养

孕期身体内分泌及外形的变化、对孩子健康和未来的过分担忧、工作及社会角色调整等,都可能会影响孕妇的情绪,孕妇需要以积极的心态去面对和适应。孕育新生命是女性必须经历的完美人生体验过程,是正常的生理过程,夫妻双方都要积极了解孕期生理变化特点,学习孕育知识,孕妇应定期进行孕期检查,预防和及时发现异常,并寻求专业指导和正确处理。遇到困难多与家人和朋友沟通,积极寻求专业咨询以获得必要的帮助和支持,有助于释放压力,缓解焦虑,愉悦心情。

母乳喂养对孩子和母亲都是最好的选择,夫妻双方应尽早了解母乳喂养的益处,加强母乳喂养的意愿,学习母乳喂养的方法和技巧,为母乳喂养做好各项准备。

1.营养准备

孕期增加的能量和营养素摄入,有一部分就是为产后泌乳进行的必要营养储备。一般妇女孕期增重中有3~4kg的脂肪蓄积是为产后泌乳储备的能量。孕期体重的适宜增长有助于产后及时泌乳,而母乳喂养也有助于消耗孕期蓄积的脂肪和产后体重的恢复。

2.心理准备

母乳喂养对母婴双方均有诸多益处,比如,母乳喂养可为婴儿提供全面的营养和充分的情感交流,有助于婴儿获得最佳的生长发育和安全感;有助于产妇子宫收缩和产后体重恢复,还可以降低乳腺癌的发病率。夫妻双方都需要充分了解这些益处,做好纯母乳喂养至婴儿6月龄的心理准备。

3.乳房护理

孕中期乳房开始逐渐发育,应适时更换胸罩的型号,选择能完全罩住乳房并有效支撑乳房底部及侧边、不挤压乳头的型号,以避免其过于压迫乳房而妨碍乳腺发育。孕中晚期可对乳头、乳晕进行按摩、揉捏等护理,以增强其韧性和对刺激的耐受性。建议孕妇使用温水擦洗乳头,忌用肥皂、洗涤剂或酒精等,以免破坏保护乳头和乳晕表面的天然油脂,造成乳头皲裂,影响日后哺乳。乳头较短或内陷者,不利于产后婴儿的吸吮,可从孕中期开始每天进行向外牵拉训练。

(梅彬彬)

思考题

1.如何指导孕妇进行体重管理?

2.孕期妇女膳食和一般人群膳食有何区别?

3.杨女士,29岁,已婚,因"G1P0,妊娠10^{+5}周"来门诊常规产检。查体:生命体征、宫高、腹围等正常。杨女士既往健康,自妊娠以来孕吐反应严重,请为其提供饮食指导。

参考答案

1.孕期总增重约12kg较为适宜,其中孕早期增重不超过2kg,孕中晚期每周增重约350g。孕前体重较轻的妇女孕期增重可稍多,孕前超重/肥胖者孕期增重应减少。推荐我国孕前体重正常妇女孕期增重8~14kg,孕前低体重者增重11~16kg,超重者增重7~11kg,肥胖者增重5~9kg。

2.孕期妇女的膳食指南在一般人群膳食指南的基础上增加以下6条核心推荐:①保证孕期体重适宜增长;②常吃含铁丰富的食物,选用碘盐,合理补充叶酸和维生素D;③孕吐严重者,可少量多餐,保证摄入含必需量碳水化合物的食物;④孕中晚期适量增加奶、鱼、禽、蛋、瘦肉的摄入;⑤经常户外活动,禁烟酒,保持健康生活方式;⑥愉快孕育新生命,积极准备母乳喂养。

3.杨女士正处于孕早期阶段,此期饮食应尽量清淡适口,以促进食欲,降低妊娠反应。杨女士孕吐较明显,应根据情况适时调整进餐数量和次数,不必过分强调平衡膳食和规律进餐,可根据个人的饮食喜好和口味选用清淡适口、容易消化的食物,少食多餐,尽可能多地摄入食物,特别是富含碳水化合物的谷薯类食物。孕妇可少吃多餐,坚持在两次呕吐之间进食,保证能量的摄入,照顾孕妇的饮食偏好,不必片面追求食物的营养价值。为保证最基本的能量供应,每天必须摄取至少含有130g碳水化合物的食物。首选富含碳水化合物、易消化的食物,如米饭、面条、烤面包、烤馒头片、苏打饼干等。各种糕点、薯类、根茎类蔬菜和一些水果中也含有较多碳水化合物,可根据孕妇的口味选用。食糖、蜂蜜等的主要成分为简单的碳水化合物,易于吸收,进食量少或孕吐严重时食用可迅速补充身体需要的碳水化合物。

为减少孕吐、增加进食量,可尝试以下饮食方案。①选择含水分少的谷类制品,如烤馒头、烤面包、饼干或稠粥等,尝试晨起或睡觉前吃。②避免煎炸和油腻的食物,或引起反胃恶心的食物。③适当补充维生素B$_1$、维生素B$_2$、维生素B$_6$和维生素C等,根据个人口味,少量多次食用新鲜水果、酸奶等。如果还是达不到130g碳水化合物的基本进食目标,应寻求医师帮助,考虑给予营养支持。

第五章　哺乳期人群的营养

学习目标

1.简述哺乳期妇女的生理代谢特点。

2.分析哺乳期妇女的营养需求。

3.应用哺乳期妇女膳食指南的内容,正确指导哺乳期妇女的营养管理。

4.针对哺乳期常见营养问题,提出正确应对措施,并开展营养健康教育。

哺乳期妇女(乳母)既要分泌乳汁、哺育后代,又要逐步补偿妊娠、分娩时的营养素损耗并促进各器官、系统功能的恢复,因此比一般育龄期妇女需要更多的营养。与一般女性相同,乳母的膳食也应该是由多样的食物组成的平衡膳食,除保证哺乳期的营养需要外,乳母的膳食还会影响乳汁的滋味和气味,对婴儿未来接受食物和建立多样化膳食结构产生重要影响。科学、合理的营养干预对产后乳母的身体康复、乳汁分泌具有重要意义。

第一节　乳母的生理代谢特点

一　激素水平改变

产妇从胎盘娩出至全身各器官(乳腺除外)恢复至正常非孕期状态,一般需要6周,这一时期称为产褥期。分娩后随着胎盘的娩出,母体内雌激素、孕激素水平急剧下降,至产后1周时已降至未孕时水平。胎盘生乳素与产后6h在体内已不能测出。分娩后,下丘脑分泌的催乳素抑制因子显著减少,从而使垂体前叶分泌催乳素。因此,催乳素水平急剧上升,甚至可达到非孕时的20倍,促使乳汁大量分泌。

三　乳汁分泌

乳汁分泌是一个非常复杂的神经-内分泌调节过程,是泌乳激素与泌乳反射共同作用的结果。与乳汁分泌相关的两种主要激素:催乳素和缩宫素。催乳素可以作用于乳腺腺泡的分泌细胞,促使乳汁分泌;而缩宫素作用于乳腺腺泡的肌上皮细胞,使肌上皮细胞收缩,使乳汁分泌到乳管内。从孕中期开始,乳房开始有合成乳汁的能力,此阶段由于大量雌激素和孕激素的作用,乳汁不会大量分泌。产后随着胎盘的娩出,伴随体内激素水平的变化,在催乳素的作用下,乳房开始大量泌乳。催乳素是乳汁合成的基础,但乳汁分泌在很大程度上还是取决于哺乳时婴儿的吸吮刺激。此外,乳母的营养、睡眠、健康情况和情绪状态都将影响乳汁的分泌。

第二节　乳母的营养需求

哺乳期妇女是具有特殊生理需要的人群,她们通过乳汁向幼小的婴儿提供营养。这一时期母亲和婴儿的营养状况关系着人类后代生长和人口素质,关系着国家的发展和兴衰。母亲在孕期通过增加体内脂肪,为产后泌乳储备能量,因此哺乳期的膳食能量需要没有明显增加。与孕前相比,纯母乳喂养婴儿的母亲每天的能量需要量增加450~500kcal,通过适当增加进食量、均衡膳食即可满足。乳汁中的营养素含量相对稳定,一般不会受到母亲膳食和营养状况的影响,长期、严重缺乏营养的母亲除外。

一　能　量

哺乳期乳母对能量的需要量增加。乳母的能量需要除满足自身的能量消耗外,还需满足泌乳的能量消耗。中国营养学会建议我国乳母膳食能量需要量(EER)比同等劳动强度非孕妇增加400kcal/ld。

二　蛋白质

乳母对蛋白质的需要量增加,所需蛋白质包括自身需要和分泌乳汁的消耗,因此乳母需要每日摄入足量、优质的蛋白质。根据《中国居民膳食营养素参考摄入量(2023版)》的建议,在一般成年女性基础上乳母每日应增加蛋白质25g,达到每日80g。鱼、禽、肉、蛋、奶及大豆类食物是优质蛋白质的良好来源。

三　脂　肪

一般而言,每次哺乳过程中后段乳中脂肪含量比前段乳的含量高,这样有利于控制婴儿的食欲。母乳中脂肪含量与乳母膳食脂肪的摄入量有关。脂类与婴儿的脑发育有密切关系,尤其是不饱和脂肪酸对中枢神经的发育特别重要。目前,我国乳母脂肪推荐摄入量与成人的相同,膳食脂肪供能占总能量的20%~30%。

四 矿物质

1.钙

人乳钙含量比较稳定,约为24mg/100mL,乳母每天通过乳汁分泌的钙约200mg。若乳母膳食钙摄入量不能满足需要,母体将动员骨骼中的钙来维持母乳中的钙保持相对稳定,而乳母可因缺钙而患骨质软化症。为了保证乳汁中钙含量的稳定及母体钙平衡,应保证乳母每日钙的摄入量。根据《中国居民膳食营养素参考摄入量(2023版)》建议,哺乳次数并不会影响乳母中老年时期骨健康,因此提示不需要增加额外需要量,其RNI与同龄女性的一致,为800mg/d。奶类富含钙且易于吸收,是钙的最好食物来源。因此,乳母若每天饮奶总量达500mL,则可获得约540mg钙,加上选用深绿色蔬菜、豆制品、虾皮、小鱼等含钙较丰富的食物,则可100%达到推荐摄入量。同时,乳母还应补充维生素D或晒太阳,增加钙的吸收和利用。

2.铁

乳母每天因泌乳损失铁大约为0.3mg,加上补充妊娠和分娩时的铁消耗,以及月经恢复后的铁损失,乳母每日铁的需要量大约为2.0mg。乳母膳食铁RNI为24mg/d,UL为42mg/d。

五 维生素

1.脂溶性维生素

乳汁中的维生素A、维生素D、维生素E含量受乳母摄入量的影响。乳母的维生素A RNI比一般成年女性增加600μg RAE/d,UL为3000μg RAE/d。乳母维生素D的RNI为10μg/d,UL为50μg/d。一般不需额外补充,只要保证良好的营养和充足的阳光照射,即能保持正常的维生素D营养状况。

2.水溶性维生素

乳母维生素B_1的RNI为1.5mg/d,维生素B_2的RNI为1.7mg/d,维生素B_{12}的RNI为3.2μg/d。乳汁中的维生素C含量变异较大,我国推荐乳母维生素C的RNI为150mg/d。乳汁中维生素C与乳母的膳食有密切关系。只要经常吃新鲜蔬菜与水果,特别是鲜枣与柑橘类,基本能满足需要。

六 水

乳母每天分泌乳汁,加上自身代谢的增加,水需要量也相应增加。每日应比孕前增加1100mL水的摄入,可鼓励乳母多补充吃流质食物如鸡汤、鲜鱼汤、猪蹄汤、排骨汤、菜汤、豆腐汤等,每餐都应保证有带汤水的食物。但汤的营养密度不高,过量喝汤会影响其他食物如主食和肉类的摄取,造成贫血和营养不足等问题,因此喝汤也有讲究。避免餐前喝太多汤而影响进食量,尽量少喝多油浓汤。

第三节　哺乳期妇女膳食指南

随着经济发展和生活方式改变,哺乳期妇女,特别是产褥期妇女,其营养和健康面临新的挑战。针对乳母当前存在的营养健康问题,哺乳期妇女膳食指南在《中国居民膳食指南(2022)》平衡膳食八条准则的基础上,增加以下5条核心推荐。

一　产褥期食物多样不过量,坚持整个哺乳期营养均衡

部分产妇在分娩后1~2d内可能会感到疲劳无力或食欲较差,可选择较清淡、稀软、易消化的食物,如面片、挂面、馄饨、粥、蒸或煮的鸡蛋及煮烂的肉菜,之后就可过渡到正常膳食。剖宫产的产妇,术后约24h胃肠功能恢复,应再给予术后流食1d,但忌用牛奶、豆浆、大量蔗糖等胀气食品;待产妇情况好转后给予半流食1~2d,再转为普通膳食。若采用全身麻醉或手术情况较为复杂的剖宫产术后妇女的饮食应遵医嘱安排膳食。

乳母整个哺乳期(包括产褥期)均应坚持食物多样,以满足自身营养需求,保证乳汁营养和母乳喂养的持续性。每天的膳食应包括谷薯类、蔬菜水果类、畜禽鱼蛋奶类、大豆坚果类食物。通过选择小分量食物、同类食物互换、粗细搭配、荤素双拼、色彩多样的方法,实现食物多样化。

二　适量增加富含优质蛋白质及维生素A的动物性食物和海产品,选用碘盐,合理补充维生素D

乳母膳食蛋白质的质和量对泌乳有明显影响。当蛋白质与能量摄入量降低时,泌乳量可减少到正常的40%~50%。如果乳母的膳食蛋白质质量差,摄入量又不足时,还会影响乳汁中蛋白质的含量和组成。乳母膳食蛋白质需要有所提高,在一般成年女性基础上每天增加25g,达到每天80g,并保证优质蛋白质的供给。鱼、禽、肉、蛋、奶及大豆类食物是优质蛋白质的良好来源。最好一天选用3种以上优质蛋白质的食物,数量适当,合理搭配,以获得所需要的优质蛋白质和其他营养素。

此外,乳母的维生素A推荐量比一般成年女性增加600μg RAE,动物肝脏富含活性维生素A(视黄醇),利用效率较高,每周增选1~2次猪肝(总量85g)或鸡肝(总量40g),可以达到推荐摄入量。乳母膳食碘推荐摄入量比非孕非哺乳女性增加120μg/d,总量达到240μg/d。按照碘盐摄入量5g/d计算,每天通过食盐摄入碘量约100μg。因此,乳母要达到240μg/d碘的推荐量以满足身体需要,除选用碘盐烹调食物外,还需增加碘含量比较丰富的海产品摄

入,如海带、紫菜、贻贝等,建议每周摄入 1~2 次富含碘的海产品。可提供 $140\mu g$ 碘的常见食物有:海带(鲜,120g)、紫菜(3g)、贻贝(40g)、海鱼(50g)。

三 家庭支持,心情愉悦,睡眠充足,坚持母乳喂养

家人应充分关心乳母,帮助其调整心态,舒缓压力,树立母乳喂养的自信心;信念和态度是支撑母乳喂养行为的动力,是决定母乳喂养成功与否的关键。家庭成员以及医疗卫生专业人员要协助乳母建立母乳喂养信念,并坚持下去。

乳母应生活规律,每日保证 7~9h 睡眠,以促进乳汁分泌和产后恢复。为此,睡眠环境要保持适宜(空气清新、温湿度适宜、母子同室),生活规律和婴儿保持一定程度的同步,尤其在产褥期;婴儿满 3 个月后要逐渐建立睡眠规律,尤其养成夜间长睡眠习惯;调整产后心理状态,避免焦虑和抑郁等;睡前活动固定有序,确保入睡前处于安静状态,睡前半小时或更久要远离手机、电视、电脑等电子设备。

四 增加身体活动,促进产后恢复健康体重

产后应循序渐进适度增加身体活动,即使剖宫产的产妇术后 24h 也应下床活动。产褥期以低强度活动为主,包括日常生活活动、步行、盆底运动和伸展运动等,减少静坐和视屏时间。自然分娩产妇一般在产后第 2 天就可以开始做产褥期保健操,每 1~2d 增加 1 节,每节做 8~16 次(见图 5-1)。所有产妇不宜在分娩后很快恢复高强度运动以及过早负重劳动。

产褥期保健操各节具体做法如下。

第 1 节:仰卧,深吸气,收腹部,然后呼气。

第 2 节:仰卧,两臂直放于身旁,进行缩肛与放松运动。

第 3 节:仰卧,两臂直放于身旁,双腿轮流上举和并举,与身体呈直角。

第 4 节:仰卧,髋与腿放松,分开稍屈,脚底放在床上,尽力抬高臀部及背部。

第 5 节:仰卧起坐。

第 6 节:跪姿,双膝分开,肩肘垂直,双手平放床上,腰部进行左右旋转动作。

第 7 节:全身运动,跪姿,双臂支撑在床上,左右腿交替向背后高举。

产后 6~8 周应咨询专业人员(尤其剖宫产者),根据产妇的分娩情况、身体恢复和体重状况,逐渐增加身体活动量和强度,开始进行有氧运动,如散步、慢跑、游泳等。一般从每天 15min 逐渐增加至每天 30min,每周 4~5 次,形成规律;并逐渐增加骨骼和肌肉的抗阻力运动。WHO 建议产后女性逐渐恢复至每周至少 150min 中等强度有氧运动,并认为对于产后体重恢复以及降低产后抑郁风险是非常有利的;如果在孕前有进行剧烈有氧运动的习惯(能耐受),产后可以继续保持这样的运动习惯;此外,产后女性应减少静坐时间,任何形式、任何强度的身体活动都可以获得更多的健康效益。

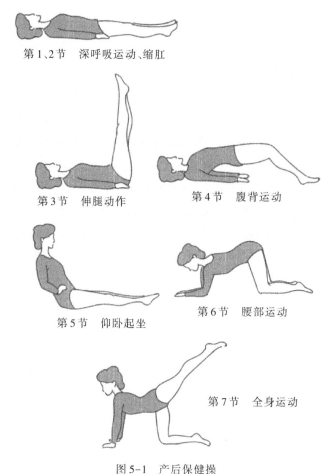

第1、2节　深呼吸运动、缩肛

第3节　伸腿动作

第4节　腹背运动

第5节　仰卧起坐

第6节　腰部运动

第7节　全身运动

图5-1　产后保健操

五　多喝汤和水，限制浓茶和咖啡，忌烟酒

乳母每天摄入的水量也与乳汁分泌量密切相关。饮水量不足时，可使乳汁分泌量减少，故乳母每天应多喝汤水。此外，由于产妇的基础代谢较高，出汗多，再加上乳汁分泌，需水量高于一般人。因此，乳母每日需水量应比一般人增加500~1000mL，每餐应保证有带汤水的食物。

浓茶和咖啡里含有较多的咖啡因，研究显示哺乳期母亲摄入咖啡因可引起婴儿烦躁及影响婴儿睡眠质量，长期摄入可影响婴儿神经系统发育。婴儿3个月内，乳母应避免饮用含咖啡因的饮品，如咖啡、茶。3个月后，乳母每日咖啡因摄入量应低于200mg。咖啡中咖啡因的含量因咖啡豆品种和加工方法有很大不同，低咖啡因咖啡，如一杯意式咖啡中咖啡因的含量可能低至50mg，而一杯滴滤咖啡中咖啡因的含量可高达200mg。对于不了解品种和制作方法的咖啡，乳母每天饮用不要超过一杯。浓茶中的咖啡因含量也较高，乳母可饮用淡茶水补充水分。

烟草中的尼古丁可进入乳汁，且吸烟可通过抑制催产素和催乳素进而减少乳汁的分泌。

研究证明,母亲饮酒后3~4h,其泌乳量可减少约20%。除了降低泌乳量外,饮酒还可改变乳汁的气味,从而减少婴儿对乳汁的摄取。母亲饮酒对婴儿睡眠亦有影响,国外曾有报道,母亲饮用酒精后3.5h内婴儿睡眠时间显著减少。在一项前瞻性的队列研究中,研究者发现母亲饮酒可对婴儿粗大运动发育产生不利影响。烟酒对婴儿健康有害,乳母忌吸烟饮酒,并防止母亲及婴儿吸入二手烟。

第四节 哺乳期常见营养问题及应对

一 常见营养问题

1.营养素缺乏症

由于要分泌乳汁哺育婴儿,乳母需要的能量及各种营养素较多。孕前营养不足且孕期和哺乳期摄入营养素不足的情况下,乳汁分泌量就会下降。当乳母的各种营养素摄入量不足,最常见的指征是体重减轻,或可出现各种不同营养素缺乏的症状。

2.血脂和脂蛋白异常血症

乳母为哺育婴儿,往往摄入过多的高能量、高碳水化合物、高脂肪、高蛋白质的食物,使能量摄入过多,造成超重或肥胖,在某一时间段内可能会出现血脂异常和脂蛋白异常血症。

3.缺铁性贫血

产后出血且出血量大,在没有及时补充铁剂和叶酸的情况下,易有不同程度的缺铁性贫血发生。

二 应 对

1.营养素缺乏症

针对乳母存在的上述营养健康问题,具体参照本章"第三节 哺乳期妇女膳食指南"给出的建议。

2.血脂和脂蛋白异常血症

针对乳母存在的上述营养健康问题,无论是否进行药物治疗,都必须坚持控制饮食和改善生活方式。参照《中国居民膳食指南(2022)》平衡膳食八条准则,具体如下。

(1)在满足每日必需营养的基础上控制总能量,建议摄入胆固醇<300mg/d,摄入脂肪不应超过总能量的20%~30%。

(2)脂肪摄入优先选择富含n-3多不饱和脂肪酸的食物,如深海鱼、植物油。

(3)建议每日摄入碳水化合物占总能量的50%~65%,碳水化合物以谷类、薯类和全谷物为主。

(4)控制体重,维持健康体重(BMI 20.0~23.9kg/m²)。

（5）戒烟,限酒。

（6）坚持规律的中等强度代谢运动,建议每周5~7d,每次30min。

3．缺铁性贫血

（1）多进食富含铁的食物:动物血、肝脏及红肉中铁含量丰富,吸收率高,乳母每日摄入瘦肉50~100g,每周摄入1~2次动物血或肝脏20~50g,基本能满足哺乳期自身对铁的需要。

（2）摄入足量的新鲜蔬菜、水果:蔬菜中的铁虽然吸收率相对较低,但富含维生素C,有助于提高膳食铁的吸收与利用率。水果中除维生素C外,枸橼酸、果糖等也有助于铁的吸收,可通过进食新鲜水果或随餐饮用鲜榨果汁以促进铁的吸收。

（3）减少影响铁吸收的因素:食物中的植酸盐、草酸盐、磷酸盐、碳酸盐、钙、锌等会影响铁的吸收,茶叶中的鞣酸和咖啡、可可中的多酚类物质也会影响铁的吸收,应避免上述食物与富含铁的食物同食。

（4）选用含铁的强化食物:研究表明,食物强化是改善人群铁缺乏和缺铁性贫血最经济、最有效的方法,因此必要时可选用强化铁的酱油、面粉和其他制品。

（5）补充铁剂:首选口服铁剂,如硫酸亚铁、右旋糖酐铁,餐后服用可减少胃肠道反应。一般服用2个月左右血红蛋白即可恢复正常,但应再继续服用4~6个月,待铁蛋白恢复正常后再停药。

（屠乐微）

思考题

1.请结合所学知识阐述哺乳期妇女特殊的营养需求。

2.结合《哺乳期妇女膳食指南》,试制定乳母的一日食谱。

3.如何保证乳母每日的钙摄入量,并举例说明。

参考答案

1.特殊营养需求包括:

（1）乳母膳食能量需要量（EER）比同等劳动强度非孕妇增加400kcal/ld;

（2）膳食蛋白质摄入量在一般成年女性基础上乳母每日应增加蛋白质25g,达到每日80g;

（3）乳母膳食铁推荐摄入量为24mg/d,比同龄成年女性基础上增加8mg/d;

（4）乳母的维生素A推荐摄入量比一般成年女性增加600μg RAE/d;

（5）乳母维生素B_1的RNI为1.5mg/d,维生素B_2的RNI为1.7mg/d,维生素B_{12}的RNI为3.2μg/d,乳母维生素C的RNI为150mg/d,比同年龄成年女性均有增加。

2.乳母一日食谱举例（约2150kcal/d）。

早餐:白菜猪肉包子（90g）+煮鸡蛋（中等大小1个）+蒸红薯（280g）+清炒生菜（150g）。

早加餐:牛奶（250mL）+苹果（中等大小1个）。

午餐:小米饭(150g)+芹菜炒牛肉(200g)+清蒸小黄鱼(220g)+菠菜猪肝汤(200g)。

午加餐:橙子(中等大小1个)+核桃芝麻百合羹(150g)。

晚餐:杂粮饭(150g)+香菇炒鸡胸肉(150g)+鲫鱼豆腐汤(150g)+木耳炒青菜(200g)。

晚加餐:牛奶(250mL)+蒸玉米(中等大小1根)。

3.乳母每日钙的推荐摄入量为800mg/d。

举例:牛奶500mL约含钙540mg,一份豆腐(100g)约含钙120mg,一份清炒生菜(约150g)约含钙100mg,一份木耳炒青菜(约150g)约含钙80mg,合计钙摄入约840mg,达到每日钙的推荐摄入量。

第六章　特殊孕产妇的膳食营养策略

学习目标

1. 了解相关疾病的定义和诊断标准：肥胖、妊娠期高血糖、妊娠期高血压疾病。
2. 理解常见妊娠合并症、素食主义者和青少年孕妇的膳食营养管理策略。
3. 运用相关知识为常见妊娠合并症患者、素食主义者和青少年孕妇制定合适的营养宣教方案。

案例导入

张兰兰,26岁,职员,单胎,身高160cm,体重74kg,现孕13周来院初次产检。一般情况良好,自诉孕前体重68kg,无规律运动习惯,怀孕后更是以需要休息保胎为理由,几乎很少运动。家人以怀孕需要增加营养促进胎儿发育为理由,每天常规给兰兰加餐一次,进食滋补品以补充各类营养,兰兰像"大熊猫"一样被保护起来,因此在前3个月体重再度创下了新高,增加6kg。请思考：

(1)针对以上案例,我们应对孕妇和家属做哪些健康宣教呢?

(2)如何为该孕妇做一份合适的孕期保健计划?

(3)在后续妊娠中,我们需要重点关注和监测哪些情况?

第一节　肥　胖

肥胖症(obesity)是一种由多因素共同作用而导致的慢性代谢性疾病,指机体内总脂肪含量过多和(或)局部脂肪含量增多及分布异常。近年来,肥胖在全球范围内以惊人的速度增长,并呈现快速蔓延的趋势,已成为世界性的健康问题。我国自改革开放以来,随着居民生活节奏的加快、膳食结构的改变以及体力活动水平的降低,肥胖人口占比不断增加,已成为严重影响着国人身心健康的主要公共卫生问题。《中国居民营养与慢性病状况报告(2020年)》发布的数据显示,我国18岁及以上居民超重率、肥胖率分别为34.3%、16.4%,其中6岁至17岁的儿童青少年超重肥胖率接近20%,成年女性的超重率和肥胖率分别为33.2%和14.9%,且农村地区超重率及肥胖率的增幅均高于城市。

一　肥胖概述

(一)肥胖的分类

1.继发性肥胖

继发性肥胖指因继发于某种疾病所引起的肥胖,包括范围较广。临床上继发于神经-内分泌-代谢紊乱基础上的肥胖病或遗传性疾病所致的肥胖。

(1)下丘脑病变:各种原因引起的下丘脑综合征,包括遗传性代谢缺陷、创伤、出血、炎症、肿瘤等,均有可能引起肥胖症。

(2)垂体病变:垂体前叶功能减退症、垂体瘤等。

(3)甲状腺功能减退症:原发或继发于下丘脑-垂体-甲状腺病变者均可引起肥胖,主要是由于代谢率低下,脂肪动员相对较少,常伴有黏液性水肿。

(4)皮质醇增多症:多种原因引起体内皮质醇过多所致。因体内各部位脂肪组织对皮质醇激素的敏感性不同,故出现面部、颈部、躯干部脂肪沉积增多,而四肢脂肪组织分布相对减少,形成典型的向心性肥胖。

(5)胰岛素病变胰岛素瘤、功能性自发性低血糖症:反复发作的低血糖迫使患者通过增加进食来缓解症状。食欲亢进加之高胰岛素血症使合成代谢增加,导致患者肥胖,脂肪分布呈普遍性,皮下脂肪丰满。胰岛素瘤患者中约有40%伴有肥胖。

(6)性腺功能减退症及其他:女性更年期综合征及少数多囊卵巢综合征、男性无睾或类无睾综合征及一些与遗传相关综合征均可引起肥胖。

2.遗传性肥胖

遗传性肥胖指遗传物质变异导致的一种极度肥胖,较为罕见,例如Laurence-Moon-Bardet-Biedl综合征、Prader-Willi综合征及Down综合征等。

3.单纯性肥胖

单纯性肥胖指排除由遗传性肥胖、代谢性疾病、外伤或其他疾病所引起的继发性、病理性肥胖,而单纯由于能量摄入和消耗之间不平衡所造成的全身性脂肪过量积累,常存在家族聚集倾向。单纯性肥胖可发生于个体发育的不同阶段,但在某些特殊情况下因人体自身需要,也可以使个体处于脂肪蓄积过多状态,如孕期及哺乳期的肥胖。

(二)对母婴健康的影响

肥胖不仅是心血管疾病、糖尿病、高血压、肿瘤等多种慢性病的重要危险因素,而且对于围产期人群的影响更不容忽视。

1.对母体的影响

(1)增加妊娠合并症的风险:肥胖孕妇由于脂肪细胞过于肥大,胰岛素受体在单位面积上的分布减少,从而导致胰岛素敏感性下降和妊娠期高血糖的发生,进而引发妊娠期糖尿病。肥胖孕妇由于内分泌代谢紊乱,血脂水平较高,且前列腺素分泌过少,导致其血流动力学发生异常改变与血液浓缩,容易发生妊娠期高血压疾病。这些妊娠合并症不仅影响孕妇的身体健康,还可能影响胎儿的发育,可能导致胎盘早剥、心脏病、肺水肿等严重并发症。

(2)增加剖宫产率:孕妇肥胖会造成脂肪在腹壁、盆腔或阴道内大量堆积,产道变狭窄,加上孕期体重过度增长易导致巨大儿,从而提高了剖宫产的发生率。

(3)增加难产风险:肥胖的孕妇身体脂肪过多,可能削弱肌肉力量,导致宫缩无力、分娩时间延长,甚至增加大出血的风险。此外,腹部脂肪过多也会增加剖宫产的难度。

(4)增加产后出血风险:肥胖产妇分娩时易发生胎位异常和梗阻性难产,导致产程中出现宫缩乏力,而宫缩乏力很容易导致胎盘剥离不全或剥离后滞留,增加产后出血发生率。此外,肥胖产妇因会阴脂肪过高和血运丰富,可增加器械助产的概率,加之肥胖产妇巨大儿发生概率的增加,从而增加产后出血的风险。

(5)增加产后感染率:与肥胖孕妇剖宫产率增加、手术时间延长、病原菌易感性增强以及巨大儿发生风险高有关。

2.对胎儿新生儿的影响

(1)影响胎儿发育:肥胖孕妇更可能发生胰岛素抵抗,导致机体代谢异常,从而导致胎儿高胰岛素血症并加速胎儿在母体内生长发育,进而导致巨大儿的发生。此外,肥胖孕妇的血压过高也会影响胎儿的发育,可能导致胎儿发育迟缓或神经管缺陷。

(2)增加早产风险:孕妇肥胖后容易发生妊娠期高血压疾病,而妊娠期高血压在治疗性早产的病因中居首位,因此妊娠期高血压会增加早产的发生率,且发生率与妊娠期高血压疾病的严重程度呈正相关。此外,肥胖孕妇的高胆固醇血症和高三酰甘油与早产的风险增加也有关。

(3)增加不良妊娠结局风险:孕妇肥胖导致胎儿体质量过大和产道阻力增加胎儿窘迫、产伤、死产风险增加。肥胖的孕妇由于卵巢功能下降和卵子质量下降,可能导致受精卵质量不佳,增加流产的风险。同时,肥胖孕妇的死胎风险也高于正常体重的孕妇。

(4)精神相关类疾病:肥胖女性体内游离脂肪酸增多,脂肪酸可以通过胎盘增强氧化应激和炎性反应,进而对胎儿的认知功能产生负面影响,也可能通过上调与氧化应激反应相关的基因表达影响胎儿神经、精神的发育,表现为智力发育障碍、孤独症谱系障碍等。此外,孕妇肥胖产生的过剩营养物质和代谢性激素(如葡萄糖和瘦素),可以通过胎盘屏障,使胎儿长期暴露于过剩的营养物质及高代谢激素中,从而使胎儿胰腺代偿性过度分泌胰岛素,长期的高胰岛素血症会破坏血-脑脊液屏障的功能,影响胰岛素的活性,进而影响学习和认知功能,严重者可导致注意缺陷多动障碍等。

(5)心血管系统疾病:由于母体营养过剩,所以损伤胎儿心脏的收缩功能,容易导致胎儿心功能障碍。

（6）代谢性疾病：肥胖孕妇的胎儿更易暴露于葡萄糖和脂肪酸，适宜水平的葡萄糖和脂肪酸有益于胎儿脑组织发育，过度暴露不仅会影响胎儿脂肪组织发育、增加胎儿脂肪细胞生成能力和出生后对脂肪的存储能力，还会影响下丘脑和胰腺小岛细胞的发育，增加其出生后肥胖和1型糖尿病的发病风险。

（7）哮喘：肥胖属于慢性低度炎症反应，肥胖孕妇机体内的炎症反应可更进一步影响胎儿的肺功能，增加其哮喘的发生风险。

（三）肥胖的评估及诊断

目前已建立多种诊断或判定肥胖的标准和方法，但是尚没有统一的规范标准。正常情况下，18岁以上男性体内脂肪量约占体重的15%~18%，女性约为20%~25%，根据体内脂肪量和脂肪分布情况进行肥胖的诊断有利于减少漏诊率。以下介绍在临床上和流行病学调查中估计肥胖程度较为常用的几种方法。

1.体质指数（body mass index，BMI）法

BMI计算公式为：$BMI(kg/m^2)=$体重$(kg)/$身高^2。该指标考虑身高和体重因素，与体脂肪的百分含量有明显相关性，能较好地衡量肥胖程度，受到国内外较多学者的认可。

世界卫生组织（WHO）对肥胖程度划定了界限值（见表6-1），该标准是根据欧美人群资料制定，对于身材矮小的亚太地区人群欠适宜。我国制定了自己的标准，$24.0kg/m^2 \leqslant BMI < 28.0kg/m^2$为超重，$BMI \geqslant 28.0kg/m^2$为肥胖。BMI法简单、实用，不受性别影响，但在使用时也有其局限性。例如，肌肉发达的运动员或存在水肿的患者，使用BMI诊断会高估其肥胖程度，而相较于脂肪组织，老年人的肌肉组织减少更多，计算出的BMI，又会低估其肥胖程度。

表6-1　WHO制定的体质指数界限表

分类	BMI/(kg·m⁻²)
低体重	<18.5
正常体重	18.5~24.9
超重	25.0~29.9
1级肥胖	30.0~34.9
2级肥胖	35.0~39.9
3级肥胖	≥40.0

2.理想体重（ideal body weight，IBW）法

理想体重又称标准体重。我国常用的计算理想体重的公式有3个。

公式1　理想体重（kg）=身高（cm）－105（适用于成年男性）

公式2　理想体重（kg）=［身高（cm）－100］×0.85（适用于成年女性）

公式3　理想体重（kg）=身高（cm）－100（适用于身高不足150cm者）

WHO推荐的衡量肥胖方法为:肥胖度=[实际体重(kg)－理想体重(kg)]/理想体重(kg)×100%。判断标准为:肥胖度≥10%为超重;20%~29%为轻度肥胖;30%~49%为中度肥胖;≥50%为重度肥胖。

3.腰围和腰臀比

中国人群的诊断标准为:85cm≤成年男性腰围<90cm、80cm≤成年女性腰围<85cm可判断为中心型肥胖前期;成年男性腰围≥90cm、成年女性腰围≥85cm可判断为中心型肥胖。亚洲人群的脂肪不仅累积于腹部,内脏更容易进驻,当男性腰臀比>0.90,女性腰臀比>0.85,即可考虑为中心型肥胖。

4.皮褶厚度法

测量肩胛骨下和上臂肱三头肌处的皮褶厚度,然后两者相加。一般男<35mm,女<45mm,超过该数值可考虑为肥胖。

5.体脂含量

体脂含量指体内脂肪的含量或脂肪占总体质量的百分比,可初步评估体内脂肪成分的多少及分布,正常成年男性的脂肪含量占质量的10%~20%,女性为15%~25%。目前测定脂肪含量的方法有:双能 X 线吸收法(dual energy X-ray absorption method,DEXA)、生物电阻抗法(bioelectrical impedance method,BIA)、超声、皮褶厚度法、水下称重系统法。DEXA可较为准确地评估脂肪、肌肉、骨骼的含量及分布,是目前公认的检测方法;BIA存在误差,可作为初步筛查应用。目前多以男性体脂含量≥25%、女性体脂含量≥30%作为肥胖的判定标准。

6.内脏脂肪面积

内脏脂肪面积(visceral fat area,VFA)作为腹型肥胖诊断金标准,可以准确、直观地反映内脏脂肪聚积,常用的方法有腹部 CT 和 MRI 检查,并且可同时测量皮下脂肪面积(subcutaneous fat area,SFA),从而较为精准地反映脂肪分布,但由于费用昂贵,限制了临床推广,中国参考 WHO 标准将 VFA≥80cm² 诊断为腹型肥胖。

7.其　他

基于人体测量学指标计算出的相关参数也可用于肥胖的评估,如身体形态指数(a body shape index,ABSI)=腰围(/BMI×身高),ABSI作为 2012 年提出的人体美学参数,联合BMI可更好地预测心血管事件在内的肥胖相关风险,且 ABSI 与 VFA 呈显著正相关。内脏脂肪的质地(CT检查图像特征)在肥胖患者代谢结局、手术干预疗效预判中均具有较强的指示意义。

(四)肥胖的防治管理原则

肥胖的防治需要行饮食、运动、药物、健康教育等多方面的综合管理,且针对不同目标人群应采取不同的预防和控制措施。

1.群体预防

一方面,监测超重与肥胖发病率的相关数据,定期监测抽样人群的体重变化,了解其变化趋势,警惕群体超重率和肥胖率的过速增长。另一方面,要积极做好宣传教育,引导民众健康的生活方式,提倡平衡膳食,戒烟、限酒和限盐,防止能量摄入超过能量消耗;教育民众关注自己的体重,预防体重增长过多、过快;提醒有肥胖倾向的个体(特别是腰围超标者)定期检查与肥胖有关疾病危险的指标,尽早发现高血压、血脂异常、冠心病和糖尿病等隐患,并及时治疗。

2.高危人群的选择性干预

有肥胖症高危险因素的个体和人群,应重点预防其超重肥胖程度进一步加重,以及预防出现与肥胖相关的并发症。高危险因素包括存在肥胖家族史、有肥胖相关性疾病、膳食不平衡、体力活动少等,可以通过对学校、社团、工作场所人群的筛查发现高危个体。对高危个体和人群的干预措施主要是改变高危人群的知识、态度和行为,使其意识到不良环境或生活方式因素对肥胖症的发生可起促进作用,而改变膳食、加强体力活动对预防肥胖是有效的。

3.对肥胖症和伴有并发症患者的针对性干预

对已有超重和肥胖并有肥胖相关疾病的高危个体,主要管理目标是防止其体重进一步增长,最好使其体重有所降低,并对已出现的并发症进行疾病管理。干预措施包括自我监测体重、营养治疗、药物治疗、健康教育等,其中教育和行为治疗是肥胖症的基础。

围产期肥胖的营养管理

肥胖的发生虽然受遗传、环境和社会文化等因素共同影响,但根本原因是机体的能量摄入大于能量消耗,从而导致多余的能量以脂肪的形式在体内贮存。膳食营养和身体活动是肥胖防治的两大重要影响因素,对肥胖孕妇进行饮食、运动等生活方式干预可有助于改善妊娠结局。营养(医)师须以营养评估结果为依据,结合根据孕妇的饮食喜好及经济状况制定个性化的营养干预方案。

(一)营养评估

1.初步评估内容

①详细询问肥胖史,包括肥胖起始时间、持续时间、家族史、既往治疗史(减重方法、持续时间、减重次数、减重效果),以及肥胖相关疾病史和特殊用药史;②针对肥胖的常见继发性因素进行诊断与鉴别,积极治疗原发性疾病;③评估孕产妇的饮食(食物过敏史、能量摄入、能量消耗、膳食结构及饮食习惯)、运动状态、心肺功能;④了解减重目的、减重意愿、减重紧迫性、进餐规律性、作息规律性、个人自律性、个人可自由支配时间等相关信息;⑤测量身高、体重、腰围、臀围、体成分分析(体脂率、体脂肪量、内脏脂肪、肌肉量等),计算体质指数(BMI)和腰臀比等,建立个人档案。

2.并发症和合并症评估

通过病史及辅助检查获取有无肥胖相关并发症和合并症,主要包括2型糖尿病及其慢性并发症(视网膜病变等)、高血压、心血管疾病、代谢相关脂肪性肝病、慢性肾脏病、多囊卵巢综合征、不孕不育、睡眠呼吸暂停综合征、骨关节炎、高尿酸血症及痛风、肝硬化、胆囊疾病、甲状腺疾病、结直肠癌等。

3.实验室及辅助检查

血压、血常规、尿常规、血糖(空腹及餐后)、糖化血红蛋白、糖耐量试验、胰岛素释放试验、C肽释放试验、血脂(三酰甘油、胆固醇、低密度脂蛋白胆固醇和高密度脂蛋白胆固醇)、肝功能、肾功能(血尿酸),以及肝脏B超等。必要时加测促甲状腺激素、甲状腺功能、皮质醇、性激素、维生素、微量元素、脂肪酸(ω-6与ω-3脂肪酸比例)及炎性指标、超重或肥胖相关基因、肠道菌群、骨代谢指标及骨密度等。

4.能量摄入情况和能量消耗情况评估

通常采用24h膳食回顾法、三日称重法和食物频率问卷等方法评估患者能量摄入情况。如果有孕期适用的间接能量测定仪,可以使用间接能量测定仪检测患者的静息代谢率,而后根据活动量来估算患者每日的总能量需求。如果没有间接能量测定仪,可采用估算法基于理想体重(IBW)计算患者的每日能量需要量,一般卧床者IBW为15~20kcal/kg,轻体力活动者IBW为20~25kcal/kg,中体力活动者IBW为25~30kcal/kg,重体力活动者IBW为35kcal/kg。

(二)营养管理原则和建议

1.控制总能量的摄入

能量摄入大于消耗是肥胖的根本成因,因此对于肥胖的营养防控首先是控制总能量的摄入。可根据其实际能量需要量,分别给予超重或肥胖个体85%、80%的摄入标准,以达到能量负平衡。在控制总能量摄入的同时需保障能量来源的合理性,建议蛋白质摄入量占总能量的15%~20%,脂肪占总能量的30%以下,碳水化合物占总能量的50%~60%。对少数极度肥胖的孕妇,可考虑给予极低能量饮食并进行短时间治疗,此时需进行密切的医学监测。进行能量控制时,一定要循序渐进。能量减少过多或过快,不仅会影响或损害母婴健康,而且难以坚持,依从性差。

2.调整食物的选择

在控制总能量摄入的基础上,进一步对各种营养素摄入的来源进行调整,也有助于促进体重的减少,预防不良反应的发生。

(1)调整宏量营养素的来源

在总能量摄入一定的前提下,宏量营养素的类型不同,对机体能量代谢及健康效应也不同。因此,在限制总能量的基础上,对各种宏量营养素的食物选择也有一定的限制。蛋白质的摄入建议多摄入优质蛋白,对含嘌呤高的动物内脏应加以限制;脂肪的摄入可选用含单不饱和脂肪酸或多不饱和脂肪酸丰富的油脂和食物,少食富含饱和脂肪酸的动物油脂和食物;碳水化合物的摄入应选择谷类食物,多选择粗杂粮,如玉米面、燕麦、莜麦等,严格限制糖、巧克力、含糖饮料及零食。

（2）保证维生素和矿物质的供应

机体内多种维生素和矿物质参与能量和物质代谢的调节。保证充足的维生素和矿物质的摄入,不仅有助于孕期控制体重,还能预防和改善代谢紊乱。新鲜蔬菜和水果能量相对较低,且含有丰富的水溶性维生素如维生素C,营养丰富且饱腹感明显,所以在体重控制时不宜过分限制。食盐能引起口渴并刺激食欲和增加体重,不利于肥胖治疗,故每天食盐摄入量以控制在5g以内为宜。

肥胖女性孕期发生维生素D缺乏的风险较高,孕前BMI从22kg/m增加至34kg/m²,孕妇和新生儿维生素D缺乏症的发生率分别增加2倍和2.1倍。一项前瞻性队列研究发现,肥胖女性预防性服用高剂量维生素D可有效抑制体重增长,提高维生素D水平,改善妊娠结局和新生儿结局,且不影响其内分泌代谢。应加强对肥胖女性孕期维生素D水平的检测,并适量补充维生素D。

（3）增加膳食纤维的摄入

富含膳食纤维的食物有益于健康,尤其是对肥胖者,因此膳食纤维的摄入可不加限制,每天膳食纤维的供给量以25~30g为宜。高膳食纤维食物包括粗粮、蔬菜、水果等。

3.三餐合理分配

进餐规律、定时定量、养成良好饮食行为是维持健康体重的基础。定时定量有利于避免漏餐而带来下一餐的进食量增加。推荐三大正餐三小加餐,一般全天热量分配比例为早餐10%~15%、中餐20%、晚餐30%,各加餐5%~10%。在分配一日三餐食物时,应体现两点:一是将动物性蛋白和脂肪含量多的食物尽量安排在早餐和午餐吃,晚上以清淡为主,利于消化;二是三餐的能量供应应该午餐>早餐>晚餐。膳食的烹调方法则宜采用蒸、煮、烧、氽等,忌用油煎和炸的方法。

4.行为指导建议

不良的行为习惯是引起肥胖的重要因素。在进行体重管理前,体重管理团队需要评估患者行为习惯,针对存在的问题提出改善建议,并与患者达成共识。行为方式干预包括:建议患者每日记录体重、饮食及运动情况;避免久坐、规律作息;控制进食速度、足量饮水、避免暴饮暴食、减少在外就餐、减少高糖、高脂肪、高盐食物;积极寻求家庭成员及社交圈的鼓励和支持,必要时接受专业肥胖教育和指导。

5.运动指导建议

推荐肥胖患者根据自身健康状况及个人偏好,在专业医师或运动教练指导下制订合理的运动计划。必要时可进行心肺功能测定及运动平板心电图检查,以帮助确定最大耐受心率。运动计划必须包含明确的目标和持续的效果评价。在实现这些目标时,运动时间应根据运动强度调整。增加运动需要循序渐进,以达到每周 3~5d,总计≥150min 的中等强度有氧运动(运动时心率范围为 64%~76%,最大心率或运动强度(能量代谢当量)为 3~6MET(1MET =3.5mL/(kg·min),每 6 次训练增加 5% 的强度,直到 65% 最大负荷),并隔日进行一次抗阻肌肉力量训练,每次 10~20min。进行抗阻训练时,在安全范围内选择针对大肌群的中等到高强度的短时剧烈运动,休息间隔少于 1min,有助于增加骨骼肌含量,强化减肥效果。此外,运动前后的热身、拉伸,以及逐步增加运动负荷有助于确保坚持训练计划和避免受伤。

6.心理指导建议

肥胖及过往减重失败经历等因素易增加患者心理负担,更进一步影响减重治疗效果。应在心理治疗师协作下加强心理干预,帮助患者增加自信,缓解压力与抑郁、焦虑情绪,提升患者体重控制效果和孕期生活质量。

7.互动管理

利用互联网技术,实现“互联网+体重管理”服务。营养(医)师可以借助专业的体重管理平台实现实时信息推送、记录饮食运动及监测指标(包括语音、视频、图片、文字等形式)以及减重期间的咨询与指导,以提高与患者的互动性和依从性。

三 围产期肥胖的预防

预防肥胖病比治疗更易奏效,也更有意义。最根本的预防措施是适当控制进食的总量及种类,自觉避免高糖、高脂、高热量的食物,经常进行体力活动和运动锻炼。要做好围产期肥胖病营养预防,首先要在全社会范围内对围产期女性及相关人群开展一级预防及健康教育。正确认识肥胖,既不轻视,也不过度紧张恐惧,养成良好的生活方式、饮食习惯,改变不合理的饮食结构等,使围产期人群当中肥胖的危险因素水平大大降低,从而控制肥胖的发生。此外,要提高对危险因素易感人群识别,并及时给予医疗监督,以控制肥胖的进展。

1.防止孕期体重增长过多

妊娠是女性全生命周期的特殊时段,一个人的健康维系着两个人的生命,其能量需要量较孕前有所增加。因此,应对孕妇加强营养教育,使其适当进行体力活动,保持合理的孕期体重增长,不单纯为控制体重而限制饮食。一般情况下,孕妇在妊娠全过程中体重增加在11kg 左右较为理想,产科并发症也最低。对于孕前不同 BMI 水平的中国孕妇,其妊娠期增重范围和增重速率推荐值见第四章。对孕期体重增加过多或过快者,应对其饮食进行适当控制,避免过多油脂和脂肪过多食物的摄入,主食多选择富含膳食纤维的全谷物、薯类和杂豆,适当增加叶菜和瓜果类蔬菜的摄入以增加饱腹感,杜绝含糖饮料及零食,必要时以低脂或脱脂奶制品替代全脂奶制品,从而减少导致能量过剩的不良膳食因素,并增加身体活动和运动能量消耗,以达到能量摄入和消耗的平衡。

2.预防婴幼儿肥胖

从孕中期胎儿至幼儿期 5 岁以前,是人一生中机体生长发育最为旺盛的时期,这一时期能量摄入超量,将会促使全身各种组织细胞,包括脂肪细胞增生肥大,为终身打下"脂库"加固解剖学基础,故一个机体的肥胖预防工作应从早期即开始,其重点是纠正传统婴儿越胖越好的错误观念,切实掌握好能量摄入与消耗平衡,勿使能量过剩。对哺乳期婴儿来说,提倡母乳喂养,强调母乳喂养对于预防肥胖发生意义,当母乳不足而进行人工喂养时也应按照婴儿实际需要进行适度喂养。

四　肥胖的健康教育

1.必须坚持预防为主,从儿童、青少年开始,从预防超重入手,并终身坚持。

2.采取综合措施预防和控制肥胖症,积极改变人们的生活方式。包括改变膳食、增加体力活动、矫正引起过度进食或活动不足的行为和习惯。

3.鼓励摄入低能量、低脂肪、适量蛋白质和糖类,富含微量元素和维生素的膳食。

4.控制膳食与增加运动相结合以克服因单纯减少膳食能量所产生的不利作用。两者相结合可使基础代谢率不致因摄入能量过低而下降,达到更好的减重效果。积极运动可防止体重反弹,还可改善心肺功能,产生更多、更全面的健康效益。

5.应长期坚持减体重计划,但速度不宜过快,不可急于求成。

6.必须同时防治与肥胖相关的疾病,将防治肥胖作为防治相关慢性病的重要环节。

(徐萌艳、何桂娟)

第二节　妊娠期高血糖

我国《妊娠期高血糖诊治指南(2022)》将妊娠合并糖尿病的概念更新为妊娠期高血糖(hyperglycemia in pregnancy)。伴随我国糖尿病患病人数的快速增长以及生育政策的不断调整,妊娠期高血糖的发生率也在升高,已成为产科最常见的妊娠合并症。妊娠期规范化管理有助于降低高血糖相关的母儿近远期并发症,而且对于全生命周期理念下预防糖尿病也具有关键作用。妊娠期高血糖可分为三大类:①孕前糖尿病合并妊娠(pregestational diabetes mellitus,PGDM);②糖尿病前期,包括空腹血糖受损(impaired fasting glucose,IFG)和糖耐量受损(impaired glucose tolerance,IGT);③妊娠期糖尿病(gestational diabetes mellitus,妊娠期高血糖),包括经过营养管理和运动指导可将血糖理想控制的A1型和需要加用降糖药物才能将血糖理想控制的A2型。有效预防和治疗妊娠期高血糖不仅有利于改善短期内母婴围产期结局,还可减少与妊娠期高血糖相关的远期并发症,打破母代向子代传播不良代谢记忆的恶性循环,减轻社会经济负担。

一 妊娠期高血糖概述

(一)流行病学

在全球范围内,妊娠期高血糖的患病率在过去几十年中持续增加。根据国际糖尿病联合会(International Diabetes Federation,IDF)的数据,2017年妊娠期高血糖的全球发生率约为14%,其中非洲、北美洲和亚洲的发病率分别为9%、12.6%和21%。Meta分析结果显示,中国人群妊娠期高血糖发病率为11.91%,高于同地区东亚和东南亚国家,如日本、韩国和泰国都低于8.0%。妊娠期高血糖的患病率在中国不同的城市和地区有所不同,因为中国土地广阔,并且人口众多,在地区、种族、饮食和生活习惯方面存在差异。

(二)危险因素

在孕早中期,因胎儿摄取葡萄糖增加、肾血流量及肾小球滤过率增加、雌孕激素增加等使血糖水平随妊娠进展而下降,到孕中晚期,因胎盘催乳素、雌孕激素、皮质醇等的抗胰岛素作用,使胰岛素需求量相应增加,若孕妇胰岛素分泌受限不能维持这一生理代偿变化,将导致血糖升高,或使原有糖尿病加重。

有以下危险因素者更易出现妊娠期高血糖:①孕前超重或肥胖(尤其是重度肥胖);②一级亲属患2型糖尿病;③妊娠期高血糖史、巨大儿分娩史或大于胎龄儿分娩史;④多囊卵巢综合征(PCOS)病史;⑤反复尿糖阳性;⑥孕妇年龄≥35岁;⑦不明原因的死胎、死产、流产史;⑧胎儿畸形;⑨羊水过多或羊水过多史;⑩本次妊娠期发现胎儿大于孕周;⑪反复外阴阴道假丝酵母菌病;⑫吸烟或被动吸烟等。

(三)对母婴健康的影响

1.对母体的影响

(1)增加妊娠期高血压疾病的发生风险:妊娠合并糖尿病可影响血管功能,导致血管内皮增厚和管腔狭窄,其发生妊娠期高血压疾病的风险为正常妇女的3~5倍。

(2)增加感染的发生风险:糖尿病患者抵抗力下降,易合并感染,以泌尿系感染最常见。

(3)增加不良妊娠结局的风险:妊娠期糖尿病孕妇羊水过多的发生率较非糖尿病孕妇多10倍;巨大儿发生率明显增高,难产、产道损伤、手术产概率高;产程长,易发生产后出血。早期高血糖可使胚胎发育异常,自然流产率可高达15%~30%。

(4)有糖尿病酮症酸中毒的风险:孕期血糖控制不理想时易出现酮症,严重时导致酮症酸中毒。孕早期酮症酸中毒有致畸作用,妊娠中晚期易导致胎儿窘迫及胎死宫内,严重者会导致孕产妇死亡。

(5)增加产后患糖尿病的发生风险:妊娠期高血糖患者有很大可能在产后血糖恢复正常,但日后出现2型糖尿病的风险明显增高。妊娠期高血糖孕妇再次妊娠时复发率高达

33%~69%,其中17%~63%将发展为2型糖尿病,心血管系统疾病的发病率也增高。

2.对胎儿及新生儿的影响

(1)巨大儿发生风险增加:发生率可高达25%~40%。胎儿因长期高血糖刺激胰岛β细胞产生大量胰岛素,促进蛋白质、脂肪合成和抑制脂解作用,可导致巨大儿。

(2)胎儿畸形、早产、流产风险增加:孕早期血糖异常可增加胎儿神经系统和心血管畸形的发生风险,严重者可导致流产;其早产发生率约为10%~25%,多与羊水过多、妊娠期高血压疾病、胎儿窘迫以及其他严重并发症有关。

(3)胎儿宫内发育受限:少见,主要见于严重糖尿病伴有血管病变时。

(4)新生儿呼吸窘迫综合征(NRDS)发生率增加:高血糖刺激胎儿产生高胰岛素血症,使胎儿肺表面活性物质产生及分泌减少,导致胎儿肺成熟延迟,新生儿尤其是早产儿易发生NRDS。NRDS的主要临床表现为进行性呼吸困难,这是导致新生儿死亡的主要原因。

(5)新生儿低血糖:孕妇血糖控制不佳时可导致胎儿体内出现高胰岛素血症,而新生儿脱离母体高血糖环境后高胰岛素血症仍存在,从而导致新生儿发生低血糖。新生儿低血糖会影响大脑等神经系统的能量代谢和发育,严重时可危及新生儿生命。

(6)远期影响:妊娠合并糖尿病孕妇的子代发生糖尿病、肥胖、高血压等慢性代谢性疾病的风险较正常孕妇显著增高。糖尿病孕妇的子代在其妊娠期也易发生妊娠期高血糖,形成代际效应。

(四)诊断标准

自20世纪90年代以来,妊娠期糖尿病的诊断标准在中国一直存在争议并不断变化,当前中国各地医疗机构最常使用的诊断标准是基于2011年推出的具有里程碑意义的国际糖尿病与妊娠研究组(International Association of Diabetes and Pregnancy Study Groups, IADPSG)诊断标准。

1.孕前糖尿病合并妊娠

妊娠期高血糖根据其糖尿病类型分别诊断为1型糖尿病(type 1 diabetes mellitus, T1DM)合并妊娠或2型糖尿病(type 2 diabeets mellitus, T2DM)合并妊娠。除孕前已确诊为糖尿病外,符合下列条件之一者可诊断为妊娠期高血糖:①空腹血糖(FPG)≥7.0mmol/L(126mg/dL);②伴有典型的高血糖或高血糖危象症状,同时任意随机血糖≥11.1mmol/L(200mg/dL);③糖化血红蛋白(HbA1c)≥6.5%;④孕期75g口服葡萄糖耐量试验(oralglucosetolerancetest, OGTT)的2h血糖≥11.1mmol/L。值得注意的是,亚洲人群单纯依据妊娠期OGTT-2h血糖≥11.1mmol/L诊断为妊娠期高血糖者,产后6周~1年行OGTT检查时仅10.7%达糖尿病诊断标准,因此建议该类孕妇在孕期按照妊娠期高血糖管理,产后行OGTT检查以更进一步明确诊断。

2.糖尿病前期

推荐所有孕妇在首次产前检查时进行空腹血糖筛查,若FPG≥5.6mmol/L可诊断为妊娠合并IFG,明确诊断后应进行饮食指导,妊娠期可不行OGTT检查。

3.妊娠期糖尿病

妊娠期高血糖是指孕期首次发生的糖代谢异常。孕期首次发现当血糖已升高至糖尿病标准时,将其诊断为妊娠期高血糖。妊娠期高血糖的诊断方法如下:

(1)孕妇在首次产前检查时进行空腹血糖筛查,若FPG<5.1mmol/L,于妊娠24~28周行75g OGTT。OGTT的空腹、口服葡萄糖后1h、2h的血糖值应分别小于5.1、10.0、8.5mmol/L,任何一个时间点血糖值达到或超过上述标准即诊断为妊娠期高血糖。

(2)OGTT方法:试验前连续3天正常体力活动和饮食,每日进食碳水化合物不少于150g。进行OGTT前一晚餐后禁食8~10h至次日晨(最迟不超过上午9时,避免空腹时间过长而导致的清晨反应性高血糖而影响诊断。),检查期间禁食、静坐、禁烟。检查时,先抽取空腹静脉血,然后口服含75g葡萄糖(溶于300mL水中,5min内服完),再分别测定服糖后1h、2h静脉血糖(从饮糖水第一口开始计算时间)。采用葡萄糖氧化酶法测定血浆葡萄糖水平。

(3)对于具有妊娠期高血糖高危因素的孕妇,首次OGTT检查结果正常者,必要时可在孕晚期重复OGTT检查。

(五)治疗管理原则

妊娠期高血糖管理的最终目标为维持血糖在正常范围、降低围产期并发症。对于糖尿病、糖尿病前期或有妊娠期高血糖史的女性,建议在孕前进行全面体格检查和病情评估,包括血压、眼底、肾功能、糖化血红蛋白等确定糖尿病的分级,评估是否适合妊娠,并在孕前应尽量将HbA1c控制在6.5%以内。孕期通过个体化的医学营养治疗、生活方式管理、血糖监测以及药物治疗等多种方式控制血糖水平。

二 妊娠期高血糖的营养管理

妊娠期高血糖对母婴的影响程度取决于糖尿病的病情及血糖控制水平。病情较重或者血糖控制不良者,对母婴影响极大,近、远期并发症风险较高。营养治疗是各类型糖尿病治疗的基石,遵医嘱进行饮食和运动治疗,并结合血糖监测,可有效控制糖尿病孕妇的血糖水平,降低其相关不良妊娠结局,特别是巨大儿发病率。美国糖尿病学会(American Diabetes Association,ADA)建议所有妊娠期糖尿病孕妇应尽可能接受专业营养师的咨询,评估其食物摄入、代谢状态、生活方式、经济因素等,并根据孕妇的身体和体质量制定个体化的医学营养方案。医学营养治疗的目标是使孕妇摄入足量能量,保证孕期体重适宜增加,达到并维持正常的血糖水平,避免酮症的发生。

(一)糖尿病一日门诊

个体化医学营养治疗的依从性对妊娠期糖尿病孕妇减少孕期并发症和围产结局有重要

影响。国内外研究均显示,妊娠期高血糖营养管理依从性好的孕妇其妊娠期高血压、早产、剖宫产的发生率明显低于依从性差的孕妇。

目前我国不少医院已开展糖尿病一日门诊,它是孕期营养门诊针对妊娠期合并糖尿病全新的管理模式,在提高孕妇依从性方面有显著优势。其内容如下。①由产科医生、糖尿病专科护士组成一日门诊管理团队。②参加一日门诊的妊娠期高血糖孕妇需要从早上7:30到下午3:00待在医院,由一名专职护理人员全程陪同。③通过在医院一整天的活动安排,包括体验医院的糖尿病营养餐(早餐、早加餐、午餐、午加餐),通过妊娠糖尿病个性化营养配餐课程及食物模型,让妊娠期高血糖孕妇清楚了解:每天需要多少的能量控制,吃多少份的食物,每种食物应该吃多少量。通过食物交换份法指导,学会给自己制作个性化的营养食谱,让配餐营养均衡且丰富多样。④体验餐后运动形式:通过运动理论课与散步运动,让妊娠期高血糖孕妇清楚明白为什么高血糖了一定要运动? 运动可以怎样帮助控制血糖,孕期运动应该注意什么? 指导监测血糖、并学会记录膳食日记。⑤在一天的门诊活动中穿插进行健康小讲课:内容包括:妊娠期糖尿病的定义及风险? 孕期运动对血糖的影响? 什么是食物交换份? 如何监测血糖及注意事项? 血糖仪怎么使用? 血糖降低到什么程度算合适? 最后,课程结束后由护理人员将参加活动的妊娠期高血糖孕妇拉入母婴保健微信群中,定期随访及答疑解惑。

妊娠期高血糖孕妇可以在专科医院糖尿病一日门诊中积极进行孕前咨询,了解相关知识,从而在妊娠期进行更好的自我管理。

(二)膳食管理方案

1.合理控制总能量摄入

妊娠期高血糖孕妇应合理控制每日总能量摄入,控制能量摄入有助于维持血糖水平和妊娠期适宜的体重增长,同时有助于降低巨大儿的风险;但过分限制能量摄入(少于1500kcal/d)会发生酮症,对孕妇和胎儿都会产生不利影响。建议根据孕前BMI和孕期体重增长速度指导每日摄入的总能量,制定个体化、合理的膳食方案。一般孕早期不低于1600kcal/d(1kcal=4.184kJ),孕中晚期以1800~2200kcal/d为宜;伴孕前肥胖者应适当减少能量摄入,但孕早期不低于1600kcal/d。每天的餐次安排为3次正餐和2~3次加餐,早、中、晚三餐的能量应分别控制在每日摄入总能量的10%~15%、30%、30%,每次加餐的能量可以占5%~10%。

2.产能营养素的供能比分配

(1)碳水化合物:碳水化合物是饮食中能量供应的最主要来源,其摄入不足可能导致酮症的发生。妊娠期高血糖孕妇每日碳水化合物的摄入量应不低于175g,碳水化合物摄入量以占总热量的50%~60%为宜。碳水化合物的摄入主要分在3次正餐和2~3次加餐中,应优先选择多样化、血糖生成指数(glycemicindex,GI)较低、对血糖影响较小的食物。GI超过70的食物被认为是高GI食物,低于55的食物被认为是低GI食物。低GI碳水化合物有助于降低孕期体重增长过度的风险,并能够改善葡萄糖耐量、减轻妊娠导致的胰岛素抵抗、减少妊娠期高血糖孕妇胰岛素的使用、降低妊娠期高血糖孕妇分娩巨大儿的风险,有助于改善妊娠期高血糖孕妇的结局。肥胖孕妇可以适当减少碳水化合物的摄入量占总能量的比例。

(2)蛋白质:应保证充足的蛋白质摄入,以满足孕妇孕期生理调节及胎儿生长、发育所需。建议蛋白质供能比15%~20%,每日蛋白质摄入量不应低于70g,其中动物性蛋白占1/3以上。孕中晚期进一步增加蛋白质的摄入量。

(3)脂肪:建议脂肪供能比25%~30%。应适当限制高饱和脂肪酸含量食物的比例,如动物油脂、红肉类、椰奶、全脂奶制品等,减少油炸食品的摄入量,饱和脂肪酸摄入量不应超过总能量摄入的7%;单不饱和脂肪酸如橄榄油、山茶油等,应占脂肪供能的1/3以上;减少或限制反式脂肪酸的摄入量,以降低低密度脂蛋白胆固醇、增加高密度脂蛋白胆固醇的水平。另外,建议每周摄入两次以上能提供n-3不饱和脂肪酸的鱼类。

3.保证充足的膳食纤维

膳食纤维如水果中的果胶,海带、紫菜中的藻胶,某些豆类中的胍胶和魔芋粉等,对于控制餐后血糖上升速度、改善葡萄糖耐量和降低血胆固醇具有一定的作用。膳食纤维还有助于降低孕期便秘、妊娠期高血糖和子痫前期的发生风险,推荐膳食纤维每日摄入量25~30g。

4.保证维生素和矿物质的摄入

妊娠期高血糖孕妇对维生素和矿物质的需求量方面暂未发现与健康孕妇有何不同,因此可参照中国营养学会发布的孕妇膳食营养素推荐摄入量。孕妇对铁、叶酸和维生素D需要量增加了近1倍,钙、磷、硫胺素、维生素B6需要量增加了33%~50%,锌、核黄素需要量增加了20%~25%,维生素A、B12、C、硒、钾、生物素、烟酸的需要量增加18%,推荐此期增加富含铁、叶酸、钙、维生素D、碘等食物的摄入。多项研究证明,增加叶酸、镁、维生素D、锌的膳食摄入有助于降低孕期的空腹血糖水平、胰岛素和胰岛素抵抗水平,降低妊娠期高血糖的发生风险。

根据不同的每日总能量摄入水平,各类食物的推荐摄入量如表6-2所示。

表6-2 妊娠期高血糖孕妇每日各类食物的推荐摄入量(kcal/份)

食物种类	推荐每日能量摄入总量及食物交换份			
	1600kcal	1800kcal	2000kcal	2200kcal
谷薯类	800(9)	900(10)	920(10)	1000(11)
蔬菜类	90(1)	90(1)	140(1.5)	200(2)
水果类	90(1)	90(1)	90(1)	100(1)
奶制品	180(2)	270(3)	270(3)	270(3)
肉蛋豆类	270(3)	270(3)	360(4)	360(4)
油炸类、坚果类	170(2)	180(2)	220(2.5)	270(3)
合计	1600(18)	1800(20)	2000(22)	2200(24)

（三）体重管理

妊娠期高血糖孕妇应根据孕前BMI制定妊娠期的增重目标，与健康孕妇并无不同。对于中国孕妇的具体增重推荐值见第四章，孕前正常体重孕妇妊娠期增重约8.0~14.0kg，孕前超重和肥胖孕妇妊娠期增重应在医疗干预指导情况下个性化减少。

（四）运动管理

1.运动的作用

人体内由胰岛素参与的葡萄糖代谢70%~85%发生在骨骼肌，规律运动有利于生理上骨骼肌肉收缩，提高人体肌肉的耐受力，使流经肌肉的血液灌注增多，氧供增加，从而使肌肉的无氧代谢能力得到加强，肌肉加快对葡萄糖的摄取、增加了体能的消耗。骨骼肌对葡萄糖的摄取增加，体内的糖异生过程被抑制，肌糖原合成增加，减少随饮食摄入而带来的血糖大幅度升高，糖耐量被改善，降低血糖波动幅度，稳定血糖水平，故其在维持葡萄糖水平稳定方面发挥着重要作用。同时，科学、规律、有效的运动可以改善妊娠期的胰岛素抵抗，减少对胰岛素的需求增量要求，改善血糖水平。分子生物化学观察到经常进行规律运动能够增加机体骨骼肌内葡萄糖转运蛋白4(glucosetrans-porterisoform4，GLUT4)的数目且转运能力增强，总体效应上使胰岛素葡萄糖转运能力得到显著提高。孕早期即开始每周规律运动，可使超重和肥胖孕妇妊娠期高血糖的发生风险显著下降，并可有效控制超重和肥胖孕妇孕期体重增长、减轻其孕期胰岛素抵抗程度。另有研究报道，对于孕前BMI正常的孕妇，运动也可显著降低妊娠期高血糖的发生风险。对于妊娠期高血糖孕妇，饮食联合运动治疗可使其需要胰岛素治疗的比例显著降低，胰岛素治疗的起始时间明显延迟以及胰岛素治疗的药物剂量显著减少。同时，孕中晚期规律运动，可显著降低妊娠期高血糖孕妇巨大儿发生率。

2.运动原则

无运动禁忌证的孕妇，建议1周中至少运动5天，每天进行30min中等强度的运动。孕妇运动时心率达到40%~59%最大心率范围(计算方法为220－年龄)提示运动达中等强度水平。孕前无规律运动的孕妇，孕期运动时应由低强度开始，专业人士指导，开具运动处方，循序渐进。

妊娠期高血糖运动疗法的禁忌证包括：严重心脏或呼吸系统疾病、妊娠期高血压疾病控制不理想(包括妊娠合并高血压者血压水平控制不理想及重度子痫前期者病情控制不理想)、重度贫血、甲状腺疾病控制不理想、子宫颈机能不全、多胎妊娠(三胎及以上)、前置胎盘(妊娠28周后)、持续阴道流血、先兆早产、胎膜早破、胎儿生长受限等。此外，当孕妇孕期运动时出现以下情况时，应停止运动：阴道流血、规律并有痛觉的宫缩、阴道流液、呼吸困难、头晕、头痛、胸痛、肌肉无力影响平衡等。

3.运动形式

有氧运动及抗阻力运动均是孕期可接受的运动形式。孕期进行有氧运动结合抗阻力运动的混合运动模式比单独进行有氧运动更能改善妊娠结局,推荐的运动形式包括步行、快走、游泳、固定式自行车运动、瑜伽、慢跑和力量训练。孕期应避免引起静脉回流减少和低血压的体位,如仰卧位运动。此外,孕期使用胰岛素治疗者,运动时要做好低血糖的防范。

孕期应避免的运动形式包括易引起摔倒、外伤或者碰撞的运动,如接触性运动(如冰球、拳击、足球和篮球等)和一些高风险运动(如滑雪、冲浪、越野自行车、骑马等)。孕期,尤其是孕早期,还应避免引起母体体温过高的运动,如高温瑜伽或普拉提。潜水和跳伞等运动在孕期也应当避免。

三 妊娠期高血糖的预防

妊娠期高血糖常在孕中期被诊断,诊断后再起始干预对改善母亲及新生儿结局的作用可能有限,寻找有效的妊娠期高血糖预防策略非常重要。生活方式干预,包括饮食和运动干预,是预防妊娠期高血糖的有效一线预防策略,还可以减少高危人群向妊娠期糖尿病的进展。

1.饮食干预

有研究显示,高动物性蛋白、高动物性脂肪及高糖类摄入与妊娠期高血糖发生风险增加有关,而植物性蛋白、植物性脂肪和膳食纤维是妊娠期高血糖的保护因素。地中海饮食(MedDiet)、停止高血压饮食(DASH)、替代健康饮食指数饮食(AHEI)、维生素型饮食(其特点是食用富含维生素 A、胡萝卜素、维生素 B_2、维生素 B_6、维生素 C、膳食纤维、叶酸、钙和钾的饮食)等膳食模式可影响不同人群的妊娠期高血糖发病率。无论哪种膳食模式,坚持以植物性食物为主的饮食均显示出降低妊娠期高血糖发生风险的潜力。这提示我们应提倡以植物性和谷类食物为主的多样化饮食,以减少妊娠期糖尿病的发生风险。但目前关于孕前饮食干预预防妊娠期高血糖的循证证据尚不充分,还需要更多的数据支撑。

2.运动干预

无论是在糖尿病的预防还是治疗中,运动均发挥重要作用。荟萃分析显示,孕前或孕早期运动量大的孕妇妊娠期高血糖风险更低。研究显示,从孕早期开始对超重/肥胖孕妇进行运动干预,妊娠期高血糖发病率明显下降。

3.膳食补充剂

关于膳食补充剂预防妊娠期高血糖的证据尚不完全充分。部分研究结果显示适量补充维生素 D、肌醇可降低妊娠期高血糖的发生风险,但尚需进一步研究并明确其有效性、适宜人群和合适剂量。

(1)维生素 D:维生素 D 可与胰岛 β 细胞上的受体结合,参与胰岛素分泌的调节。与正常糖耐量孕妇相比,妊娠期高血糖患者维生素 D 水平更低,维生素 D 缺乏可能是妊娠期高血糖的危险因素之一。有研究发现,妊娠期高血糖高危人群孕早期、孕中期补充维生素 D 可有效降低妊娠期高血糖的风险。

（2）肌醇：肌醇是肌醇磷酸多糖（inositol phosphate glycan，IPG）的一种异构体，作为一种细胞内的胰岛素信号调节因子。多项研究表明，肌醇可降低高危人群（多囊卵巢综合征、T2DM家族史、超重、肥胖）妊娠期高血糖的发生率。

（徐萌艳、顾娇娇）

第三节　妊娠期高血压疾病

妊娠期高血压疾病（hypertensive disorders of pregnancy，HDP）是妊娠与血压升高并存的一组疾病，占全部妊娠的5%~10%，所造成的孕产妇死亡人数约占与妊娠相关的死亡总人数的10%~16%，是孕产妇死亡的第二大原因，其主要症状有高血压、蛋白尿、水肿等。2013年美国妇产科医师学会（ACOG）妊娠期高血压疾病指南将其分为4类，即妊娠期高血压、子痫前期/子痫、高血压、高血压并发子痫前期/子痫。在我国中华医学会妇产科学分会妊娠期高血压疾病学组于2020年4月发布的《妊娠期高血压疾病诊治指南（2020）》中，采用的也是这一分类法。

一　妊娠期高血压疾病概述

（一）流行病学

通常欧美国家的妊娠期高血压发病例数占所有孕妇的6%~10%，在东南亚地区、我国的人群发病率约为5.6%~9.4%，人群发病率较为相似。但不同地区因气候、饮食习惯及诊疗水平等，不同地区的发病率水平存在较大差异。美国心脏病学会杂志（*Journal of the Americam College of Cardiology*）中一篇关于妊娠期高血压发病率的研究论文指出在9862例妊娠中，约7.3%患有妊娠期高血压疾病，3.3%患有先兆子痫。不同年限妊娠期高血压疾病的发病率并不一致，总体上呈上升趋势，2019年的患病率达5.04%，近年其患病率、发病率的升高可能与人们的生活模式及饮食习惯有关。

（二）危险因素

流行病学调查发现，妊娠期高血压疾病可能与以下因素有关：①子痫前期病史、高血压病史、肾脏病史、抗磷脂抗体阳性；②年轻孕产妇（年龄≤18岁）或高龄孕产妇（年龄≥35岁）者；③精神过度紧张或受刺激致使中枢神经系统功能紊乱者；④妊娠间隔时间≥10年；⑤孕早期收缩压≥130mmHg或舒张压≥80mmHg；⑥营养不良，如贫血、低蛋白血症者；⑦体形矮胖者，即体重指数[体重（kg）/身高（m）²]>28者；⑧子宫张力过高（如羊水过多、多胎妊娠、糖尿病巨大儿等）者；⑨家族中有高血压史，尤其是孕妇之母有重度妊娠期高血压疾病史者。

(三)对母婴健康的影响

1.脑

妊娠期高血压疾病可能引发脑血管痉挛,通透性增加,如脑水肿、充血、局部缺血、血栓形成及出血等。CT检查脑皮质呈低密度区,并有相应的局部缺血和点状出血,提示脑梗死,这与昏迷及视力下降、失明期相关。大范围脑水肿所致中枢神经系统症状主要表现为感觉迟钝、思维混乱。

2.肾　脏

血浆蛋白自肾小球漏出形成蛋白尿。肾血流量及肾小球滤过量下降,导致血浆尿酸浓度升高,血浆肌酐上升。肾脏功能严重损害可导致少尿及肾衰竭,病情严重时肾实质损害。

3.肝　脏

子痫前期可出现肝功能异常,特征性损伤是门静脉周围出血,严重时门静脉周围坏死。肝包膜下血肿形成,甚至发生破裂,危及母儿生命。

4.心血管

心血管系统处于低排高阻状态,心室功能处于高动力状态,并且血管通透性增加,血管内液进入细胞间质,导致心肌缺血、间质水肿、心肌点状出血或坏死、肺水肿,严重时导致心力衰竭。

5.血　液

由于全身小动脉痉挛,血管通透性增加,血液浓缩。同时,伴有一定的凝血因子缺乏或变异所致的高凝血状态,特别是重症患者可发生微血管病性溶血。

6.子宫胎盘血流灌注

子宫螺旋小动脉充血不足导致胎盘灌流下降,螺旋动脉平均直径为正常孕妇的1/2,加之伴有内皮损害及胎盘血管急性动脉粥样硬化,使胎盘功能下降,胎儿生长受限,胎儿窘迫。若胎盘床血管破裂可致胎盘早剥,严重时母婴死亡。

(四)诊断标准

1.妊娠期高血压(gestational hypertension)

妊娠20周后首次出现高血压,收缩压≥140mmHg和(或)舒张压≥90mmHg;尿蛋白检测阴性。收缩压≥160mmHg和(或)舒张压≥110mmHg为重度妊娠期高血压。

2.子痫前期(pre-eclampsia)

妊娠20周后孕妇出现收缩压≥140mmHg和(或)舒张压≥90mmHg,伴有下列任意一项:①尿蛋白总量≥0.3g/24h,或尿蛋白/肌酐比值≥0.3,或随机尿蛋白≥(+)(无条件进行蛋白定量时的检查方法);②无蛋白尿但伴有以下任何一种器官或系统受累:③心、肺、肝、肾等重要器官,或血液系统、消化系统、神经系统的异常改变,胎盘-胎儿受到累及等。

子痫前期孕妇出现下述任一表现为重度子痫前期(severe pre-eclampsia)。①血压持续升高不可控制：收缩压≥160mmHg和(或)舒张压≥110mmHg；②持续性头痛、视觉障碍或其他中枢神经系统异常表现；③持续性上腹部疼痛及肝包膜下血肿或肝破裂表现；④转氨酶水平异常：血丙氨酸转氨酶(ALT)(谷丙转氨酶)或天冬氨酸转氨酶(AST)(谷草转氨酶)水平升高；⑤肾功能受损：尿蛋白总量>2.0g/24h；少尿(24h尿量<400mL，或每小时尿量<17mL)，或血肌酐水平>106μmol/L；⑥低蛋白血症伴腹水、胸腔积液或心包积液；⑦血液系统异常：血小板计数呈持续性下降并低于100×109/L；微血管内溶血，表现有贫血、血乳酸脱氢酶(LDH)水平升高或黄疸；⑧心功能衰竭；⑨肺水肿；⑩胎儿生长受限或羊水过少、胎死宫内、胎盘早剥等。

3.子痫(eclampsia)

子痫前期基础上发生不能用其他原因解释的强直性抽搐，可以发生在产前、产时或产后，也可以发生在无临床子痫前期表现时。子痫的典型临床表现为患者首先出现眼球固定，瞳孔放大，瞬即头向一侧扭转，牙关咬紧，继而口角与面部肌肉颤动，全身及四肢肌肉强直性收缩(背侧强于腹侧)，双手紧握，双臂伸直，迅速发生强烈抽动。抽搐时呼吸暂停，面色青紫，持续约1min抽搐强度渐减，全身肌肉松弛，随即深长吸气，发出鼾声而恢复呼吸。抽搐临发作前及抽搐期间患者神志丧失，轻者抽搐后渐苏醒，抽搐间隔期长，发作少；重者则抽搐发作频繁且持续时间长，患者可陷入深昏迷状态。

4.妊娠合并慢性高血压(chronic hypertension)

既往存在的高血压病或在妊娠20周前发现收缩压≥140mmHg和(或)舒张压≥90mmHg，妊娠期无明显加重或表现为急性严重高血压；或妊娠20周后首次发现高血压但持续到产后12周以后。

5.慢性高血压伴发子痫前期(chronich hypertension with superimposed pre-eclampsia)

慢性高血压孕妇在孕20周前无蛋白尿，在孕20周后出现尿蛋白总量≥0.3g/24h或随机尿蛋白≥(+)；或在孕20周前有蛋白尿，在孕20周后尿蛋白总量明显增加；或出现血压进一步升高等上述重度子痫前期的任何1项表现。

6.妊娠高血压的特殊类型

HELP综合征(hemolyis, elevated liver enymes, and low platelets syndrome)是在子病前期基础上出现溶血、转氨酶升高和血小板减少的综合征。典型表现包括外周血涂片可见破碎红细胞，血清胆红素升高(以非结合胆红素升高为主)，血清结合蛋白降低，乳酸脱氢酶升高和血红蛋白明显降低。

(五)治疗原则

妊娠期高血压疾病的治疗目的是预防重度子痫前期和子痫的发生，降低母儿围产期并发症发生率和死亡率，改善围产结局。及时终止妊娠是治疗子痫前期-子痫的重要手段。治疗基本原则可概括为：①正确评估整体母婴情况；②孕妇休息镇静，积极降压，预防抽搐及抽搐复发,有指征地利尿,有指征地纠正低蛋白血症;③密切监测母儿情况以预防和及时治疗严重并发症,适时终止妊娠,治疗基础疾病,做好产后处置和管理。

治疗手段应根据病情的轻重缓急和分类进行个体化治疗,尽可能发现子痫前期-子痫的诱发病因(如自身免疫性疾病、甲状腺功能亢进、肾脏疾病或糖尿病等)并对症处理。对不同妊娠期高血压疾病孕妇进行分层、分类管理:①妊娠期高血压者:休息、镇静,监测母儿情况,酌情降压治疗,重度妊娠期高血压按重度子痫前期处理;②子痫前期者:有指征地降压、利尿和纠正低蛋白血症,预防抽搐,镇静,密切监测母儿情况,预防和治疗严重并发症的发生,适时终止妊娠;③子痫者:治疗抽搐,预防抽搐复发和并发症,病情稳定后终止妊娠;④妊娠合并慢性高血压者:动态监测血压变化,以降压治疗为主,注意预防子痫前期的发生;⑤慢性高血压伴发子痫前期者:兼顾慢性高血压和子痫前期的治疗,伴发重度子痫前期临床征象者按重度子痫前期处理。

三 妊娠期高血压疾病的营养管理

既往研究显示营养不良、饱和脂肪酸摄入过多等膳食因素与妊娠期高血压疾病的发生发展密切相关。孕期是生命早期1000天机遇窗口的起始阶段,营养作为最重要的环境因素,对母子双方的近期和远期健康都将产生至关重要的影响。营养管理应贯穿妊娠期高血压疾病治疗的始终。

(一)控制总能量摄入量和来源

孕前超重和肥胖、孕期体重增长过多是妊娠期高血压疾病的危险因素之一,所以孕前及孕期要注意控制膳食总能量的摄入,将孕期体重增长控制在合理范围内。多胎、妊娠期高血糖和巨大儿孕妇尤其要注意控制摄入的总能量和体重。脂肪供能比建议在20%~30%;减少饱和脂肪酸摄入量,控制其供能比在7%以内,少选择黄油、肥肉、动物油等食物;同时适当增加不饱和脂肪酸的摄入。当患者有蛋白尿时,可导致血清白蛋白偏低,建议多选大豆制品、鱼类、去皮禽类、脱脂奶类等富含优质蛋白质的食物。

(二)适度控制钠盐的摄入

钠盐摄入过多导致的水钠潴留是妊娠期发生高血压疾病的危险因素之一,但是过度限制钠的摄入并不会降低子痫前期的发生率,且会导致能量、蛋白质和钙等摄入不足,因此不推荐妊娠期严格限制钠的摄入,控制每日食盐摄入量在5g以内即可。建议不吃或尽量少吃咸肉、酱菜、腐乳等腌渍食品,同时注意食物中的"隐形盐"。

(三)保证足量的维生素与矿物质

机体内维生素和矿物质的水平与心脑血管疾病的发生具有密切关系,是影响妊娠期高血压疾病的相关因素,研究发现适当补充钙、维生素 D、铁、叶酸等营养素有利于预防子痫前期的发生。而我国孕妇铁、钙、维生素 A、维生素 B₂、叶酸等营养素缺乏较为普遍。21世纪初数据显示,我国西部农村地区未孕和未哺乳妇女缺铁性贫血的患病率约为30%,孕期可达40%~75%。尽管城市孕妇营养与健康状况优于农村孕妇,仍存在蛋白质、维生素 A、钙、铁等多种营养素的摄入量未达到推荐的每日膳食营养素供给量。

1. 叶　　酸

国外研究对比子痫前期孕期与健康孕妇血清叶酸浓度发现,子痫前期患者平均叶酸浓度明显低于正常者。加拿大卫生研究院的数据显示,孕早期至分娩孕妇每日补充 4 mg 叶酸能有效降低子痫前期发生率。妊娠期高血压疾病的发生与内皮血管受损关系密切,同型半胱氨酸(Hcy)含有高反应性巯基,在机体氧化过程中产生大量氧化产物,损害血管内皮细胞,导致舒张血管物质的含量在体内降低,致使血压升高,是妊娠期高血压疾病的危险因素。叶酸在维持机体正常 Hcy 浓度方面发挥作用,同时对胎盘着床有一定的调控作用,从而发挥预防子痫前期的作用。因此,补充叶酸可能成为预防子痫前期的有效方法。结合我国的《孕期妇女膳食指南》,建议整个孕期口服叶酸补充剂 400μg/d。

2. 钙

血清钙是孕妇妊娠期所必需的矿物质,孕妇在妊娠期对钙的需求量明显增加,易发生体内血清钙浓度下降。低钙血症与妊娠期高血压病发病相关,钙缺乏可导致甲状旁腺激素等大量释放,使血管平滑肌收缩,引起血压升高。子痫前期孕妇血清钙水平明显降低,补充钙可以预防内皮细胞活化,有助于预防子痫前期的发生。对于钙摄入低的孕妇(<600mg/d),推荐钙补充量至少为 1g/d 预防子痫前期。大豆制品、奶及奶制品富含钙且吸收率高,是膳食钙的良好来源。

3. 维生素 D

机体低水平 25-(OH)D 与子痫前期发病有关,另外有研究表明子痫前期胎盘组织中维生素 D 代谢相关基因的甲基化明显增强,提示胎盘基因参与维生素 D 代谢过程,影响胎盘形成过程及母胎界面维生素 D 的利用。维生素 D 能促进运钙蛋白合成,增强钙的吸收和提高血清钙水平,维生素 D 缺乏会导致体内血清钙进一步下降。国内外研究发现,妊娠期高血压病高危孕妇于 20~32 周补充维生素 D3 和钙,对控制血压、血糖及脂蛋白均有益处。

4. 铁

缺氧使细胞产生 miR210,miR210 作用于滋养细胞中的铁硫簇支架同系物(ISCU),使细胞发生铁代谢异常,细胞内铁沉积,进而降低滋养细胞侵袭能力。有研究提示铁缺乏在妊娠期高血压疾病发展中可能起一定作用,建议孕妇常吃含铁丰富的食物,铁缺乏严重者可在医师指导下适量补铁。

三　妊娠期高血压疾病的预防

孕期是女性生活方式改变的最佳时期,尽早在孕前或孕早期启动超重和肥胖孕妇的体重管理,帮助其建立健康生活和饮食方式,是预防妊娠期高血压疾病的重要环节。对高危孕妇,进行足够的产前检查和饮食营养管理,可有效减少分娩并发症发生,改善母婴结局,保障母婴健康。对存在肾脏疾病及高凝状况等子痫前期高危因素者,可以在妊娠早中期(妊娠12~16周)开始每天服用小剂量阿司匹林(50~150mg),依据个体因素决定用药时间,预防性应用可维持到妊娠26~28周。

知识链接

膳食模式与妊娠期高血压疾病

人们在实际生活中食用的食物品种繁多,且每种食物都含有多种营养素,以单一食物或营养素的摄入情况来评估个体营养状况并不能全面考虑到各种食物或营养素之间的相互作用,更需要考虑膳食结构或膳食模式对健康的影响。膳食模式能够直观反映整体饮食结构的变化,更真实地评价饮食与人体健康的关系。

饮食多样性评分较高的孕妇发生妊娠期高血压疾病的风险较低。基于挪威母亲和儿童队列研究发现,加工食品膳食模式会使子痫前期的发生风险增加1.21倍,而蔬菜膳食模式能够使子痫前期风险降低约28%。基于丹麦国家出生队列的研究表明,西方膳食模式(以土豆、混合肉、人造黄油、白面包为主)与妊娠期高血压、子痫前期的发生风险升高有关,而海鲜膳食模式(以鱼、蔬菜为主)与其发生风险降低有关。伊朗的一项病例对照研究结果显示,健康膳食模式(以水果、低脂乳制品、干果、坚果、蔬菜等食物为主)和伊朗传统膳食模式(以鸡蛋、土豆、豆类为主)可能是子痫前期的保护性膳食模式,而西方膳食模式(以畜肉、加工肉制品、炸土豆、咸菜为主)会增加子痫前期风险。在我国西北部农村地区,蔬菜膳食模式(以蘑菇、绿叶和十字花科蔬菜、根茎类蔬菜、瓜茄类蔬菜、豆类为主)可能通过减少尿蛋白含量使孕妇发生子痫前期的风险降低。

(徐萌艳　吴映瑛)

第四节　素食主义者

随着社会的发展和经济水平的提高,人们日益重视自身的日常饮食,主动避开高脂肪的食物,选择低脂肪的食物摄入,以此来保持良好的身体形态和健康的身体状况。素食这一饮食形态或饮食文化也逐渐盛行,且女性占比较高。素食人群指以不食用肉类、家禽类、海鲜类等动物性食物为饮食方式的人群。按照所戒的食物不同,素食者通常分为四类:一是全素食,仅仅食用植物性食品,不吃任何动物性食物及其产品;二是奶类素食,除了食用植物性食物,还可食用奶类食物;三是蛋类素食,除了食用植物性食物,还可食用蛋类食物;四是蛋奶类素食,食用植物性食物、奶类、蛋类。弹性素食者(flexitarian)于近年新出现,是指大部分时间吃素,偶尔为补充蛋白质而摄入一些畜禽肉类或水产类的素食者。由于素食人群的膳食组成缺乏动物性食物,将会增加蛋白质、维生素 B_{12}、n-3 多不饱和脂肪酸、铁、锌等营养素摄入不足和缺乏的风险。因此,有必要针对素食人群的膳食进行科学的指导。

一　概　述

(一)国内外素食现况

在中国,素食最早起于商周时期,兴于两晋南北朝,盛于两宋明清时期。古代人对素食就有所研究,梁武帝曾十分信仰佛教,严禁僧人食用肉类,并在全国范围内盛行;宋朝诗人苏东坡曾在撰写《菜羹赋》中将吃素与安贫乐道、好仁不杀及回归大自然相联系。随着时代长河的流淌,这种风气直至现代依旧十分盛行。在我国,越来越多的人崇尚素食文化。据统计,我国的素食主义人群已超 5000 万,女性占比高于男性。有数据显示猪肉在我国的销量从 2016 年的 4085 万吨逐年下滑到 2019 年的 3269 万吨。肉食销量逐步减少,这也侧面反映出素食主义在我国的流行趋势。素食文化在全球范围内也较为流行,据《光明日报》相关报道,在 2008 年北京奥运会期间,来自世界各国的运动员中有 20% 以上属于素食主义者,当时的奥运村也考虑了他们的饮食习惯并做好相应的准备。

(二)潜意识下的素食文化

人们对素食的解读不尽相同,存在各自的看法和理解。相关调查显示,超过一半的人群会将食素和低能量摄入、健康饮食方式联系在一起;约 1/3 的人认为膳食摄入要遵循大自然准则,要珍惜但凡有生命的物体,没有买卖就没有杀戮;也有一小部分人的思想观念仅停留在对一些宗教文化和部分地方风俗习惯的保留上。在肉食的供应上,部分商家为了追求经济效益,希望在较短的时间将动物饲养到可满足人们消费的体型,会在饲料中放入大量抗生素、激素等药物,这些化学物质的残留使人们对肉食类食品安全产生怀疑。因此,素食文化虽尚未十分普及,但一直被关注着。

(三)素食形态推荐

每个人对素食的遵从情况不同。有些人每周吃一到两餐的素食,日常进行荤素搭配;有些人会在每周抽出一到两天吃纯素食;也有一部分人会长年累月只进食纯素食。随着素食文化被大众逐步接受,围产期素食主义者人群所占比例势必会有所增加。我们建议,基于宗教信仰等因素已经选择素食者应给予尊重;而对于自由选择者,建议选择蛋奶素,尤其是不主张孕妇、儿童、老年人等选择全素膳食。对于已经选择素食的围产期孕妇等人群,需更加注意其饮食安排,定期进行营养状况监测,以尽早发现潜在的营养问题,从而及时调整饮食结构。长期严格素食者,会导致营养不良,体内载脂蛋白减少,反而会促进脂肪堆积在肝脏等各类问题的出现。围产期素食人群应认真设计自己的膳食,合理利用食物,以确保满足营养需要,促进母婴健康。

二 围产期素食人群膳食指南

围产期素食人群的膳食除动物性食物外,其他食物的种类与一般孕产妇人群膳食类似。因此,除了动物性食物外,一般孕产妇人群的膳食指南建议均适用于围产期素食主义者。

(一)食物多样化

所有素食者必须均衡摄取六大类食物。没有一种植物性食物能提供人体所需的全部营养素,每天应选用适量的粮谷类、大豆及其制品、蔬菜水果类和坚果,搭配恰当,从而使各类食物营养互补,比如米类食物可弥补豆类食物甲硫氨酸不足,豆类食物可弥补米类食物赖氨酸的不足。如果没有特殊因素,通常建议选择非全素类饮食,如蛋奶类素、奶类素,富含蛋白质,营养素密度高,如此所获取的蛋白质可接近非素食者。在可摄取的食物种类范围内,做到食物多样化,每天摄入的食物种类至少为12种,每周至少为25种,以满足人体对各类营养素的需求。为实现食物多样化,可以采用同类食物互换、粗细搭配和色彩搭配以增加食物品种数量;就餐时选择小份制的餐具盛用食物,也可在无形中丰富每餐食物种类。

(二)谷类为主,适量增加全谷物摄入量

不管是素食者还是一般孕产妇,谷类是维持生命健康的支柱,是素食主义者膳食能量的主要来源。谷类是提供人体碳水化合物、B族维生素、矿物质和膳食纤维等的重要来源。全谷物食物保留了天然谷物的全部成分,营养素含量更为丰富。不仅如此,谷类食物还有降低胆固醇的功效,其膳食纤维可以改善我们的消化功能,可有效缓解腹泻、呕吐症状;对于心脏和神经系统的健康也有一定的好处。因此,在围产期可适当增加谷类食物特别是全谷物的摄入量。

建议全素人群在围产期每天摄入谷类的量为250~400g,每顿正餐不少于75g;全谷类需天天有,占比达50%,不足部分可采用加餐的方式补充。围产期素食主义者及其照顾人群在选购食物方面,应特别注意食物的加工精度,少购买精米面、精白粉;适当选择全谷物食物的购买,如小米、黑米、燕麦米、玉米等。在全谷物食物烹饪方面,因加工精度低,口感较差,影响食欲,需要合理地烹调或者和其他食物例如荞麦面条、杂粮粥搭配食用,更易为孕产妇所喜爱和接受。

(三)增加大豆及其制品的摄入,选用发酵豆制品

大豆是素食主义者的重要食物,富含优质蛋白质、不饱和脂肪酸、B族维生素以及其他

人多种有益身体健康的物质,如大豆异黄酮、大豆甾醇以及大豆卵磷脂等。同时,豆类食物的纤维素对缓解孕期便秘、降低胆固醇、稳定血糖、预防心血管疾病等疾病有着一定的功效。素食主义者在围产期要比一般的孕产妇人群增加大豆及其制品的摄入量。建议围产期素食主义孕产妇每天摄入大豆量50~80g或等量的大豆制品,每天一块500g的豆腐相当于100g的大豆。

发酵的豆制品,如腐乳、豆瓣酱、酸豆角、酱油等,含有一定量的维生素B_{12},围产期人群可适量选用,但不推荐过多食用,建议控制在5~10g/d。

大豆制品种类繁多,如豆浆、豆干、豆腐、黄豆芽、豆腐皮等,消化率优于整粒大豆,可多样化巧搭配选择。油面筋、油豆腐、腐竹等属于油炸食品,含有较高油量,在围产期应控制食用量。围产期最好每顿正餐均有大豆类食物,可以早餐一杯豆浆,午餐有炒豆干,晚餐以黄豆芽入菜;在蒸煮米饭或者炒菜的时候也可以混入一把泡涨的大豆,从而轻松达到推荐量。

(四)新鲜蔬果、菌菇、海藻和坚果不可缺

新鲜的蔬菜水果对素食主义者尤为重要。蔬菜和水果不仅有丰富多彩的色泽,而且还富含多种人体所必需的矿物质、维生素和纤维素。水果和蔬菜的颜色不同,对人体的功效也不同。围产期要均衡搭配各色蔬菜,加餐时丰富水果品种。

海藻类和菌菇类食物也应该尽量多食用。由于植物性食物中几乎不含有EPA和DHA,素食人群的二十碳五烯酸(EPA)和二十二碳六烯酸(DHA)的膳食摄入量明显低于普食者,很难达到指南的推荐量。海藻类食物富集微量元素的能力极强,含有丰富的矿物质,而且还可作为素食人群n-3多不饱和脂肪酸的来源之一。菌菇类食物含有丰富的营养成分和有益于人体健康的植物化学物,如蛋白质、膳食纤维、维生素、矿物质、糖类以及菌多糖等。菌菇中含有丰富的维生素和矿物质,可作为围产期素食人群维生素,尤其是维生素B_{12}和矿物质如铁、锌的重要来源。

(五)合理选择烹调油

人体对脂肪酸的需求是多样化的,特别是须满足对必需脂肪酸的需要,因此建议围产期多变换食用不同种类的食用油。素食人群易缺乏n-3多不饱和脂肪酸,因此建议在选择食用油时,应注意选择富含n-3多不饱和脂肪酸的食用油,如亚麻籽油、菜籽油、紫苏油、豆油等。另外,不同的食用油所含的不饱和脂肪酸的含量不同。不饱和脂肪酸的含量越高,耐热的性质越不稳定,也就越容易氧化,烹饪时要根据所需温度和耐热性来正确选择食用油,比如菜籽油或大豆油适宜烹炒,亚麻籽油宜凉拌。

(六)避免营养素缺乏

围产期素食者易缺乏的营养素主要是n-3多不饱和脂肪酸、维生素B_{12}、维生素D、钙、铁和锌,日常膳食中应有意识地多选择富含这些营养素的食物(见表6-3),并定期做好营养状

况的监测,及时补充综合相应的营养素补充剂。

表6-3 素食人群易缺乏营养素的主要食物来源

易缺乏的营养素	主要食物来源
n-3多不饱和脂肪酸	亚麻籽油、紫苏油、核桃油、大豆油、菜籽油、奇亚籽油、部分藻类
维生素B	菌菇类,必要时服用维生素B补充剂
维生素D	强化维生素D的食物,多晒太阳
钙	大豆,芝麻,海带,黑木耳,绿色蔬菜,奶和奶制品(蛋奶素人群)
铁	黑木耳、黑芝麻、扁豆、大豆、坚果、苋菜、豌豆苗、菠菜等
锌	全谷物、大豆、坚果、菌菇类

(徐萌艳　吴映瑛)

第五节　青少年妊娠

青少年包括青春发育期(adolescence)及少年期(juvenile),相当于初中和高中阶段。青少年妊娠指发生在青少年时期的妊娠。世界卫生组织(WHO)将青少年妊娠定义为10~19岁女性的妊娠。据统计,全球青少年妊娠约占女性人口的1/4,发展中国家超过1000万名15~19岁的青少年妊娠分娩。青少年妊娠可造成诸如健康、教育、社会和经济等较多不良后果,青少年孕产妇较成年孕产妇更易发生孕产妇死亡,应予以特别关注。合理的膳食以及均衡的营养可促进青少年围产期母儿的健康,妇幼保健专业人员应根据青少年特点制定适宜的围产期营养保健方案,政府及相应的青少年关爱机构应给予青少年孕产妇适宜的社会经济支持,以减少青少年母儿不良妊娠结局的发生。

一 青少年妊娠概述

(一)青少年女性的生理特征

1.身高和体重的第二次快速增长期

身高是青少年身体发育的早期表现之一,通常女生开始于10~12岁,男生略晚,每年可增高2~8cm,所增加的身高可占其成人时身高的15%~20%;此阶段每年增加体重约2~5kg,所增加的体重可占到成人时体重的一半。

2.身体内部器官逐渐成熟

进入青春期后,身体的各个器官、各个系统都将迅速生长。比如,骨骼将迅速增长和成熟;肌肉将迅速增长并变得结实有力;大脑的内部结构也逐步变得成熟。在这个时期,肺活量、血压、脉搏、体温、血红蛋白等生理标志性的因素都将逐渐生长成熟。

3.第二性征出现

青少年由于身体内分泌和物质代谢等各系统功能的增强,性腺发育逐渐成熟,性激素促使生殖器官发育、出现第二性征。在女性方面表现为:整个身体皮下脂肪增厚、皮肤光泽、体态丰满、臀部变圆、髋部变宽、子宫及卵巢逐步发育、月经开始(初潮)、长出阴毛和腋毛、乳房隆起变大,出现女性特有的体态和征象。

4.心理发育成熟

青少年的抽象思维能力加强、思维活跃,记忆力强,心理发育成熟,追求独立愿望强烈。心理改变可导致饮食行为改变,如盲目节食等。

(二)青少年的营养需要

青少年时期对各种营养素的需要量达到最大值,随着机体发育的不断成熟需要量逐渐有所下降。

1.能量与产能营养素

生长发育中青少年的能量、蛋白质均处于正平衡状态,对能量、蛋白质的需要量与生长发育速率一致,蛋白质的RNI男女分别为50~65g/d和50~55g/d,建议脂肪的摄入量占总能量的20%~30%,碳水化合物的摄入量占总能量的50%~65%。

2.矿物质

青少年骨骼生长迅速,这一时期骨量的增加量占成年期的45%左右。青少年期的钙营养状况决定成年后的峰值骨量,每天钙摄入量高的青少年的骨量和骨密度均高于钙摄入量低者,进入老年期后骨质疏松性骨折的发病危险性降低。12~14岁人群钙的RNI为850mg/d,15~17岁为800mg/d。青春期女生每月从月经中丢失大量铁,需要通过膳食增加铁的摄入量,12~17女性铁的RNI为14mg/d,孕中晚期在此基础上分别增加7mg/d和10mg/d。由于生长发育迅速,特别是肌肉组织的迅速增加以及性的成熟,青少年体内锌的储存量增多,需要增加锌的摄入量,肉类、海产品、蛋类等都是锌的良好来源。12~14岁女性锌的RNI为6.3mg/d,15~17岁女性为6.5mg/d,孕期在此基础上增加1.7mg/d。青春期碘缺乏所致的甲状腺肿发病率较高,故这一时期也应注意保证碘的摄入。其他的营养素推荐量参照《中国居民膳食营养素参考摄入量(2023版)》。

(三)对母婴健康的影响

1.增加妊娠不良结局

青少年妊娠是全球15~19岁孕妇及新生儿死亡的重要原因,孕妇的年纪越小,新生儿死亡的风险越大。此部分人群发生妊娠期高血压、贫血、早产、低出生体重儿等的风险也相应增加。

2.造成社会问题

青少年妊娠会导致心理和经济上的负面影响。许多妊娠青少年未能完成学业,导致就业困难。

三 青少年孕产妇的膳食营养策略

《中国居民膳食指南(2023)》中关于学龄儿童的膳食指南也适用于青少年孕产妇,同时孕期和哺乳期有额外的能量和营养素需求,因此青少年孕产妇的膳食指导应在一般人群膳食八准则的基础上,注意以下三个方面的内容。

(一)养成良好的饮食习惯

1.饮食规律

青少年的消化系统结构和功能还处于发育阶段。一日三餐定时定量是培养健康饮食行为的基本原则。一般为每日3餐,两餐间隔4~6h。3餐比例要适宜,早餐提供的能量应占全天总能量的25%~30%,午餐应占30%~40%,晚餐应占30%~35%。午餐在一天中起着承上启下的作用,要吃饱吃好,在经济条件允许的地区,提倡吃"营养午餐",晚餐要适量。正餐不应以糕点、甜食取代主副食。

2.吃好早餐

早餐是一天中能量和营养素的重要来源,对人体的营养和健康状况有着重要的影响。青少年孕产妇应每天吃早餐,吃好早餐,并保证早餐的营养充足。早餐的食物量应相当于全天食物量的1/4~1/3,可结合本地饮食习惯,丰富早餐品种,保证早餐营养质量。不吃早餐的现象在儿童青少年中较为突出,影响到他们的营养摄入和机体消化系统的功能,不利于健康。三餐定时定量,保证吃好早餐对于儿童青少年的生长发育及围产期的营养需求都非常重。一般营养均衡的早餐应包括以下3类及以上的食物:①薯类,如头、花卷、面包、米饭、米线等;②鱼禽肉蛋类,如鸡蛋、猪肉、牛肉、鸡肉等;③奶类及其制品、豆类及其制品,如牛奶、酸奶、豆浆、豆腐脑等;④新鲜蔬菜水果,如菠菜、西红柿、黄瓜、西蓝花、苹果、梨、香蕉等。

3.膳食均衡

(1)多吃谷类,供给充足的能量:青少年的能量需要量大,可因活动量大小而有所不同。青少年孕产妇为了保证额外的妊娠能量需求,建议孕中晚期的每日能量需求量较孕前增加500kcal。谷类食物在人体内能很快转化为葡萄糖,有利于维持血糖稳定,保证大脑活动所需能量,宜作为能量的主要来源。宜选用加工较为粗糙、保留大部分B族维生素的谷类,适当选择薯类及豆类。

(2)保证优质蛋白类食物的摄入:青少年的蛋白质每日推荐供给量为200~250g,孕中晚期时蛋白质需求量增加,应摄入更多的蛋白质类食物,且建议优质蛋白质占比至少为2/3。鱼、禽、蛋、瘦肉等动物性食物是优质蛋白质、脂溶性维生素和矿物质的良好来源,动物蛋白的氨基酸组成更适合人体需要,且赖氨酸含量较高,有利于补充植物蛋白中赖氨酸的不足。肉类中铁的利用较好,鱼类特别是海产品所含不饱和脂肪酸有利于儿童神经系统的发育。动物肝脏含维生素 A 极为丰富,还富含维生素 B_2、叶酸等。

(3)选择富含铁和维生素 C 的食物,预防贫血:贫血是世界上最常见的一种营养缺乏病,也是当前最为人们关注的公共卫生问题之一。儿童青少年生长迅速,铁需要量增加,青少年孕产妇由于生理变化更易发生缺铁性贫血。即使是轻度的缺铁性贫血,也会对儿童青少年的生长发育和围产期母婴健康产生不良影响。为了预防贫血的发生,青少年孕产妇应注意饮食多样化,注意调换食物品种,经常吃含铁丰富的食物。维生素 C 有助于膳食中铁的消化吸收,青少年孕产妇每天的膳食均应含有新鲜的蔬菜水果等维生素 C 含量丰富的食物。若青少年孕产妇已诊断为缺铁性贫血,通常需每日补充 120mg 的铁剂,直至贫血得到改善。

(4)适当增加含钙丰富的食物,天天喝奶:为满足骨骼生长的需要,要保证钙的摄入量。建议每天喝奶及奶制品 300mL 以上,或者相当量的奶制品,可以选择鲜奶、酸奶、奶粉或奶酪。IOM 建议青少年孕产妇每天服用 600mg 的钙补充剂,同时注意多晒太阳。积极参加运动锻炼也有助于促进钙的吸收。

(5)保证足量叶酸的摄入:叶酸是青少年孕产妇需要关注的另一种营养素,对于核酸合成、神经管和红细胞形成等具有重要作用。妊娠期叶酸的 RNI 为 520μg/d,叶酸的食物来源有绿叶蔬菜、柑橘类水果、豆类和肝脏等,但其吸收率较差,故建议至少从孕前 3 个月起常规补充叶酸片。大多数青少年妊娠属于意外妊娠,确定妊娠时基本已过了神经管分化阶段,但仍需每日服用 400μg 叶酸补充剂,以预防巨幼红细胞贫血、妊娠期高血压疾病等的发生。

(5)足量饮水:每天少量多次、足量喝水。青少年每天喝水量建议达到 1100~1200mL,孕中晚期和哺乳期在此基础上分别增加 200mL/d 和 600mL/d。天气炎热或运动时出汗较多应增加饮水量。饮水时应少量多次,不要感到口渴时再喝。

(二)健康饮食行为

1.不要盲目节食

鼓励参加体力活动,避免盲目节食。青少年肥胖率逐年增加,对于那些超重或肥胖的青少年,应引导他们通过合理控制饮食,少吃高能量的食物((如肥肉、糖果和油炸食品等),同时增加体力活动,使能量摄入低于能量消耗,逐步减轻体重。儿童、青少年为了追求体型完美,也会有意进行节食,继而出现过度地节制饮食,这种情况更多见于青春期女孩。青春期女孩伴随第二性征发育而来的是逐渐成熟的体型,她们对此容易产生恐惧不安、羞怯,有使自己的体型保持"苗条"的愿望,过分关注体型和过度节食,从而导致体重明显降低。有少数女生会盲目节食,甚至采取极端方法,久之形成条件反射,逢吃饭就恶心或一听到与吃饭有关的词就呕吐,最终导致神经性厌食症,发生营养不良,还可以引起身体内分泌的改变。长期营养不良会造成机体电解质平衡紊乱,有的会诱发癫痫发作,还会出现精神症状,如焦虑不安、抑郁、失眠、注意力不集中、易激怒、强迫性思维等,严重者会导致死亡。妊娠期碳水摄入不足甚至影响到胎儿的神经系统发育。故儿童青少年不应盲目进行节食减重。在不能确定自己的体重是否正常、是否需要控制时,可以向营养专家、医师、校医或家长咨询。

2. 合理选择零食

选择卫生、营养丰富的食物做零食,例如,①水果和能生吃的新鲜蔬菜,含有丰富的维生素、矿物质和膳食纤维;②奶类、大豆及其制品,可提供丰富的蛋白质和钙;③坚果,如花生、瓜子、核桃等富含蛋白质、多不饱和脂肪酸、矿物质和维生素 E;④谷类和薯类如全麦面包、麦片、煮红薯等也可作零食。油炸、高盐或高糖的食品不宜作为零食。吃零食的量以不影响正餐为宜,两餐之间可以吃少量零食,不能用零食代替正餐。饭前、后 30min 内不宜吃零食,不要看电视时吃零食,也不要边玩边吃零食,睡觉前 30min 不吃零食。吃零食后要及时刷牙或漱口。

3. 不喝或少喝含糖饮料,更不能用饮料替代水

多数饮料含有添加糖,要尽量做到少喝或不喝含糖饮料,更不能用饮料替代饮用水。如果喝饮料,要学会查看食品标签中的营养成分表,选择"碳水化合物"或"糖"含量低的饮料。

4. 合理选择快餐

多数快餐在制作过程中用油、盐等调味品较多,要饮食清淡,尽量少在外就餐,合理选择快餐,少吃含能量、脂肪或含糖高的快餐。尽量选择含蔬菜、水果菜品相对比较丰富的快餐,少吃含能量、脂肪或含糖高的食品。如果某餐食用含油炸食品比较多的快餐,其他餐次要适当减少主食和动物性食物的食用量,多吃新鲜蔬菜水果。

5. 禁止饮酒

提高对饮酒危害的认识,不让青少年尝试饮酒。加强对青少年聚会、聚餐的引导,避免饮酒。学校应开展预防酒精滥用的宣教活动,加强对学生的心理健康引导。社会要加大《中华人民共和国未成年人保护法》中规定的不向未成年人售酒的执行力度,如饮酒销售人员要核查购买者的身份证。制定相关法律法规以限制最小饮酒年龄,并加强对酒精饮料的管理,普及酒及酒精饮料标示"青少年不饮酒"的警示标识,逐步开展对青少年饮酒行为的监测,做好预防酒精滥用的早期预防控制工作。

(三)积极开展身体活动

应每天累计至少 30min 中等强度的身体活动,以有氧运动为主,每次最好 10min 以上,每周至少累计 150min。合理安排有氧和无氧运动、关节柔韧性活动、躯干和四肢大肌肉群的抗阻力训练、身体平衡性和协调性练习等。同时,注意运动姿势的正确性,以及低、中和高强度身体活动之间的过渡环节。运动前做好充分的准备活动,避免空腹运动,饭后 1h 再做运动,运动中和运动后注意补充水分。鼓励青少年与家长一起进行形式多样的运动,为其提供必要的运动服装和器具等,培养运动兴趣。可将运动生活化,如上下学步行、参加家务劳动等。充分利用在校期间的课间活动或和体育课等时间,在户外阳光下活动。雾霾天或空气污染严重时,可在室内进行不明显增加呼吸和心率的运动、进行协调性和平衡性练习等(如孕妇可选择孕妇体操、瑜伽等),适当延长运动间隔,降低运动强度。

让青少年孕产妇了解久坐不动和长时间视屏带来的危害,提醒他们每坐1h都要进行身体活动。不在卧室摆放电视、电脑,减少使用手机、电脑和看电视时间,每天不超过2h,越少越好,并保证充足的睡眠时间。

(徐萌艳)

思考题

1.妊娠期肥胖对母亲和婴儿有何影响?

2.妊娠期应该如何预防妊娠期高血糖的发生?

3.妊娠期高血压疾病的孕妇妊娠期应该如何安排饮食?

4.素食孕妇需要吃营养补充剂吗? 应该如何选择?

参考答案

1.妊娠期肥胖对母亲和婴儿有何影响?

参考答案:①对母体的影响:可能会增加母亲妊娠期高血压、妊娠期糖尿病、剖宫产、产后出血、产后感染等的发生率。②对胎儿的影响:可能会增加巨大儿、早产、胎儿窘迫、产伤、死产、精神相关类疾病、心血管系统疾病、代谢性疾病、哮喘等的发生率。

2.妊娠期应该如何预防妊娠期高血糖的发生?

参考答案:鼓励孕妇坚持以植物性食物为主的膳食模式(包括地中海膳食模式或预防高血压膳食模式)。补充维生素D、肌醇等营养素都能降低妊娠期高血糖风险,规律运动,建立健康生活方式。

3.妊娠期高血压疾病的孕妇妊娠期应该如何安排饮食?

参考答案:适当补充钙、铁、维生素A、维生素B_2、叶酸、锌、镁、硒等微量元素,同时豆类、蛋类、奶类食物、富含抗氧化剂的蔬菜和水果等摄入频次适当增加,腌菜、泡菜等食物摄入频次适当减少。

4.素食孕妇需要吃营养补充剂吗? 应该如何选择?

参考答案:通过合理搭配食物可以满足机体对营养素的需要,素食者应优先选择从膳食中获取充足的营养素。因为天然食物中除了含有营养素外,还有许多其他有益健康的成分。只有当膳食不能满足营养需要时,素食者才要根据自身的生理特点和营养需求,选择适当的营养素补充剂,可咨询注册营养师或医师进行补充。选择膳食补充剂的一般原则为:①选择的种类要有针对性,根据可能缺少的营养素种类进行补充;②补充剂量要适宜,营养素的摄入量并不是多多益善,应避免盲目补充;③学会阅读标签,根据补充剂中的营养素含量和自己的营养素需要量进行选择。

第七章 孕产期营养管理流程与规范

学习目标

1. 了解营养咨询与问诊、营养评估和风险筛查的基本概念。
2. 理解充分营养评估在营养诊疗中的重要意义。
3. 阐明营养配餐和食谱编制的基本流程。

案例导入

患者,女,25岁,办公室职员,孕30周,诊断为妊娠糖尿病1个月,血糖最近1周一直偏高,到营养门诊咨询。查体:身高165cm,体重70kg,孕期体重增长12kg,无水肿。实验室检查:空腹血糖10.2mmol/L,血红蛋白86g/L,白蛋白29g/L。请思考:

(1)该患者是否存在营养风险?

(2)对她的营养状况评价应包括哪些内容?

(3)请为该患者设计一周的营养食谱。

第一节 营养咨询与问诊

一 营养咨询

(一)营养咨询的概念和目的

咨询,词典中的释义是"提供意见"。营养咨询是指由营养工作者运用现代营养学的知识和技能,对来诊患者进行营养评估、营养诊断,并给予有针对性的营养干预建议,协助实施和监测,以达到提高患者健康素养、促进患者健康、提高生活质量的一种活动。目前,营养咨询已经在营养诊疗活动中广泛开展。

营养咨询的目的是使患者学会改善膳食模式的知识和技巧,包括改变行为以促进持续改变,是医学营养治疗中的重要一环。它可带来很多益处,包括对疾病和症状的控制,提升健康状况,提高生活质量,减少医疗费用。

(二)营养咨询的开展方法

营养咨询与营养教育不同。营养教育可以是一对一的,也可以是群体性的,所起到的作用更多是预防而非治疗,通常以知识传播为主。营养咨询往往是在一对一的营养诊治过程中进行的。通过一对一的交流,营养医师建立一个暂时的支持体系,帮助咨询者更有效地处理社会需求和个人需求,帮助咨询者进行更有意义的膳食行为改变。营养咨询活动基于一套完整的营养咨询-评价-管理体系开展,主要工作流程如下。

1.营养评估

通过问诊了解咨询者的病情、病史和目前的生理状态;通过膳食调查详细了解咨询者的日常饮食摄入量、饮食习惯和爱好,以及咨询者的经济状况等;根据身高、体重、体重指数、上臂围、上臂肌围、肱三头肌皮褶厚度等体格检查,目前最新的人体成分测定等检查手段,结合生化指标,综合判断咨询者的营养状况。

2.制订营养干预计划

结合上述评估得到的咨询者病情、病史、膳食调查结果、营养状况等信息,充分考虑个体因素,为咨询者制订饮食改变的建议和翔实的、可操作性强的个体化营养治疗食谱,包括食物种类、食物量、餐次及烹调方法等。该食谱是营养咨询体系的核心,既是咨询者的饮食处方,又是营养治疗的依据。

3.规范营养咨询报告制度并建立信息反馈机制

营养咨询报告是营养医师对咨询者进行营养治疗的凭证。报告内容包括基本状况(姓名、性别、年龄、身高、体重、罹患疾病、有无并发症)、营养状况、疾病营养治疗原则、全天需要的热量和主要营养素含量、制订的个体化食谱、营养医师意见(指出咨询者存在的饮食问题以及对病情不利的饮食因素、近期内饮食注意事项、根据病情变化定期调整食谱)。咨询者获取报告单后照"方"安排一日饮食。营养咨询报告中关于咨询者的有关资料,营养医师留存档案,作为咨询者调整食谱的依据。

(三)营养咨询的实施模型

在营养咨询实施过程中,咨询者是否真正完成行为改变并长期坚持是关注的重点。为了更好地达到营养咨询的目的,以下模型可供参考。

1.认知行为疗法

在帮助患者或咨询者采取行动方面,认知行为疗法(cognitive behavioral therapy,CBT)是一种常见的行为疗法。CBT结合了各种策略,旨在帮助改变与加强新的饮食、身体活动行为以及思想和态度。CBT可以帮助患者或咨询者掌握一些形成健康饮食习惯的方法,确定如何去改变想法、行为、交流方式等,而不是决定改变什么。

2.动机性访谈

动机性访谈(motivational interviewing,MI)是一种以客户为中心的指导性方法,通过探索和解决矛盾心理来增强改变的内在动机,侧重于客户想要什么以及客户的想法和感受,着力培养个体的内部动机与改变决心。营养咨询的客户往往对过多热量摄入、含糖饮料和饮酒等不良饮食行为有复杂的感受及想法,虽然他们可能知道这些行为的负面后果,也从中获得愉悦感,但对改变自身行为保持冲突或矛盾意向,直到对物质使用的利弊认知发生转变才能改变行为。理解和解决这种意向矛盾是MI的核心。

3.跨理论模型

跨理论模型(the transtheoretical model,TTM),也称作行为分阶段转变理论,不同于把行为改变过程看作简单的线性发展过程的传统健康行为改变理论。TTM 提出,在任何特定时间,患者通过一系列阶段(无意图期、意图期、准备期、行动期、维持期)来改变问题行为。这些阶段代表了几个准备改变的水平,在为患者提供咨询时,要评估患者是否准备好改变他或她的行为,对所处不同阶段的个体应采取不同的行为转换策略,促使其向行动和保持阶段转换。有研究者基于跨理论模型构建了社区孕期体重管理模型,该模型能有效地控制孕妇体重增长及新生儿出生体重在合理范围内,利于改善妊娠结局,值得推广。

4.健康信念模型

该模式从社会心理学角度分析影响健康行为的各种因素,并将其归纳为与行为改变紧密相关的5类关键因素(感知易感性、感知严重性、感知益处、感知障碍和自我效能),认为个体感知、积极采取适当行动、相信自己能采取推荐的行动是行为转变的重要因素。该模式被广泛应用于解释与健康有关的行为的改变(如饮食、身体活动)以及高血压、糖尿病患者的治疗依从性,并指导健康行为干预,适用于部分不了解改变健康行为的必要性的患者。

5.医患共享决策

医患共享决策(shared decision making,SDM)是基于最佳临床证据,结合患者的个人偏好、价值观联合做决策的过程,重点在于确保医疗保健更好地符合患者的偏好和价值观。临床医生和患者共同努力厘清患者的价值观和关注点,选择偏好敏感的决策,并就后续计划达成一致。目前我国关于医患共享决策的研究和应用尚不多。

三 营养问诊

问诊指医生通过对患者或陪诊者进行有目的的询问,以获取患者病情资料的一种诊察法。问诊是一种了解患者病情、诊察疾病的重要方法,问诊内容涉及患者的一般情况、主诉、现病史(包括发病情况、病程经过、诊治经过、现有症状等)、既往史、个人生活史、家族史等。对孕产妇的营养问诊,需结合孕产妇的一般特点和需求,有针对性地搜集相关营养数据,用于制定下一步的营养治疗方案。

（一）营养问诊内容

1.一般项目

一般项目包括姓名、性别、年龄、籍贯、出生地、民族、婚姻、通信地址、电话号码、工作单位、职业、入院日期、记录日期、病史陈述者和可信程度等。

2.主　诉

主诉是指本次就诊最主要的原因及其持续时间,如妊娠期高血压3个月等。

3.现病史

现病史是病史的主体部分,记述患病后的全过程,即发生、发展、演变和诊治经过,包括起病情况与患病时间、主要症状的特点、病因与诱因、病情的发展与演变、伴随症状、诊治经过和病程中的一般情况(精神状态、体重、食欲、食量、睡眠与大小便)。

4.既往史

既往史包括既往的健康状况和过去患过的疾病(包括各种传染病、高血压、糖尿病、冠心病、外伤)、外伤手术、预防注射、过敏等,特别是与目前所患疾病有密切关系的情况(有无长期服用药物)。

5.个人史

个人史重点关注可能影响营养状况的社会经济因素和个人情况,比如出生地、居住地区和居留时间(尤其是疫源地和地方病流行区)、受教育程度、宗教信仰、职业、起居与卫生习惯、饮食习惯、烟酒嗜好、运动情况、经济条件和业余爱好等。

6.月经史与生育史

月经史与生育史包括初潮年龄,月经期(天),月经周期(天),末次月经时间或绝经年龄,妊娠与生育次数,人工或自然流产的次数,有无死产、手术产、围产期感染、计划生育、避孕措施(安全期、避孕药、避孕环、子宫帽、阴茎套等)等。

7.家族史

询问双亲、兄弟、姐妹及子女健康与疾病情况,有无罹患与患者相同的疾病,有无遗传性疾病,如血友病、糖尿病、精神病等。对于已死亡的直系亲属,要问明其死因与年龄。

8.膳食情况

膳食情况是营养评估的重要内容之一,即运用24h膳食回顾、膳食频率表法、称重法等方法,对患者的饮食习惯、各种食物摄入量及营养素摄入状况进行调查,估算患者的膳食热量和各类营养素摄入水平,并对食物结构进行评价,以了解患者营养不良的原因及类型(热量缺乏型、蛋白质缺乏型、混合型)。营养门诊通常采用询问法如连续3天24h膳食回顾法进行膳食调查。为了尽可能准确地指导被调查者描述食物摄入量,通常需配备食物模具或图谱。

二 问诊的方法与技巧

1.接触患者时从礼节性交谈开始,医生先作自我介绍,语言亲切,态度和蔼友善,拉近医患之间的距离,使问诊能顺利进行。

2.问诊一般从主诉开始,逐渐深入,有目的、有层次、有顺序地询问,如先问:"你哪里不舒服?""你这症状有多长时间(有多久)?"

3.避免暗示性提问和逼问。暗示性提问是一种能为患者提供带有倾向性的特定答案的提问方式,易使患者为满足医生而随声附和,如"你的胸痛放射到左手吗?",恰当的提问应是"你除胸痛外还有什么地方痛吗?"

4.避免重复提问,提问时要注意系统性、目的性和必要性,以及要全神贯注地倾听患者的回答。

5.问诊时医生语言要通俗,避免使用具有特定意义的医学术语,如隐血、心绞痛、里急后重、尿频尿急等。

6.及时核实患者陈述中不确切或有疑问的情况,如病情与时间、某些症状与检查结果等,提高病史的真实性。

(井路路、顾娇娇)

第二节　营养风险筛查和营养评定

规范化营养诊疗流程包括营养筛查、营养评定、营养干预及监测4个关键步骤,并应形成连续的诊疗模式。建立在营养筛查和评定基础上的全程规范化营养支持治疗,不仅可改善营养代谢和临床结局,还可获得良好的卫生经济学效益。

一 相关概念

1.营养风险

营养风险(nutritional risk)是指现存或潜在的、与营养因素相关的导致患者出现不良结局(感染相关并发症、理想与实际住院日、质量调整生命年、生存期、成本-效果比等)的风险,不是指发生营养不良的风险。对于存在营养风险或营养不良(营养不足)患者,应结合临床制定营养支持方案。

2.营养不良

营养不良(malnutrition)是指由摄入不足或利用障碍引起热量或营养素缺乏的一种状态,进而可导致人体组分改变,生理功能和精神状态下降,有可能导致不良临床结局。营养不良风险则是指发生营养不良的风险,不涉及临床结局。

3.营养筛查

营养筛查(nutritional screening)是应用营养筛查工具判断患者营养相关风险的过程,是营养管理的第一步。营养筛查包括营养风险筛查(nutritional risk screening)、营养不良风险筛查和营养不良筛查。

4.营养风险筛查

营养风险筛查指借助具有循证基础的量表化筛查工具判断患者是否存在营养风险,即判定患者是否具有营养支持治疗的适应证。对营养风险筛查阳性(即存在营养风险)者,应进行营养评定。

5.营养不良风险筛查和营养不良筛查

营养不良风险筛查和营养不良筛查是一个发现营养不良患者,或者存在营养不良风险患者的过程。这是一个筛查有无营养不良的过程,与营养风险筛查的含义截然不同。常用工具包括营养不良筛查工具(malnutrition screening tool,MST)、营养不良通用筛查工具(malnutrition universal screening tool,MUST)、微型营养评定简表(mini-nutritional assessment short form,MNA-SF)等。

6.营养评定

营养评定(nutrition assessment)指营养专业人员通过人体组成分析、人体测量、生化检验及综合营养评定方法等手段,对患者的营养代谢状况及生理功能等进行全面检查和评定,以确定营养不良类型和程度,为制订营养支持计划提供依据。

营养风险筛查

(一)适用人群

根据《中国成人患者肠外肠内营养临床应用指南(2023版)》的推荐,住院患者均应进行营养风险筛查;首次营养风险筛查应当在患者入院后24h内与问诊、体格检查等同时进行。对于门诊患者,若伴有严重疾病或存在明显摄入不足或体重下降,也应进行营养风险筛查。对于经筛查发现存在营养风险或营养不良风险的患者,应进行营养不良诊断和营养评定。

目前,我国对孕产妇开展营养风险筛查的研究局限于妊娠期糖尿病、高龄产妇等特殊群体,但体现出一定的积极意义。后续还需要更多研究评估孕产妇在不同阶段存在营养风险的比例及对预后的影响,并研究积极营养干预对妊娠结局的改善作用。

(二)常用营养筛查工具

目前临床工作中用于筛查营养风险的工具有10余种,本节仅介绍常用的几个营养筛查工具。

1.营养风险筛查2002

营养风险筛查2002(nutritional risk screening 2002,NRS—2002)是由欧洲肠外肠内营养学会(European Society for Parenteral and Enteral Nutrition,ESPEN)工作小组根据128项随机对照研究(randomized controlled trial,RCT),分析和评价营养支持的有效性后制定的,是国际上第一个采用循证医学资料开发的营养风险筛查工具。NRS—2002适用于18岁以上且住院时间超过24h的患者,不推荐用于未成年人。

NRS—2002内容包括3个方面:①营养状态受损评分(0~3分);②疾病的严重程度评分(0~3分);③年龄评分(≥70岁者为1分,其余为0分)。各项目具体评分标准如表7-1所示,3个评分相加的总分用于筛查结果评定。总分≥3分为存在营养风险,需进行下一步的营养评定,并根据患者的临床情况制订基于个体化的营养计划,给予营养干预。NRS—2002总分<3分者虽然无营养风险,但应在其住院期间每周筛查1次。

表7-1 营养风险筛查2002(NRS—2002)

评分内容	1分(任一项)	2分(任一项)	3分(任一项)
营养状态受损评分(0~3分)	近3个月内体重下降>5%;近1周进食量减少25%~50%	近2个月内体重下降>5%;近1周进食量减少51%~75%	BMI<18.5kg/m²,伴一般临床状况差;近1个月内体重下降>5%或近3个月内体重下降>15%;近1周进食量减少>75%
疾病的严重程度评分(0~3分)	髋部骨折、慢性疾病(如肝硬化、慢性阻塞性肺疾病)、长期血液透析、一般恶性肿瘤、糖尿病、慢性疾病急性发作或有并发症	腹部大手术、脑卒中、重症肺炎、血液恶性肿瘤	颅脑损伤、骨髓移植、APACHE-Ⅱ评分>10分的ICU患者
年龄评分(0~1分)	70岁及以上	—	—

注:每项评分内容的最后得分为该项最高评分分值,营养筛查总分=上述三项评分之和,由经过培训的实施人员询问筛查对象后判断。

2.微型营养评定简表

微型营养评定简表(MNA-SF)用于识别营养不良或可能发生营养不良的人群,也可作为成人患者营养筛查的推荐工具,建议将MNA-SF用于住院、社区居家及养老机构的老年患者。MNA-SF包括6个条目,总分14分,总分≥12分,提示无营养不良风险;总分≤11分,提示可能存在营养不良,需更进一步进行营养状况评定。MNA-SF的具体评分标准如表7-2所示。

表7-2 微型营养评定简表(MNA-SF)

条目	条目内容	评分标准
A	在过去3个月内,是否存在食欲下降、咀嚼或吞咽等消化问题,导致食物摄入减少	0=严重的食欲减退 1=中等程度食欲减退 2=无食欲减退

条目	条目内容	评分标准
B	最近3个月内体重是否减轻	0=体重减轻>3kg 1=不知道 2=体重减轻1~3kg 3=体重无下降
C	活动情况如何	0=卧床或长期坐着 1=能离床或椅子,但不能出门 2=能独立外出
D	在过去3个月内,是否遭受心理创伤或罹患急性疾病	0=是 2=否
E	是否存在精神心理问题	0=严重痴呆或抑郁 1=轻度痴呆 2=无精神心理问题
F1	BMI	0=BMI<19 1=19≤BMI<21 2=21≤BMI<23 3=BMI≥23
F2	小腿围(CC)	0=CC<31cm 1=CC≥31cm

注:若F1(BMI)无法得到,用F2(小腿围)代替。由经过培训的实施人员询问筛查对象、护理人员,或查询相关医疗记录后给予评分。

3.儿科营养不良评估筛查工具

儿科营养不良评估筛查工具(screening tool for the assessment of malnutrition in pediatrics,STAMP)于2008年由麦卡锡(McCarthy)等提出,具有高敏感性和高阳性似然比,且由护士操作、简单易行,因此使用广泛。STAMP对2岁以下患儿评估的准确性尚未得到验证,因此适用于2~17岁患儿。STAMP由疾病风险、膳食摄入和人体测量学指标三部分组成,具体评分标准如表7-3所示;总分为9分,其中总分1分为低风险,2~3分为中等风险,≥4分为高风险。

表7-3　儿科营养不良评估筛查工具(STAMP)

条目	评分标准
疾病风险	0=正常营养需求 2=小手术、饮食行为问题、心脏病、糖尿病、神经肌肉病、精神疾病、脑瘫、胃食管反流、唇/腭裂、呼吸道合胞病毒感染、乳糜泻、单一食物过敏不耐受 3=大手术、吞咽困难、肠衰竭/顽固性腹泻、肾病/肾衰竭、克罗恩病、囊性纤维化、烧伤/严重创伤、肝脏疾病、积极治疗中的肿瘤、先天性代谢异常、多种食物过敏不耐受

续表

条目	评分标准
膳食摄入	0=饮食无变化/营养状况良好 2=近3天饮食摄入减少一半以上 3=无营养摄入
人体测量学指标 （<5岁，体重别年龄的Z评分；≥5岁，体重指数别年龄的Z评分）	0=符合相似的百分位数 1=>2个主百分位数 3=>3个主百分位数

4.儿童主观全面营养评估

儿童主观全面营养评估（subjective global nutritional assessment，SGNA）由塞克（Secker）和吉吉博伊（Jeejeebhoy）于2007年首次提出，经修正后用于出生31天至18岁住院患儿的营养筛查和营养不良程度的评估。SGNA由7个营养相关问题（患儿的生长曲线、近期体重身高改变及父母身高、饮食摄入、喂养及进食问题、胃肠道症状发生频次及持续时间、功能受损情况、代谢应激）和3个人体测量学指标（皮下脂肪水平、肌肉消耗程度、水肿程度）组成，最终将患儿分为3种营养状态：营养良好、轻度营养不良、重度营养不良。SGNA对评定者的主观判断依赖性高，还需要回顾大量既往史，相对费时、费力。

（三）营养不良诊断

对于存在营养风险或营养不良风险的患者，应进行营养不良的诊断；对于营养不良者，应进行严重程度分级，实施进一步的综合营养评价。临床上对营养不良的分类和诊断标准仍在不断完善中。《中华医学会临床技术操作规范——肠外肠内营养学分册》（2008版）和《中华医学会临床诊疗指南——肠外肠内营养学分册（2008版）》提出营养不良（营养不足）的诊断标准为：①BMI低于18.5kg/m²，伴一般情况差；②白蛋白低于30g/L（无明显肝肾功能障碍患者）。

《中国成人患者肠外肠内营养临床应用指南（2023版）》则提出，全球领导人营养不良诊断标准共识倡议（Global Leadership Initiative on Malnutrition Diagnosis Criteria Consensus，GLIM）适合于中国患者，可用于诊断营养不良和区分重度营养不良。GLIM标准于2018年推出，包括3个步骤：第一步，使用营养不良或营养风险筛查工具进行营养风险筛查；第二步，对存在营养风险的患者，根据3项表现型指标（非自主的体重减轻、低BMI和肌肉量减少）和2项病因型指标（食物摄入或吸收减少、疾病或炎症）进行营养不良的诊断，当满足至少1项表现型指标和1项病因型指标时，认为存在营养不良；第三步，根据表现型指标评定营养不良的严重程度，分为中度营养不良和重度营养不良。

三 营养评定

营养评定的目的是确定营养不良类型及严重程度，为营养支持计划的制订提供依据。

营养评定的主要内容包括6个方面,即:①病史和检查,考虑所有可能导致营养不足的因素及患者自身情况;②疾病状况、临床检查等;③功能评价,由营养不足引起的精神生理功能异常;④实验室检查,炎症和疾病严重程度的量化指标具有重要意义;⑤液体平衡,检查机体有无脱水或水肿情况;⑥人体组成,总体脂肪、总体水和瘦体组织测定等。

营养评定的主要方法包括人体测量、生化及实验室检查、临床检查和综合营养评定工具。对不同人群实施营养评定时,应选择不同的方法。

(一)人体测量

1.体重和体重指数

体重是脂肪组织、瘦组织和矿物质之和。体重的改变是与机体热量和蛋白质平衡改变相平行的,故体重可从总体上反映人体的营养状况。体重测定时,时间、衣着、姿势等方面需保持一致,对住院患者应选择晨起空腹、排空大小便后,穿贴身衣裤测定。体重计的感量不得大于0.5kg,测定前须先标定准确。

体重指数(body mass index,BMI)是一种计算身高别体重的指数,计算方法是体重(kg)与身高(m)的平方的比值,其被认为是反映营养不良及肥胖症的可靠指标之一。计算公式为:BMI=体重(kg)/身高^2(m^2)。

国际生命科学会中国肥胖问题工作组自1990年以来在中国进行了13项大规模流行病学调查,总计纳入24万成人的数据,汇总分析得出适用于中国成人的BMI评价标准(表7-4)。儿童青少年则可依据《7岁以下儿童生长标准》(WS/T 423—2022)、《学龄儿童青少年超重与肥胖筛查》(WS/T 586—2018),基于年龄别体重、性别年龄别BMI判断是否超重或肥胖。

表7-4　BMI的中国评定标准

分类	BMI/(kg·m^{-2})
肥胖	BMI≥28.0
超重	24.0≤BMI<28.0
体重正常	18.5≤BMI<24.0
体重过低	BMI<18.5

资料来源:WS/T 428—2013《成人体重判定》。

2.皮褶厚度、上臂围和上臂肌围

通过皮下脂肪含量的测定可推算体脂总量,最常用的是三头肌皮褶厚度。测定方法为:被测者上臂自然下垂,取左(或右)上臂背侧肩胛骨肩峰至尺骨鹰嘴连线中点,于该点上方2cm处,测定者以左手拇指与食指将皮肤连同皮下脂肪捏起呈皱褶,捏起处两边的皮肤须对称。然后,用压力为10g/mm^{2}的皮褶厚度计测定。应在夹住后3s内读数,测定时间延长可使被测点皮下脂肪被压缩,引起人为误差。连续测定3次后取平均值。为减少误差,应固定测定者和皮褶计。结果判定:三头肌皮褶厚度正常参考值男性为8.3mm,女性为15.3mm。实测值相当于正常值的90%及以上为正常;80%~90%(不包含90%)为轻度亏损;60%~80%(不包含80%)为中度亏损;小于60%为重度亏损。

上臂肌围(arm muscle circumference,AMC)也可间接反映机体蛋白质的状况,可由上臂围换算求得,即:上臂肌围(cm)=上臂围(cm)-3.14×三头肌皮褶厚度(cm)。其中,上臂围测定方法为:被测者上臂自然下垂,取上臂中点,用软尺测量,软尺误差不得大于0.1cm。结果评定:AMC的正常参考值男性为24.8cm,女性为21.0cm。实测值在正常值的90%及以上时为正常;占正常值的80%~90%(不包含90%)时,为轻度营养不良;占60%~80%(不包含80%)时,为中度营养不良;小于60%时,为重度营养不良。

3.腰围、臀围和腰臀比

腰围指腰部周径的长度,目前认为腰围是衡量脂肪在腹部蓄积(即中心型肥胖)程度最简单和实用的一种指标。腹部脂肪增加(即腰围大于界值)是独立的危险性预测因子。

腰围和臀围的测定方法为:患者空腹,穿内衣裤,身体直立,腹部放松,双足分开30~40cm;测量者沿腋中线触摸最低肋骨下缘和髂嵴,将皮尺固定于最低肋骨下缘与髂嵴连线中点的水平位置,在调查对象呼气时读数,记录腰围。臀围测量位置为臀部的最大伸展度处,皮尺水平环绕,精确度为0.1cm,连续测量3次,取其平均值。

根据《成年人体重判定》(WS/T 428—2013),男性腰围≥90cm,女性腰围≥85cm者为中心型肥胖;85cm≤男性腰围<90cm,80cm≤女性腰围<85cm者为中心型肥胖前期。6~17岁儿童青少年可采用腰围或腰围身高比进行中心型肥胖的判断。腰围以《7~18岁儿童青少年高腰围筛查界值》(WS/T 611—2018)作为中心型肥胖筛查依据;6~17岁男生和6~9岁女生腰围身高比大于0.48,10~17岁女生腰围身高比大于0.46,建议判定为中心型肥胖。

腰臀围比值(waist-hip ratio,WHR)是腰围和臀围的比值,计算方法为:WHR=腰围(cm)/臀围(cm)。WHR的正常参考值为成年男性<0.9,成年女性<0.85。

4.握　力

握力的测定方法:先将握力计指针调到"0"位置;被测者站直,放松,手臂自然下垂,单手持握力计,一次性用力握紧握力计(注意:在此过程中,不要将手臂接触身体,不要晃动握力计),读数并记录。然后,被测者稍作休息,重复上述步骤,测定2次,结果取平均值。目前尚无中国人群的握力正常值范围,可对被测者自身前后进行对比。

5.体成分测量

体成分指人体的构成成分,包括水分、蛋白质、脂肪、碳水化合物和矿物质等。不同体成分(如水、脂肪、肌肉、骨质)的含量与分布可有效反映人体内在结构比例特征,各组分比例失调是许多慢性病发生发展的根源。体成分测量(body composition detection)指运用物理、化学手段如生物电阻抗、中子活化等技术,可从分子、细胞、组织和整体等不同水平测定身体的组成。常见的测量方法包括双能X线吸收法、生物电阻抗法、水下称重法、超声检测法、计算机断层扫描法、磁共振法,其中双能X线吸收法是测定身体脂肪含量的"金标准"。WHO规定,成年男性体脂率≥25%,女性≥35%,即可判定为肥胖。

6.婴幼儿体格生长评价指标

婴幼儿的体格生长常用评价指标有体重、身长(身高)、头围、顶长、胸围、腹围、上臂围、皮下脂肪等,其中身长和体重是反映婴幼儿喂养和营养状况的直观指标。对这些指标评价时,要从生长水平、生长速度和匀称程度三个方面予以综合评价。①生长水平评价,是将某一年龄时点所获得的某一项体格生长指标测量值与参考人群值比较,得到该婴幼儿在同质参考人群中所处的位置,即为此婴幼儿该项体格生长指标在此年龄此性别人群的生长水平,通常以等级表示其结果,如Z评分法、百分位数法。②生长速度评价,是对某一单项体格生长指标定期连续测量,将获得的该项指标在某一年龄阶段的增长值与参照人群值比较,得到此儿童该项体格生长指标的生长速度。可以采用生长曲线表示生长速度,即将测量的多个时点测量值连续标记在曲线图上并连成一条曲线,与标准曲线或参考曲线相比,即可发现其生长水平、生长速度及生长趋势,既最简单又直观。③匀称程度评价,是对体格生长指标之间关系的评价,包括体型匀称和身材匀称。体型匀称度反映人体各部分之间的比例和相互关系,常用身长(高)、体重、BMI等指标进行评价;身材匀称度则常用坐高/身高比值或躯干/下肢比值进行评价,可帮助判断内分泌及骨骼发育异常疾病。

婴幼儿体重、身长(高)等体格生长指标在P_3~P_{97}或Z评分-2~+2区间均属于正常。理想的婴幼儿体重、身长(高)等生长指标应在WHO儿童生长标准P_{15}~P_{85}或Z评分-1~+1区间,且生长曲线的上升趋势与儿童生长标准曲线平行。

(二)生化及实验室检查

生化及实验室检查的内容包括:营养成分的血液浓度测定;营养代谢产物的血液及尿液浓度测定;与营养素吸收和代谢有关的各种酶的活性测定;头发、指甲中营养素含量的测定等。

1.血浆蛋白

血浆蛋白含量可反映机体的蛋白质营养状况,常用指标包括白蛋白、转铁蛋白、前白蛋白和视黄醇结合蛋白。正常参考值及其营养评价如表7-5所示。

表7-5 血浆白蛋白、转铁蛋白和前白蛋白的正常参考值及其营养评价

血浆蛋白/(g·L⁻¹)	正常参考值	轻度缺乏	中度缺乏	中度缺乏
白蛋白	35~51	28~34	21~27	<21
转铁蛋白	2.5~4.0	1.5~1.9	1.0~1.4	<1.0
前白蛋白	0.25~0.40	0.16~0.24	0.12~0.15	<0.12

注:各检验室因检测技术差异,所采用的参考值范围略有不同。

2.氮平衡与净氮利用率

氮平衡是反映机体蛋白质营养状况的另一项指标,计算公式为:氮平衡=氮摄入量-(尿

氮+粪氮+体表丢失氮+非蛋白氮+体液丢失氮)。

若氮的摄入量大于排出量,则为正氮平衡;若氮的摄入量小于排出量,则为负氮平衡;若摄入量与排出量相等,则为零氮平衡。对住院患者,在一般膳食情况下,排出的氮大部分为尿氮,约占排出氮总量的80%,但摄入不同的蛋白质量时,这一比例会有所变动。

3.尿负荷试验

由于水溶性维生素在体内储备很少,当机体内水溶性维生素处于缺乏状态时,一次大剂量摄入该维生素将首先满足机体的需要,从尿中排出的量相对较少;若机体内水溶性维生素营养状态良好,则从尿中排出的量就多。因此,可利用尿负荷试验评价机体的水溶性维生素营养状况。测定方法:受试者口服一定量水溶性维生素,收集自口服该维生素起4h内的所有尿液,测定该维生素在排出尿中的总量。

4.其他营养素指标

目前临床上已常规开展的其他营养素指标有:血清总胆固醇、血清总甘油三酯、游离脂肪酸和磷脂;维生素A、维生素D、维生素E和β-胡萝卜素等维生素;锌、铜、铁、硒等微量元素。

(三)临床检查

临床检查是通过病史采集及体格检查来发现营养素缺乏的体征。

病史采集的重点包括:①膳食史,包括有无厌食、食物禁忌、吸收不良、消化障碍及热量与营养素摄入量等;②已存在的病理与营养素影响因子,包括传染病、内分泌疾病、慢性疾病(如肝硬化、肺病及肾衰竭)等;③用药史及治疗手段,包括代谢药物、类固醇、免疫抑制剂、放疗与化疗、利尿剂、泻药等;④对食物的过敏及不耐受性等。

体格检查的重点在于发现下述情况,判定其程度并与其他疾病相鉴别:①恶病质;②肌肉萎缩;③毛发脱落;④肝大;⑤水肿或腹腔积液;⑥皮肤改变;⑦维生素缺乏体征;⑧必需脂肪酸缺乏体征;⑨常量和微量元素缺乏体征等。

(四)综合营养评定工具

1.预后营养指数(prognostic nutritional index,PNI)

$$PNI(\%)=158-16.6(ALB)-0.78(TSF)-0.20(TFN)-5.8(DHST)$$

其中,ALB表示人血白蛋白(单位:g/100mL);TSF表示三头肌皮褶厚度(单位:mm);TFN表示血清转铁蛋白(单位:mg/100mL);DHST表示迟发型超敏皮肤反应试验(硬结直径>5mm者,DHST=2;<5mm者,DHST=1;无反应者,DHST=0)。

评定标准:PNI<30%,表示发生术后并发症及死亡的可能性均很小;30%≤PNI<40%,表示存在轻度手术风险;40%≤PNI<50%,表示存在中度手术风险;PNI≥50%,表示发生术后并发症及死亡的可能性均较大。

2.营养危险指数(nutritional risk index,NRI)

$$NRI=10.7(ALB)+0.0039(TLC)+0.11(Zn)-0.044(Age)$$

其中,ALB表示人血白蛋白,TLC表示淋巴细胞计数,Zn表示血清锌水平,Age表示年龄。

评定标准:NRI>60,表示危险性低;NRI≤55,表示危险性高。

3.营养评定指数(nutritional assessment index,NAI)

$$NAI=2.64(AMC)+0.62(PA)+3.76(RBP)+0.017(PPD)-53.80$$

其中,AMC表示上臂肌围(单位:cm);PA表示血清前白蛋白(单位:mg/100mL);RBP表示视黄醇结合蛋白(单位:mg/100mL);PPD表示用纯化蛋白衍生物进行延迟超敏皮肤试验(硬结直径>5mm者,PPD=2;<5mm者,PPD=1;无反应者,PPD=0)。

评定标准:NAI≥60,表示营养状况良好;40≤NAI<60,表示营养状况中等;NAI<40,表示营养不良。

4.住院患者预后指数(hospital prognostic index,HPI)

$$HPI=0.92(ALB)-1.00(DH)-1.44(SEP)+0.98(DX)-1.09$$

其中,ALB表示人血白蛋白(单位:g/L);DH表示延迟超敏皮肤试验(有1种或多种阳性反应,DH=1;所有反应均呈阳性,DH=2);SEP表示败血症(有败血症,SEP=1;无败血症,SEP=2);DX表示诊断患癌(有癌,DX=1;无癌,DX=2)。

评价标准:HPI为+1,表示有75%的生存概率;HPI为0,表示有50%的生存概率;HPI为-2,表示仅有10%的生存概率。

5.主观全面评定(subjective global assessment,SGA)

SGA是由杰茨基(Detsky)等于1987年提出的一种临床营养评价方法,主要用于住院患者的营养评定。SGA的特点是以详细的病史与临床检查为基础,省略人体测量和生化检验。其理论基础是:身体组成改变与进食改变、消化吸收功能改变、肌肉消耗、身体各项功能及活动能力改变等相关。

6.微型营养评定(mini nutritional assessment,MNA)

MNA是1994年由瑞士学者吉戈(Y.Guigoz)提出的一种营养量表化评定工具,主要适用于社区老年患者的营养评定。MNA的评价内容包括4部分,共18条:①人体测量,包括身高、体重及体重丧失;②整体评定,包括生活类型、医疗及疾病状况(如消化功能状况等);③膳食评价;④主观评定,包括对健康及营养状况的自我监测等。根据对各项评分标准计分并相加,通过量化的方法综合评价患者的营养状态。根据不同的评分,其评估结果可分为营养状态良好、存在发生营养不良风险以及存在营养不良。

(井路路、顾娇娇)

第三节 营养配餐与食谱编制

一 营养配餐概述

（一）营养配餐的概念

营养配餐（nutritional balanced diet）指根据用餐人员的生理、病理及活动需要等不同特点，运用营养学的基本知识，将各种食物进行合理的搭配和组合，配制出适合个体或人群营养要求的食谱或餐饮产品的过程。科学、合理的营养配餐对提高全民健康水平、预防慢性病具有重要意义。

进行营养配餐时，需结合用餐者的生理特点和营养需求，参考《中国居民膳食指南（2022）》以及《中国居民膳食营养素参考摄入量（2023版）》的推荐，预先制定个体或群体的营养配餐目标，即当前需要的各类营养素目标量，再结合《中国食物成分表》相关数据，根据食物中各种营养素的含量分配食物种类和数量，手工或采用营养配餐软件进行食谱编制，从而保证提供的营养素种类和比例基本合理，使用餐者达到平衡膳食的基本要求。

（二）营养配餐的意义

1. 管理膳食

通过编制营养膳食计划，可指导供餐单位管理人员有计划地管理膳食，或者有助于家庭有计划地管理家庭膳食。

2. 纠正营养误区

随着信息时代的到来，人们可以通过各种途径或多或少获得各种有关营养的知识，商业宣传和民间传说使缺乏营养基础知识的人们无所适从，片面、零散的营养知识往往会使人们陷入营养的误区。营养配餐可以帮助人们走出营养误区。

3. 倡导科学饮食

科学饮食是健康的基础，营养配餐知识的普及和营养膳食的推广将更进一步促进人们对营养知识的全面、正确认识，从而能够科学、合理安排地饮食。

（三）营养配餐的原则

1. 膳食多样化，保证营养均衡

营养均衡是营养配餐的首要原则。合理搭配各类食物，确保提供足够的蛋白质、碳水化合物、脂肪、维生素、矿物质等营养物质，满足人体生理和生长发育的需要。需要强调的是，应摄入多种不同类别的食物，以确保营养素的全面性和均衡性，减少因食物单一而出现营养

缺乏风险。

2.适量适度,保证各营养素间比例合理

食物的摄入应适量,不过量也不过少,避免引发健康问题。利用不同食物中蛋白质的互补作用,提高蛋白质的生物价。推荐选择全谷物、薯类等富含膳食纤维的碳水化合物来源,减少精制糖的摄入。倡导适量摄入多不饱和脂肪酸和单不饱和脂肪酸,限制饱和脂肪酸和反式脂肪酸的摄入。三大产能营养素比例必须保持一定的比例,蛋白质占 10%~15%,脂肪占 20%~30%,碳水化合物占 55%~65%;保证优质蛋白质占蛋白质总供给量的 1/3 以上;饱和脂肪酸、单不饱和脂肪酸和多不饱和脂肪酸之间的比例、钙磷比、钾钠比要合理。

3.安全卫生

配餐时要重视食物的安全卫生,选择新鲜、干净的食材,避免食物中毒和传染病的发生。合理处理、储存和加工食物,确保食物的质量和安全。

4.个性化,饭菜适口

配餐时应根据个体的健康状况、年龄、性别、生活习惯和饮食偏好等因素进行个性化定制。不同人群有不同的膳食需求,因此膳食应针对个体进行合理调整,比如,孕妇与哺乳期妇女要注意叶酸、铁、钙等关键营养素的补充,老年人要关注蛋白质、维生素 D、膳食纤维等营养素的摄入,预防肌肉衰减、骨质疏松等的发生。建议兼顾当地食物的品种、生产季节、食物供应情况、经济条件和烹饪水平,进行食谱的个性化定制。

营养食谱编制的方法

营养配餐的方法分为以食物为基础的营养配餐和以营养素为基础的营养配餐。在日常工作中,多以食物为基础进行营养配餐,结合平衡膳食的原则制定一周及一日三餐的食谱。

为个体进行食谱编制可分为设定能量和营养素摄入目标、初步制定食谱、核查和调整完善营养食谱三大步骤。

(一)设定能量和营养素摄入目标

1.查表法

可直接参考《中国居民膳食营养素参考摄入量(2023版)》中的 RNI 或 AI 值,设定个体每日能量和营养素的摄入目标。值得注意的是,RNI 或 AI 是根据不同年龄、性别、劳动强度等确定的群体值,在应用于个体时,会有一定误差。

2.计算法

在实际工作中,计算法更为推荐使用。计算法能够针对孕产妇个体实际情况,如身高、体重、孕前体重、BMI、孕周、活动情况,结合胎儿估计体重,以及孕产妇一般健康状况如糖尿病、慢性肾脏病等,制定更具体化的能量和蛋白质摄入目标,使其食谱更具个性化。计算法与查表法最大的区别在于确定孕期能量需要量的方式不同。

能量摄入目标的计算过程如下。

（1）计算标准体重。参考WHO标准，成年女性标准体重计算方法为：标准体重（kg）=［身高（cm）－100］×0.9－2.5。

（2）计算BMI，并根据BMI判断其体型。按照我国体重指数的评判标准：BMI<18.5，为体重过低；18.5≤BMI<24.0，为体重正常；24.0≤BMI<28.0，为超重；BMI≥28，为肥胖。

（3）判断体力劳动强度（见表7-6）。

表7-6　劳动强度划分标准

劳动强度	工作时间	职业
轻度体力劳动	75%的时间坐或站立，25%的时间站着活动	办公室职员、电器修理人员、售货员、酒店服务员、化学实验操作人员、教师等
中等体力劳动	25%的时间坐或站立，75%的时间从事特殊职业活动	学生、机动车驾驶员、电工、安装工、车工等
重体力劳动	40%的时间坐或站立，60%的时间从事特殊职业活动	非机械化农业劳动者、炼钢工、舞蹈表演者、运动员、装卸工、采矿工等

（4）根据体型和劳动强度，参考表7-7确定单位体重的能量需要量。

表7-7　成人单位体重的能量需要量　　　　单位：kcal/kg

体型	极轻体力劳动	轻体力劳动	中体力劳动	重体力劳动
体重过低	30	35	40	41~45
正常体重	20~25	30	35	40
超重或肥胖	15~20	21~25	30	35

（5）计算每日能量需求量

非孕期女性：每日能量需要量=标准体重（kg）×单位体重的能量需要量（kcal/kg）。

孕期女性：每日能量需要量=非孕期女性全日能量需要量+250kcal（孕中期）/400kcal（孕晚期）/400kcal（哺乳期）。

需要强调的是，在后续随访过程中需监测孕妇体重变化，若体重增加过快或过慢，则需要调整饮食目标。

3.举　例

分别用查表法和计算法，计算一位30岁、身高170cm、体重70kg、孕晚期、轻体力活动女性的每日能量需要量。

查表法：根据《中国居民膳食营养素参考摄入量（2023版）》，轻体力活动的非孕期女性一日能量需要量为1700kcal，孕晚期需在孕早期基础上增加400kcal能量，故该女性每日能量需要量为2100kcal。

计算法：该女性体型超重（BMI=24.22kg/m²）、轻体力劳动，故单位体重的能量需要量为

20~25kcal/kg;标准体重=(170−100)×0.9−2.5=60.5(kg);故每日能量需要量为(20~25kcal/kg)×60.5kg+400kcal=1610~1912.5kcal。

从此例可以看出,查表法较粗略,能满足绝大多数女性孕期营养需求,但存在能量摄入过多的风险。而计算法能够结合孕产妇实际情况,得到的营养目标值更科学、合理。

宏量营养素需要量的计算过程如下。

(1)根据上述估算法或计算法得到每日能量需要量。

(2)基于每日能量需要量和供能比,确定每日宏量营养素需要量。

碳水化合物需要量(g)=每日能量需要量(kcal)×碳水化合物供能比÷碳水化合物能量系数(kcal/g)

蛋白质需要量(g)=每日能量需要量(kcal)×蛋白质供能比÷蛋白质能量系数(kcal/g)

脂肪需要量(g)=每日能量需要量(kcal)×脂肪供能比÷脂肪能量系数(kcal/g)

能量系数分别为:碳水化合物4kcal/g,脂肪9kcal/g,蛋白质4kcal/g。

(二)初步确定食谱

营养食谱的要素包括餐别、食用时间(或用餐时间)、适用人群、营养菜点名称、食材种类和数量等。按照使用周期,营养食谱可分为一餐食谱、一日食谱、一周食谱或一月食谱等;按照适用人群,可分为一般人群的营养食谱和特殊人群的营养食谱;按照使用时间,可分为春季食谱、夏季食谱、秋季食谱和冬季食谱等;按照功能,还可分为减肥食谱、降压食谱等。

可参考表7-8进行一日食谱的设定,常用方法包括计算法、食物交换份法和营养配餐软件法。

表7-8 常见营养食谱的格式

餐别	主食	副食	食材种类和数量	水果或饮品
早餐				
午餐				
晚餐				

1.计算法

(1)将第一步骤计算所得的三大产能营养素需要量,按比例分配到一日三餐。如早餐供能30%,午餐40%,晚餐30%;或取出10%的食物作为三餐之外的加餐。

(2)确定每餐蔬菜、水果和奶制品的摄入量。根据膳食指南可常规确定个体每日需摄入的蔬菜、水果、鸡蛋和奶制品的量,分配至三餐,并计算出这部分食物所提供的蛋白质和碳水化合物的量。

(3)确定每餐的主食需要量。碳水化合物来自主食、蔬菜、水果、奶制品等,在已确定的每餐碳水化合物需要量和(2)的基础上,结合《中国食物成分表 标准版(第6版)》,确定主食需要量以及主食中蛋白质的量。

每餐主食需要量(g)=[每餐碳水化合物需要量(g)-(2)食物中碳水化合物的量]÷主食中碳水化合物的量

每餐主食中蛋白质的量(g)=主食需要量(g)×主食中蛋白质的量

(4)确定每餐的副食需要量。基于主食中蛋白质的量和蛋白质需要量,确定副食所需提供蛋白质的量。在扣除鸡蛋、牛奶等提供的蛋白质之后,余下副食的蛋白质则基本有肉类/豆制品提供。设定副食中蛋白质的2/3由动物性食物供给,1/3由豆制品供给,可计算得出各类动物性食物及豆制品的供给量。

副食应提供蛋白质的量(g)=每日蛋白质需要量(g)-主食中蛋白质的量(g)

(5)确定每日烹调用油和坚果的量。除非严格低脂饮食,一般烹调油常规用量在25~30g;其余不足的脂肪摄入由坚果补足。坚果中脂肪供应量=需要的脂肪总量-烹调油量-主副食提供的脂肪量。

(6)根据用餐者的口味和偏好,选择具体的主食和副食的食材,初步确定食谱。主副食品种的确定不仅要结合目标人的饮食喜好、忌口等因素,还要充分考虑到不同地区、不同时节、风俗习惯、价格等客观因素对目标人的影响,比如,陕南人喜爱凉皮和面食,可选择早餐凉皮、稀饭,午餐米饭和炒菜,晚餐面食。蔬菜的品种和数量可根据不同季节市场的蔬菜供应情况,并考虑与动物性食物和豆制品的配菜需要来确定。

2.食物交换份

食物交换份法是一种粗略的食谱编制方法。此法将常用食品分为四个组共8小类,每类食物中每1交换法份的食品重量不同,但所含热能相似(约90kcal),且同一类食品中蛋白质、脂肪、碳水化合物等营养素含量相似(见表7-9)。根据个体不同的能量需要量,按蛋白质、脂肪和碳水化合物的供能比例,可计算出各类食物的交换份数,按每份食物等值交换选择,再将这些食物分配到一日三餐中,即得到营养食谱。在制定食谱时同类的各种食品可以相互交换,极大地丰富了食材选择的范围。

表7-9　食品交换份的内容和营养素含量

组别	类别	每份重/g	热量/kcal	蛋白质/g	脂肪/g	碳水化合物/g
谷薯组	谷薯类	25	90	2	—	20
菜果组	蔬菜类	500	90	5	—	17
	水果类	200	90	1	—	21
肉蛋组	大豆类	25	90	9	4	4
	奶类	160	90	5	5	6
	肉蛋类	50	90	9	6	—
油脂组	硬果类	15	90	4	7	2
	油脂类	10	90	—	10	—

3.营养配餐软件法

营养配餐软件法设计营养食谱的思路基本同营养计算法,其基本思路包括:①计算一天所需能量;②设计食谱;③确定三餐各需能量;④计算三餐主副食的份数;⑤通过配餐软件设计营养菜点数据库;⑥通过配餐软件的营养分析功能,完善营养食谱。

营养配餐软件中一般含有一定数量的菜肴,亦可自主设计菜肴并输入软件数据库中使用。

(三)核查和调整完善营养食谱

完成营养食谱的初步设计后,应根据食物营养成分数据计算用餐人员平均每人每天各类营养素的摄入量,与相应的膳食要素参考摄入量指标比较,确定所设计的食谱是否满足所制定的营养目标量。与DRIs进行比较,相差在10%上下,可认为合乎要求,否则要增减或更换食品的种类或数量,尽可能地达到预期目标。每天的能量和产能营养素的摄入量应与DRIs相比相差不大,其他营养素以一周为单位进行计算、评价即可。同时,分别计算碳水化合物、脂肪、蛋白质的供能比,优质蛋白质占总蛋白质的比例以及三餐提供能量的比例,评价各比例是否科学合理。

另外,将食谱中食物分类排序,列出各类食物的种类和数量,与《中国居民平衡膳食宝塔(2022)》进行比较、检查,做到食物类别齐全、种类多样,并相应调整食谱。

三　营养食谱编制注意事项

1.食谱设计要做到食物种类多样,品种齐全。应选择营养素含量丰富的食材,精心搭配,达到膳食平衡。如果用数值来形容食物多样,建议平均每天摄入不同品种食物达到12种,每周在25种以上,烹调油和调味品不计算在内。尽可能做到一周食谱食材不重样,一月食谱不重菜。

2.动物性食物的种类要齐全,即家畜、家禽、鱼类原料搭配合理。

3.植物性食物的种类要全,根茎、叶、花、果类蔬菜要尽量齐全,每周搭配菌、藻、坚果类食材。

4.尽量采用当地生产和供应的食材,同时还要考虑到用餐人员的经济状况、宗教信仰以及饮食文化等方面的因素。

5.烹饪方式多变,口味搭配合理,色彩引人入胜;口感以适合不同人群为宜,食谱所提供的营养素应尽可能满足用餐人员需要,同时要能让用餐人员愉快地接受。

（井路路、顾娇娇）

思考题

1.在对一位20岁学生进行体格测量时,调查员用身高计测得其身高为172cm,用体重计测得其体重为90kg,用卷尺测得其腰围为98cm,臀围为101cm。体检发现在60mm范围内出血点达10个,其余检查未发现异常。请根据上述信息计算该生BMI值和腰臀比,并根据这2

个指标评价其胖瘦程度。

2.王某,男,58岁,大学教师,轻体力活动,身高175cm,体重67kg,无疾病,每日估算能量供给量为2100kcal。营养师为王某设计了一日食谱,食谱内容及对应的营养素含量如表7-10所示,早、中、晚餐提供的能量分别为549.7kcal、573.5kcal和1024.4kcal。若让你根据《中国居民膳食指南(2022)》来调整食谱,你会如何调整?

表7-10　一日食谱及营养素含量

进餐时间	食物名称	原料		营养素含量			
		名称	可食部生重/g	能量/kcal	蛋白质/g	脂肪/g	碳水化合物/g
早餐	卤鸡蛋	鸡蛋	60	93.6	7.7	6.7	0.8
	牛奶	生牛乳	250	135.0	7.5	8.0	8.5
	面包	面粉	92	321.1	9.6	1.0	69.8
午餐	米饭	大米	81	277.8	6.2	0.5	62.7
	西芹炒肉	西芹(菜茎)	134	26.8	1.6	0.3	6.0
		猪肉(里脊)	67	103.9	13.5	5.3	0.5
	蒜蓉油菜	油菜(鲜)	131	30.1	2.4	0.7	5.0
	花生油		15	134.9	0	15.0	0
晚餐	炖白菜	大白菜	166	24.9	2.3	0.2	5.0
	馒头	面粉	240	837.6	25.0	2.6	182.2
	凉拌青椒	青椒(鲜)	123	27.1	1.2	0.2	6.6
	花生油		10	89.9	0	10.0	0
	香油		5	44.9	0	5.0	0
总计				2147.5	77.0	55.5	347.1

参考答案

1.该学生的BMI=90÷1.72²=30.42kg/m²,腰臀比WHR=98/101=0.97。

根据BMI,该学生属于肥胖。

根据腰围和腰臀比,该学生属于中心型肥胖,又称腹型/内脏型肥胖。

2.①《中国居民膳食指南(2022)》推荐平均每天摄入12种食物,这份食谱只含有9种,应该增加食物种类。②增加全谷物和薯类食物,替换掉约1/2的大米或面粉,保持每日摄入总能量基本不变。③增加水果摄入,每天200~350g。④晚餐供能比过高,而午餐供能比偏低,增加午餐主食量,减少晚餐主食量。

第八章 0~6月龄婴儿的营养

学习目标

1. 简述0~6月龄婴儿的生理代谢特点。

2. 概述0~6月龄婴儿的营养需求。

3. 应用0~6月龄婴儿膳食指南的内容,正确指导0~6月龄婴儿喂养。

4. 指出母乳喂养的优点,举例说明国内母乳喂养的各项促进策略。

5. 理解母乳库运行质量与安全管理的内容。

0~6月龄是人一生中生长发育的第一个高峰期,对能量和营养素的需要相对高于其他任何时期,但婴儿的消化器官和排泄器官尚未发育成熟,功能不健全,对食物的消化吸收能力及代谢废物的排泄能力仍较低。母乳既可提供优质、全面、充足和结构适宜的营养素,满足婴儿生长发育的需要,又能完美地适应其尚未成熟的消化能力,促进其器官发育和功能成熟,且不增加其肾脏的负担。6月龄内婴儿需要完成从宫内依赖母体营养到宫外依赖食物营养的过渡,来自母体的乳汁是完成这一过渡最好的食物,用任何其他食物喂养都不能与母乳喂养相媲美。母乳中丰富的营养素和多种生物活性物质构成一个复杂的生物系统,为婴儿提供全方位呵护和支持,助其在离开母体子宫的保护后,仍能顺利地适应大自然环境,健康成长。

第一节 0~6月龄婴儿的生理代谢特点

一 生长发育迅速

婴儿时期是个体一生中生长发育最快的时期,尤其前3个月最为迅速,出生后3~4个月体重约等于出生时体重的2倍。正常足月生产的婴儿体重平均值为3.25kg,平均身高为50cm;到6月龄时,婴儿的平均体重会达到7.5kg,平均身高会达到63cm。因此,快速的生长发育对营养的需求量相对较高。

二　消化系统发育不成熟

新生儿唾液腺分化不全,出生后3~4个月唾液腺才逐渐发育成熟。胃容量较小,刚出生时胃容量为3~5mL,1~3个月时为90~150mL。婴儿胃略呈水平位,贲门括约肌发育不完善,而幽门肌肉发育良好,喂奶后略受震动或吞咽较多空气后,容易发生溢奶。胃分泌的盐酸和各种酶均较成人少,且酶活性低下,消化功能较弱。此外,婴儿时期肝脏的胆汁分泌较少,对脂肪的消化、吸收功能也受影响。出生后3~4个月时胰腺发育较快,此时胰液的分泌量才随之增多。婴儿期的消化系统发育不成熟,将影响0~6月龄婴儿对食物的选择。

三　主动免疫不成熟

婴儿从母体内获得的被动免疫逐渐减少,然而自身的免疫功能尚未成熟,抗感染能力较弱。因此,易发生各种感染和传染性疾病。

第二节　0~6月龄婴儿的营养需求

一　能　量

0~6月龄婴儿对能量的需要量相对较高,除维持基础代谢、各种活动和食物特殊动力作用需要外,生长发育所需能量为婴幼儿时期所特有,其需要量随年增长速度的快慢而增减。出生后3个月,生长发育迅速,因此总能量需要量的35%用于生长发育;估计体重每增加1g约需5kcal能量。中国营养学会建议的0~6月龄婴儿的能量需要量(EER)为90kcal/(kg·d)。

二　蛋白质

0~6月龄婴儿对蛋白质的需要量不仅用于补充代谢的丢失,而且用于满足生长中不断增加的新组织的需要,故该时期应处于正氮平衡。此外,生长发育期的婴儿需要9种必需氨基酸,即异亮氨酸、亮氨酸、赖氨酸、蛋氨酸、苯丙氨酸、苏氨酸、色氨酸、缬氨酸和组氨酸。0~6月龄婴儿9种必需氨基酸的需要量均比成人多5~10倍。中国营养学会建议的0~6月龄婴儿的蛋白质适宜摄入量(AI)为9g/d。母乳中的蛋白质是最适合婴儿消化吸收的,其蛋白质含量和组成被认为是婴儿蛋白质需要的金标准。

三　脂　肪

0~6月龄婴儿对脂肪的需要量相对高于成人,尤其对各种多不饱和脂肪酸,如亚油酸、DHA等有特别的需求。它们对婴儿的生长发育如视网膜、神经和脑等的发育都有重要意义。母乳中含有丰富的必需脂肪酸。中国营养学会推荐0~6月龄婴儿脂肪供能约占总能量的48%,其中亚油酸的推荐摄入量为4.2g/d,约占总能量的8%,DHA的推荐摄入量为100mg/d。

四 碳水化合物

碳水化合物是人体活动最主要和最经济的能量来源。0~6月龄母乳喂养婴儿碳水化合物主要来源于母乳中的乳糖。母乳中所含的乳糖可在肠道内完全溶解,易吸收,又可引起酸性发酵,促进钙的吸收和乳酸杆菌的生长,抑制大肠杆菌的繁殖。0~6月龄婴儿母乳喂养,能满足其全部营养需要,其碳水化合物的适宜摄入量(AI)为60g/d。

五 矿物质

1.钙

从生长发育的角度看,出生第一年钙平均增长率约为80mg/d。根据母乳钙的吸收率,中国营养学会建议0~6月龄母乳喂养婴儿钙的AI为200mg/d,人工喂养婴儿钙的AI为400mg/d。

2.铁

正常新生儿有足够的铁储存,每天从母乳中摄入0.3mg可满足4~6个月的生长需要。出生4个月(早产儿和低体重儿生后2个月)后体内铁储存逐渐耗竭,可酌情预防性补充铁剂。美国儿科学会推荐出生后4个月可补充1mg/kg的铁剂,直到添加辅食后能摄入足量富含铁的食物。中国营养学会推荐0~6月龄婴儿铁的AI为0.3mg/d。虽然母乳和牛奶含铁量均较低,牛奶中铁含量低于母乳,但母乳中铁的吸收利用率较高,可达到50%,而牛奶仅有10%左右。

3.锌

正常新生儿体内锌储备较少,当锌不足时易导致锌缺乏而引起生长发育迟缓、脑发育受损、食欲减退、味觉异常、异食癖等。母乳中锌含量与牛奶相近。中国营养学会推荐0~6月龄婴儿锌的AI为1.5mg/d。

4.碘

缺碘可致新生儿甲状腺功能减退、甲状腺肿等疾病。中国营养学会建议0~6月龄婴儿碘的AI为85μg/d。

5.其他矿物质

例如,钾、钠、镁、铜、氯、硫及其他微量元素也是机体生长发育所必需的营养素,母乳及牛奶喂养的健康婴儿均不易缺乏。

六 维生素

母乳喂养的婴儿只要乳母获得平衡膳食,营养充足,乳量足够,一般不会患维生素缺乏病。婴儿是维生素 D 缺乏的危险人群,由于母乳中维生素 D 含量较低,母乳喂养且缺乏阳光照射的婴儿容易患维生素 D 缺乏症,应及时补充,并增加户外活动。中国营养学会推荐 0~6 月龄婴儿维生素 D 的 AI 为 10μg/d。此外,婴幼儿体内维生素 A 的储存量有限,推荐 0~6 月龄婴儿维生素 A 的 AI 为 300μg RAE/d。早产儿和低出生体重儿更容易发生维生素 E、维生素 K 缺乏,要注意及时补充。

第三节 0~6 月龄婴儿膳食指南

一 母乳是婴儿最理想的食物,坚持 6 月龄内纯母乳喂养

母乳是满足婴儿生理和心理发育的最理想食物,对婴儿的健康生长发育有不可替代的作用。正常情况下,纯母乳喂养能满足 6 月龄内婴儿所需要的全部能量、营养素和水。母乳不仅供给婴儿营养,同时还提供一些婴儿生长发育的现成物质,如脂肪酶、分泌型免疫球蛋白 A(SIgA)等,直到婴儿体内可自己合成。

母乳有利于肠道健康微生态环境的建立、肠道功能及免疫功能的成熟,降低感染性疾病和过敏发生的风险。母乳喂养营造母子情感交流的环境,给婴儿最大的安全感,有利于婴儿心理行为和情感发展,母乳喂养的婴儿最聪明。母乳喂养经济、安全而方便,有利于减低母亲产后体重,降低母亲乳腺癌、卵巢癌和 2 型糖尿病的发生风险。因此,鼓励纯母乳喂养坚持至婴儿满 6 个月。

二 生后 1h 内开奶,重视尽早吸吮

初乳富含营养和免疫活性物质,有助于婴儿肠道成熟和功能发展,并提供免疫保护。母亲分娩后应即刻开始观察新生儿觅食表现并不间断与母婴肌肤接触,在生后 1h 内让新生儿开始吸吮乳头和乳晕,除尽快获得初乳外,还可刺激乳头和乳晕神经感受,向垂体传递其需要母乳的信号,刺激催乳素的产生,促进乳汁分泌(下奶),这是确保母乳喂养成功的关键。婴儿出生时具有一定的能量储备,可满足至少 3d 的代谢需求;开奶过程中不用担心新生儿饥饿,可密切关注新生儿体重,体重下降只要不超过出生体重的 7% 就应坚持纯母乳喂养。精神鼓励、专业指导、温馨环境、愉悦心情等可以辅助开奶。

三 回应式喂养,建立良好的生活规律

随着婴儿胃肠道成熟和生长发育过程,母乳喂养将从按需喂养模式到规律喂养模式递

进。婴儿饥饿是按需喂养的基础,应及时识别婴儿饥饿及饱腹信号,并及时做出喂养回应。哭闹是婴儿饥饿的最晚信号。应避免婴儿哭闹后才哺喂,这样会增加哺喂的困难。按需喂奶,两侧乳房交替喂养;不要强求喂奶次数和时间,特别是3月龄内的婴儿。婴儿生后2~4周就基本建立了自己的进食规律,家长应明确感知其进食规律的时间信息。一般2月龄后,婴儿胃容量逐渐增加,单次摄乳量也随之增加,哺喂间隔则会相应延长,特别是在夜间,喂奶次数减少,婴儿睡眠节律更好,逐渐建立起哺喂和睡眠的规律。如果婴儿哭闹明显不符合平日进食规律,应该首先排除非饥饿原因,如胃肠不适等。非饥饿原因哭闹时,增加哺喂次数只能缓解婴儿的焦躁心理,并不能解决根本问题,应及时就医。

四　适当补充维生素D,母乳喂养无须补钙

人乳中维生素D含量低,母乳喂养儿不能通过母乳获得足量的维生素D。阳光照射会促进皮肤中维生素D的合成,但鉴于养育方式的限制,阳光照射可能不是6月龄内婴儿获得维生素D的最方便途径。婴儿出生后应每日补充维生素D 10μg。纯母乳喂养能满足婴儿骨骼生长对钙的需求,不需额外补钙。推荐新生儿出生后补充维生素K,特别是剖宫产的新生儿。

五　一旦有任何动摇母乳喂养的想法和举动,都必须咨询医生或其他专业人员,并由他们帮助作出决定

一般情况下,通过及时有效的排空乳房和专业的指导,绝大部分婴儿都可以获得成功的纯母乳喂养。在某些医学状况下,如婴儿患有某些代谢性疾病、乳母患有某些传染性疾病时,可能暂时不宜进行纯母乳喂养,此时应遵循医生的建议,选择适合的哺喂方式。

任何婴儿配方奶或代乳品都不能与母乳相媲美,只能作为纯母乳喂养失败后无奈的选择。但当不能用纯母乳喂养婴儿时,建议首选适合6月龄内婴儿的配方奶喂养。普通液态奶、成人奶粉、蛋白粉、豆奶粉等不宜用于喂养婴儿。任何其他食物喂养不足6月龄的婴儿可能营养不完全匹配、代谢障碍等而对健康造成不利影响。

六　定期监测婴儿体格指标,保持健康生长

身长和体重是反映婴儿喂养和营养状况的直观指标。疾病或喂养不当、营养不足会使婴儿生长缓慢或停滞。6月龄内婴儿应每月测一次身长、体重、头围,病后恢复期可增加测量次数,选用《5岁以下儿童生长状况判定》(WS/T 423—2013)判断婴儿是否得到正确、合理喂养。婴儿生长有自身规律,过快、过慢生长都不利于儿童远期健康。婴儿生长存在个体差异,也有阶段性波动,不必相互攀比生长指标。母乳喂养儿体重增长可能低于配方奶喂养儿,这是完全正常的。只要处于正常的生长曲线轨迹,即是健康的生长状态。

第四节　母乳喂养

一　母乳喂养的优点

1.母乳最适合婴儿的消化、代谢能力,能满足婴儿全面营养需求

婴儿出生后需要摄入足够的能量和各种营养素,来满足其快速的体格生长、脑组织和神经系统发育、免疫系统发育和成熟的营养需求。但早期婴儿的器官、特别是消化器官发育尚未成熟,功能未健全,如足月新生儿胃容量小(25~50mL),生后10天可增加到约100mL,6月龄时才达到200mL;新生儿的胃呈水平状,贲门括约肌发育迟缓,吃奶后容易出现溢奶;胰脂肪酶活力低,肝脏分泌胆盐少,脂肪的消化与吸收较差;4月龄前胰淀粉酶分泌少,不利于消化淀粉;但胰蛋白酶活性良好,消化蛋白的能力较强。此外,婴儿肾脏不成熟,肾小球滤过率仅为成人的1/4~1/2,肾小管重吸收、分泌及酸碱调节功能也较弱,对肾溶质负荷耐受有限。唯有母乳能最好地满足婴儿的营养需求,在营养构成及含量上能最好的适应婴儿肠道发育特点及消化、代谢能力。母乳喂养是解决婴儿能量和营养需要与摄食消化能力之间矛盾的最佳方案。

2.母乳喂养能确保婴儿体格健康生长,有利于婴儿脑神经功能和认知发展

按我国乳母产后6个月内日平均泌乳量750mL估算,其所含能量及营养素,能满足6月龄内婴儿生长发育的营养需要。如母乳中的高脂肪含量(供能比为48%)能满足婴儿生长和能量储备的需要,所含二十二碳六烯酸(DHA)能满足婴儿脑发育的需要;母乳蛋白质含量不高,但以α-乳清蛋白为主,有最佳的必需氨基酸组成和最佳利用率,不过多增加婴儿肠道渗透压和肾脏的负担;母乳中的乳糖和低聚糖,可促进肠道益生菌在肠道的定植和生长,有利于婴儿尽早建立健康的肠道微生态环境,促进免疫系统发育;母乳中的牛磺酸含量较多,为婴儿大脑及视网膜发育所必需;母乳中的钙、锌、铜等矿物质含量更适合婴儿的需要。母乳喂养非常有利于婴儿智力和心理行为以及情感发展。多项荟萃分析表明,母乳喂养儿神经系统发育状况比配方粉喂养儿更好;而且母乳喂养时间越长,成年期IQ得分越高:母乳喂养7~9个月者IQ为106,而母乳喂养不足1个月者IQ为99.4。总之,0~6月龄婴儿纯母乳喂养能保证其获得健康的生长发育。

3.母乳喂养有助于母婴情感交流,促进婴儿行为和心理健康

母乳喂养时的肌肤接触、眼神接触和语言动作等,有利于母婴情感交流,促进婴儿的行为发展和心理健康。母乳喂养还对母亲近期和远期健康都有益处。循证医学证据显示,母乳喂养可促进产妇产后体重恢复到孕前状态,可降低产妇2型糖尿病、乳腺癌和卵巢癌的发病风险。

4.母乳喂养有助于婴儿免疫系统发育完善,增加抗感染能力,降低过敏性疾病发生风险

母乳喂养可避免婴儿暴露于来自食物和餐具的污染,降低婴儿感染性疾病的发生风险。母乳的免疫活性物质可提高婴儿抵抗多种病原微生物感染的能力。母乳中的乳铁蛋白可发挥抗菌作用。母乳中的溶菌酶、补体、细胞因子甚至白细胞,都可促进婴儿免疫系统发育完善。婴儿出生后的前6个月给予纯母乳喂养可明显降低婴儿的发病率及死亡率。2013年有一项纳入了1项队列研究和15项病例对照研究的荟萃分析,包含8843例患者和6558例对照,结果表明在8个发展中国家,缺乏纯母乳喂养能增加下呼吸道感染的发生风险,OR(95%CI)为2.34(1.42,3.88)。WHO的2013年报告列出了纯母乳喂养对母婴双方的多种益处,如纯母乳喂养4个月以上,可使1岁内婴儿下呼吸道感染的发生风险降低72%,中耳炎的发生风险下降23%,并提出了"婴儿应该纯母乳喂养6个月,以达到最佳的生长、发育和健康"的全球公共卫生策略。母乳喂养既可以显著降低婴儿腹泻的发病率,也可缩短腹泻的病程。母乳喂养的婴儿坏死性肠炎发病率也显著低于用婴儿配方奶喂养的婴儿。此外,母乳喂养还有助于减少肺炎、中耳炎、菌血症、脑膜炎及尿路感染等感染性疾病的发生。即使是部分母乳喂养,亦具有一定的保护作用。

纯母乳喂养对子代过敏性疾病有保护作用。纯母乳喂养能有效地避免婴儿过早接触异源蛋白质,减少对异原蛋白质的暴露水平。研究证明,纯母乳喂养儿1岁以内极少发生过敏反应,至少可以推迟过敏的发生。如果新生儿第一口食物不是母乳,而是其他食物,食物中的异原蛋白质可能会通过新生儿不成熟的肠黏膜细胞间隙进入体内,为可能发生的过敏或迟发性过敏埋下隐患。换句话说,新生儿第一口食物不是母乳,之后即使是母乳喂养,也不是真正的纯母乳喂养,也失去了纯母乳喂养对婴儿过敏,特别是迟发型过敏的保护作用。2003年发表的荟萃分析对1966—2001年132项母乳喂养与过敏的研究中,其中56项有明确研究结果的分析结论是,母乳喂养对过敏性疾病有保护作用。另一项对42项有关母乳喂养与婴幼儿湿疹风险的荟萃分析证实,3~4个月及以上纯母乳喂养即可降低婴幼儿0~2岁湿疹发生风险的26%,OR(95%CI)为0.74(0.57,0.97);一项系统综述研究结果显示,母乳喂养4个月及以上可降低子代4岁时哮喘发病风险的28%,OR(95%CI)为0.72(0.53,0.97)。

5.母乳喂养有助于降低婴儿远期慢性病的发生风险

母乳喂养对婴儿早期健康生长发育和成年期慢性病风险具有保护效应。对于谋求近期效益和远期影响之间的平衡,母乳喂养是成本-效益最高的选择。母乳可降低儿童肥胖风险,母乳喂养时间越长,儿童肥胖风险越低。母乳喂养对肥胖的预防作用,与其较低的蛋白质含量有关。2005年对包含298900例研究对象的荟萃分析显示,与配方奶喂养相比,母乳喂养可降低远期肥胖风险的13%,OR(95%CI)为0.87(0.85,0.89)。研究表明,婴儿期蛋白质摄入量过多使儿童6岁时的肥胖风险增加了1.43倍,OR(95%CI)为2.43(1.12,5.27)。2019年发表的22个国家100583名儿童的研究结果显示,与纯母乳喂养至少6个月相比,从未母

乳喂养或者母乳喂养低于6个月的儿童发生肥胖的风险更高,OR(95%CI)分别为1.22(1.16,1.28)和1.12(1.07,1.16)。越来越多的研究证实,儿童早期营养不良还会导致成年期肥胖、高血压、冠心病和糖尿病等慢性病的发生风险,而母乳喂养有利于预防营养不良的发生。

6.母乳喂养有利于产妇健康

母乳喂养可降低产妇产后体重停滞不减的风险。2017年的荟萃分析结果显示,与非哺乳母亲相比,哺乳母亲产后体重降低更多,差值为0.38kg(95%CI: -0.64kg, -0.11kg)。国内调查数据显示,纯母乳哺乳的母亲,产后最容易恢复到孕前体重;而混合喂养婴儿的母亲,由于不能很好地处理泌乳与饮食量之间的关系,产后体重滞留最明显。证据显示,哺乳可降低母亲2型糖尿病风险;哺乳超过12个月,可使母亲2型糖尿病的发生风险降低9%,RR(95%CI)为0.91(0.86,0.96)。此外,哺乳可降低母亲患乳腺癌和卵巢癌的发生风险,证据表明与从未哺乳的母亲相比,哺乳超过12个月的母亲乳腺癌的发生风险降低28%,OR(95%CI)为0.72(0.58,0.89),哺乳持续时间越长,卵巢癌的发生风险就越低。

三 母乳喂养现况及促进策略

1.我国母乳喂养现况

2021年中国发展研究基金会发布的《中国母乳喂养影响因素调查报告》显示,我国6个月内婴儿纯母乳喂养率仅为29.2%,距离《中国儿童发展纲要(2011—2020年)》和《国民营养计划(2017—2030)》提出的2020年我国纯母乳喂养率达到50%的目标仍有一定的距离,远低于43%的世界平均水平和37%的中低收入国家平均水平。此外,我国母乳喂养状况地区差异显著。大城市、中小城市和农村地区的纯母乳喂养率分别为35.6%、23.3%和28.3%,存在显著的地区差异。随着近年来婴儿配方奶粉销售市场的不断下沉,中小城市和农村地区日益成为奶粉销售的主要增长点,也给这些地区的母乳喂养带来较大冲击。

我国母乳喂养现况受多方面因素的制约与影响,包括公众对母乳喂养的认知不足、医疗卫生机构对母乳喂养的宣教和支持亟待加强、母乳代用品促销缺乏有效监管、产假较短制约婴儿母婴恢复工作后继续母乳喂养、工作场所及公共场所支持母乳喂养设施不足、母乳喂养状况地区差异显著等。

2.母乳喂养促进策略

应对我国母乳喂养现有的问题和挑战,需要制定和完善相关的法律法规和政策,调动政府、医疗卫生机构、工作单位、社会和家庭的资源和力量,建立全社会共同参与的多方联动的母乳喂养支持体系,为婴儿母亲们提供一个能够得到充分支持的母乳喂养环境,完善支持体系,保护、促进和支持母乳喂养。

(1)正确的认知是科学母乳喂养的前提。应利用多种传播渠道,在全社会广泛开展母乳喂养知识的宣传教育和普及,提高公众对母乳喂养的认知,营造支持母乳喂养的社会和文化氛围。

（2）要提高医疗卫生机构对母乳喂养的支持力度。应充分发挥医疗卫生机构在母乳喂养宣教和技术支持方面的核心作用,提高医务人员的知识和技能水平,为婴儿母亲提供从孕期、分娩至产后的全方位的母乳喂养宣教和专业技术支持,使婴儿母亲及家人掌握母乳喂养的知识和技能,支持和帮助她们解决母乳喂养中的困难和问题,使她们能够按科学的方法成功地进行母乳喂养。

（3）为消除母乳代用品的促销对母乳喂养的不利影响,相关部门应尽快出台一部专门立法,填补当前由于《母乳代用品销售管理办法》的废止留下的法律空白,全面有效地规范母乳代用品销售市场。同时,应加大对《中华人民共和国广告法》的执法力度,禁止在大众传播媒介或者公共场所发布声称全部或者部分替代母乳的婴儿乳制品、饮料和其他食品广告。

（4）带薪产假是促进母乳喂养的重要措施之一。应更进一步完善产假制度,在现有法定98天产假的基础上,将产假延长至6个月,并完善相应的生育保险制度,为婴儿母亲6个月内纯母乳喂养提供更好的制度保障。

（5）鼓励和支持工作单位为哺乳期的女性提供充分的支持和良好的环境。劳动部门和工会组织可以通过制定相关法律法规和政策鼓励工作单位为母乳喂养提供多方面的支持,例如,设立哺乳室,允许哺乳期女职工有弹性工作时间和弹性工作方式,以充分保障哺乳期母亲在恢复工作后能够继续母乳喂养。同时,相关政府部门应将公共场所母婴设施建议纳入建设规划,为哺乳期母亲出行时哺乳创造良好的环境。

（6）应从提高认知,加大医疗卫生机构支持力度以及加大对母乳代用品销售的监管等方面采取有效措施,缩小大城市、中小城市和农村地区母乳喂养状况的差距,全方位改善我国的母乳喂养状况。

改善我国的母乳喂养状况,不仅仅是婴儿父母和家庭的责任,更是国家的责任,是全社会的责任。只有建立完善的母乳喂养支持体系,为婴儿母亲们创造一个能够得到充分支持的母乳喂养环境,才能有效改善我国的母乳喂养状况,确保儿童健康成长,实现健康中国的目标。

三 母乳库运行质量与安全管理

（一）母乳库的运行管理

1.母乳库的基本设施与人员结构

母乳库工作室的建筑与结构应大小合适、结构合理,符合卫生要求,便于母乳库日常操作。确保有足够的空间放置母乳库相关设备和储存相关材料,保障捐赠母乳的操作符合有关要求。母乳库的场地应包括母乳采集室、母乳处理室、母乳检测室、母乳储存室、资料档案室和办公室等。基本设备应包括医用级吸乳器、母乳储存容器、巴氏消毒设备、2~8℃专用普通冰箱、-20℃以下专用低温存储冰箱、超净工作台、计算机及信息管理系统等,有条件的情况下应配置母乳成分分析仪。母乳库所有设备都应按照生产厂商的说明书进行清洁和维护。

母乳库的运行人员应由有资质的儿科或产科医生、儿科或产科护士组成，其他人员包括实验室、仪器设备维护以及保洁人员等，这些人员必须接受专业培训，获得正确信息，从而确保母乳库操作安全。

2.母乳捐赠者筛查

母乳捐赠者应当是健康的、可信任的哺乳期女性，并且有充足的母乳满足自身婴儿需要，在符合捐赠条件下自愿捐赠多余的母乳。一名合格的母乳捐赠者必须符合以下条件：身体健康且个人信誉良好；无不良嗜好（抽烟、饮酒、喝茶、吸毒、生活作息不规律等）；无长期的药物治疗史，近半年内无血制品输注史；首次捐赠前6个月内的血清学检测合格；项目包括人类免疫缺陷病毒（HIV）-O、HIV-1、HIV-2、人类嗜T淋巴细胞病毒1/2型（HTLV1/2）、乙型和丙型肝炎病毒、梅毒、巨细胞病毒（CMV）IgM均为阴性。血清学检查应由有资质的专业实验室进行，血清学检查结果在捐赠期间都有效。如果捐赠者出现生活方式改变或出现疾病，可能影响捐赠母乳的安全时，由该母乳库自行决定是否需要暂停捐赠或者重新检测。

3.捐赠母乳的细菌学检测

母乳库捐赠母乳的细菌学检测主要包括巴氏消毒前检测和巴氏消毒后检测，部分母乳库只对巴氏消毒后的捐赠母乳进行细菌学检测。第一次捐赠必须在巴氏消毒前检测，合格后方可进行巴氏消毒。初期，建议对每一批次消毒后的母乳进行检测。如果有10批次都合格，可改为每个月或每10批检测一次。当执行细菌学筛选时，巴氏消毒的母乳只有在培养结果明确的情况下才能使用。细菌学检测标准：巴氏消毒前总活菌不超过1×10^5CFU/mL，金黄色葡萄球菌或大肠杆菌不超过1×10^4CFU/mL；而在巴氏消毒后不能有任何种类的细菌生长。

4.捐赠母乳的收集

捐赠母乳可在母乳库进行现场采集或者由捐赠妈妈在家里采集，收集与储存的过程中的每一个步骤都必须严格注意清洁卫生。在采集母乳前，捐赠母亲需先清洁手和乳房，特别是乳头和乳晕周围。挤奶方式可采用直接手挤、电动或手机吸乳器挤奶，不主张滴奶（婴儿一侧吸奶，另一侧自动留下的奶）。所有吸乳设备必须符合卫生标准，吸乳器所有配件都应注意清洁和消毒，并将挤出的母乳置于专用的母乳储存容器中，如储乳袋、储乳瓶等；应密封冷藏。

5.捐赠母乳的消毒

目前主要采取巴氏消毒法对捐赠母乳进行消毒。水浴预加热至不低于62.5℃，分装奶瓶浸入充分搅拌或振荡的水浴中。设置检测瓶，在瓶中装入同等体积的母乳或水，并装入经校正的温度计以记录热处理过程中的瓶内温度。检测瓶的处理和其他母乳瓶完全一样。检测瓶与其他奶瓶一起放入水浴，置于所有奶瓶的中央。当检测瓶中的温度达到62.5℃时开始计时,维持温度不超过63.5℃,加热30min即停止。巴氏消毒结束后,应立即快速冷却,最好在10min内让温度从62.5℃降到25℃。

6.捐赠母乳的储存

热加工处理后,应迅速冷却母乳,可根据设备设定程序冷却或使用冰水浴冷却母乳。巴氏消毒母乳冷却后可在4℃条件下密封保存最多72h,以便随时使用。如超过时间未用,应将其冰冻保存。冰冻保存时,奶瓶标记应包括消毒时间和失效时间。失效时间从同批混合母乳中最早的采集时间开始计算,不超过1年。

7.母乳库的文档记录

母乳的文档记录主要包括捐赠者记录、受捐者记录和母乳库管理记录。

(1)捐赠者记录包括捐赠者原始筛查表,其中包含病史(特别是传染病史)、饮食和生活方式、用药情况;确认血清学检查阴性结果记录;医疗机构提供的捐赠者及其婴儿的健康状况;捐赠者婴儿的出生日期和胎龄、捐赠记录和母乳捐赠知情同意书。

(2)受捐者记录应包括监护人签署的受捐知情同意书、受捐婴幼儿一般情况包括出生日期、胎龄、性别及受捐者编号、母乳分发日期、批号、乳量,以及其他相关必要的医疗记录。

(3)母乳库管理记录包括每批混合母乳中所有捐赠者编号;批次信息,包括处理日期、处理奶量、每批瓶数、热处理次数和温度信息;母乳混合和(或)巴氏消毒后每个批次的细菌检测结果;冰冻、冷藏和巴氏消毒的温度信息;所有设备的校正记录等。

(二)母乳库运行质量与安全管理

国际上已有许多国家和地区结合本地实际情况建立了人乳库(human milk bank),并制定了相关的人乳库运行管理指南。2013年,中国大陆第一家母乳库在广州市妇女儿童医疗中心成立。目前,人乳库建立的标准各国并不统一,运行质量与安全管理是人乳库持续发展的关键。2016年卫生适宜科技组织(Program for Appropriate Technology in Health,PATH)将国际公认的食品安全卫生管理规则危害分析与关键控制点(hazard analysis and critical control points,HACCP)修改为适用于人乳库的管理框架。该框架主要包括检验、评估、控制等12个步骤和7个原则,母乳从捐赠到使用这一过程中可能会发生污染、营养物质流失或免疫性质改变等安全与质量问题,这一框架则提供了相应的预防和解决方案。

根据我国人乳库运行的现状,依据HACCP原则,2018年我国专家撰写的《中国大陆地区人乳运行质量与安全管理专家建议》对中国人乳库的运行质量与安全管理建议具体如下:建立多学科的质量与安全管理小组;审核捐赠母乳的质量信息;确定预期使用者并考虑相关危害因素;制作加工流程图;现场验证制定的流程图;列出潜在的危害因素,进行危害分析并制定控制方法;确定关键控制点;确定关键控制点的关键限值;建立每个关键控制点的监控要求;建立纠正措施;建立验证程序;建立文件和档案记录。

(屠乐微)

思考题

1.从婴儿的角度,阐述母乳喂养的优点。

2.简述婴儿回应式喂养的内涵。

3.如何给0~6月龄婴儿补充维生素D?

参考答案

1.母乳喂养的优点:

(1)纯母乳喂养能满足6月龄内婴儿所需要的全部能量、营养素和水;

(2)母乳提供婴儿生长发育的现成物质,如脂肪酶、SIgA等;

(3)母乳有利于肠道健康微生态环境的建立、肠道功能及免疫功能的成熟,降低感染性疾病和过敏发生的风险;

(4)母乳喂养营造母子情感交流的环境,给婴儿最大的安全感,有利于婴儿心理行为和情感发展。

2.婴儿回应式喂养的内涵为:

(1)及时识别婴儿饥饿及饱腹信号,及时做出喂养回应;

(2)避免婴儿哭闹后才哺喂;

(3)按需喂奶,两侧乳房交替喂养;不要强求喂奶次数和时间。

3.0~6月龄婴儿补充维生素D方式包括增加户外活动时间,以及推荐每日维生素D摄入量为10μg。

第九章 7~24月龄婴幼儿的营养

学习目标

1. 简述 7~24 月龄婴幼儿的生理代谢特点。

2. 分析 7~24 月龄婴幼儿的营养需求。

3. 阐明 7~24 月龄婴幼儿的膳食指南。

4. 运用所学知识为 7~24 月龄婴幼儿提供膳食指导。

7~24 月龄适用于满 6 月龄（出生 180 天）至不满 2 周岁（24 月龄内）的婴幼儿,此时正处于生命早期 1000 天健康机遇窗口期的第三阶段,适宜的营养和喂养不仅关系到婴幼儿近期的生长发育,也关系到其长期的健康。母乳仍然是这一阶段婴幼儿重要的营养来源,但单一的母乳喂养已经不能完全满足其对能量及营养素的需求,必须引入其他营养丰富的食物。7~24 月龄婴幼儿消化系统、免疫系统的发育,感知觉及认知行为能力的发展,均需要通过接触、感受和尝试,来体验各种食物,逐步适应并耐受多样的食物,从被动接受喂养转变到自主进食。这一过程从婴儿 7 月龄开始,到 24 月龄时完成。

第一节 7~24月龄婴幼儿的生理代谢特点

一 7~12月龄婴儿的生理代谢特点

7~12 月龄处于婴儿期阶段,是生长发育极其旺盛的时期,身高、体重迅速增长;也是感知觉、动作、语言和行为发育最快的时期,视觉、听觉、运动、情感和社交发育和发展的关键期;此期婴儿对能量和营养素尤其是蛋白质的需要量相对较大,各项生理功能在逐步发育完善,但是消化吸收功能尚未完善,易发生消化紊乱和营养不良,且自身免疫功能尚未发育成熟,抵抗不良刺激的能力仍然较差,机体与环境之间尚未很好地相互适应、相互平衡,易发生各种感染性和传染性疾病。

（一）消化系统

新生儿及婴幼儿口腔黏膜薄嫩,血管丰富,唾液腺不够发达,口腔黏膜干燥,易受损伤,局部易感染。婴儿的食管较成人的细而短,食管壁肌肉及弹性纤维发育差,同时婴儿的胃呈水平位,食管下括约肌较松弛,容易发生胃食管反流。新生儿食管长度为8~10cm,1岁时为12cm,横径为0.6~0.8cm,pH通常为5.0~6.8。婴儿的食管呈漏斗状,黏膜纤弱、腺体缺乏、弹力组织及肌层尚不发达,食管下段括约肌发育不成熟,控制能力差,常发生胃食管反流。婴儿吸奶时常吞咽过多空气,易发生溢奶。婴儿胃容量1岁时250~300mL。婴儿胃略呈水平位,当开始行走时其位置变为垂直。胃酸和各种酶的分泌均较成人少,酶活性低下,消化功能差。胃酸和各种酶的分泌均较成人少,酶活性低下,消化功能差。婴儿时期胆汁分泌较少,故对脂肪的消化、吸收功能较差。婴儿3~4月龄胰腺发育较快,胰液分泌量也随之增多,至12月龄胰腺外分泌部分生长迅速,约为出生时的3倍。胰液分泌量随年龄增长而增加,至成年每日可分泌1~2L。消化酶是婴儿胃肠道消化能力的基础。伴随生长发育,胃肠道消化酶快速成熟。婴儿肠道正常菌群脆弱,易受许多内外界因素影响而菌群失调,导致消化功能紊乱。6月龄添加辅食后,婴儿肠道菌群会发生相应变化,至幼儿3岁时形成比较稳定的肠道菌群。

（二）免疫系统

婴儿期处于生理性免疫功能低下状态,非特异性免疫、特异性体液免疫和细胞免疫均不完善。婴儿皮肤角质层薄嫩,易破损,屏障作用差。肠道通透性高,胃酸较少,杀菌力低。婴儿期淋巴结功能尚未成熟,屏障作用较差。新生儿期各种吞噬细胞功能可呈暂时性低下,除了分娩过程缺氧原因外,与新生儿期缺乏血清补体、调理素、趋化因子有关。新生儿各补体成分均低于成人,其C1、C2、C3、C4、C7和备解素的浓度约为成人的60%,补体旁路激活系统的活性低下者更多。在生后6~12个月补体浓度或活性才接近成人水平。出生后随着年龄增长,特异性体液免疫才逐步完善。

二 12~24月龄幼儿的生理代谢特点

与7~12月龄婴儿期比较,12~24月龄幼儿期体格的生长发育速度相对减缓,但其各组织、器官、系统的功能不断发育成熟,特别是幼儿的感知觉、认知和行为能力也不断发展,生理和心理也比婴儿更成熟。幼儿期也是人体生长发育的重要阶段,在这一时期,幼儿的大脑功能进一步完善,语言表达能力逐渐提高;模仿力强,认知行为能力提高快;已能独立行走,活动范围扩大;缺乏自我识别能力。同时,由于免疫系统发育不完善,各种感染性疾病的发生增加。幼儿的母乳喂养逐步停止,并逐步转换到家庭食物喂养;同时亦从被动接受喂养,到逐渐学会自主进食。幼儿期的营养和喂养不合理,不仅会造成其生长发育不良,影响身长

（高）、体重增长，导致各种营养性疾病，如缺铁性贫血、维生素D缺乏性佝偻病、维生素A缺乏等，而且还会对幼儿的心理认知发育产生不良影响。幼儿的体格生长发育和心理行为发育有交互作用。此期幼儿的消化功能仍不完善，营养需求量仍然相对较高，合理喂养仍然是保持正常生长发育的重要环节。

（一）神经系统

从胎儿到出生后2年内是脑发育最快的阶段。新生儿脑重约390g，2岁时脑重900~1000g。营养是脑发育的物质基础，任何营养素的缺乏都将对脑发育产生不良影响，尤其是神经细胞的增殖、分化以及神经通路的形成。由于脑细胞增殖、分化的特点是"一次性完成"，因此在生命早期，即从胎儿至出生后2年内，是脑发育的关键时期，错过这一时期，将造成不可逆转的损伤。

（二）消化系统

吞咽是一种复杂的神经-肌肉活动，婴幼儿吞咽能力、咀嚼能力的发展需要体验和学习。18个月时，第一乳磨牙萌出，随后尖牙、第二乳磨牙萌出。2岁半至3岁时，全部乳牙萌出。乳牙萌出的时间、顺序存在较大的个体差异。咀嚼有利于牙齿的萌出，而健康的牙齿有利于良好的进食。生理性的胃食管反流大多在1岁时消失。幼儿阶段继续存在胃食管反流时需要考虑病理性情况。胃容量在其1岁时达到300mL左右。婴幼儿的肠免疫系统处理抗原能力有限，接触过多抗原或不适当的抗原，可破坏肠黏膜的自身稳定，致肠道免疫反应失调，引起免疫相关的胃肠道疾病，如食物过敏，乳糜泻、炎症性肠病等。

第二节　7~24月龄婴幼儿的营养需求

一　7~12月龄婴儿的营养需求

婴儿快速生长发育，需要相对大量的能量和营养素支持。

（一）能　量

婴幼儿对能量的需要量相对较高，除维持基础代谢、各种活动和食物特殊动力作用需要外，生长发育所需能量为婴幼儿所特有，其需要量随年龄增长速度的快慢而增减。1岁以内总能量需要量的25%~35%用于生长发育，估计体重每增加1g约需5kcal能量。《中国居民膳食营养素参考摄入量（2013版）》推荐7~12月龄婴儿的膳食能量需要量（EER）为80kcal/（kg·d）。

(二)宏量营养素

1.蛋白质

婴幼儿期对蛋白质的需要不仅用于补充代谢的丢失,而且用于满足生长中不断增加的新组织的需要,故该期应处于正氮平衡。7~12月龄婴儿的蛋白质适宜摄入量(AI)应根据母乳蛋白质摄入量(600mL/d计)加辅食蛋白质摄入量来制定。对于非母乳喂养儿,由于配方奶中蛋白质的质量低于母乳,为弥补蛋白质营养价值的不足,需适当增加蛋白质的摄入量。中国营养学会建议7~12月龄婴儿的蛋白质推荐摄入量(RNI)为20g/d。6个月以后的婴儿膳食中开始增加辅助食品,此时应注意选择肉、蛋、鱼、奶、豆类食物以提高蛋白质的利用率。此外,婴儿时期除8种必需氨基酸外,组氨酸也是必需氨基酸。

2.脂肪和脂肪酸

婴儿期是人一生中生长发育最快的时期。充足的能量,特别是高能量密度的脂肪的供给,对婴儿的生长发育、视网膜、神经和脑的发育有极重要意义,也是适应婴儿胃肠道功能及渗透压的最佳选择。6月龄后婴儿,膳食仍以母乳或配方奶为主,脂肪比例仍较高,但添加辅食的脂肪含量不高。中国营养学会推荐7~12月龄婴儿膳食脂肪的适宜摄入量(AI)为40%E。

婴幼儿对脂肪的需要相对高于成年人,尤其对各种多不饱和脂肪酸和类脂如磷脂和糖脂有特别的需求。人体能合成多种脂肪酸,包括饱和脂肪酸(saturated fatty acid,SFA)、单不饱和脂肪酸(monounsaturated fatty acid,MUFA)和多不饱和脂肪酸(polyunsaturated fatty acid,PUFA),但亚油酸(LA)和α-亚麻酸(ALA)是人体需要而不能自身合成、必须依赖食物提供的脂肪酸,称为必需脂肪酸(EFA)。另外,人体也不能将n-6系脂肪酸转化为n-3系脂肪酸。7~12月龄婴儿母乳平均摄入量从750mL/d减少到600mL/d,另添加辅食,推荐7~12月龄婴儿LA的AI为4.6g/d,约为总能量的6%,7~12月龄婴儿α-亚麻酸的AI为510mg/d。

3.碳水化合物

母乳中所含的乳糖可在肠道内完全溶解,易吸收,又可引起酸性发酵,促进钙的吸收和乳酸杆菌的生长,抑制大肠杆菌的繁殖。婴幼儿对葡萄糖、果糖、蔗糖的吸收良好。对人工和混合喂养的婴儿应注意选择适量和适当种类的碳水化合物,若长期摄入不足亦可导致营养不良。7~12个月婴儿碳水化合物摄入量包括600mL母乳和添加的辅食。目前,缺乏我国婴儿辅食中碳水化合物的数据,根据成人的代谢体重比,推算7~12月龄婴儿碳水化合物的AI为85g/d。

(三)微量营养素

处于生长状态的婴儿对微量营养素的需要量也相对很高,而母乳中矿物质特别是微量元素含量较低,婴儿更多依赖出生前胎儿时期体内储备来满足其对微量元素的需要。维生素也受母体营养状况和膳食摄入水平的影响,因此婴儿比较容易缺乏微量营养素,如铁缺乏、维生素A缺乏和维生素D缺乏等。

1.维生素

(1)维生素A及β-胡萝卜素

维生素A(视黄醇)及β-胡萝卜素与脂肪一起在肠道被吸收,具有维持上皮组织健康、增强机体免疫功能、促进生长发育、维持正常视觉等功能。在体内,β-胡萝卜素可转化为维生素A。对于7~12月龄婴儿,除母乳外,还添加辅食,其维生素A的适宜摄入量以600mL/d母乳加上适量辅食获得,以活性视黄醇当量计为350μg RAE/d。

(2)维生素D

婴儿的快速生长决定了骨骼对钙沉积的高需要量,维生素D是婴儿钙代谢和骨骼发育必不可少的维生素。人体对维生素D的需要,主要是靠皮肤在紫外线照射条件下自身合成维生素D来满足的,新生婴儿已经具备较强的维生素D合成能力。母乳中维生素D含量非常低,单纯依靠母乳不足以满足婴儿对维生素D的需要,若缺乏阳光照射,婴儿容易罹患维生素D缺乏性佝偻病。婴儿喂养中,特别是纯母乳喂养的婴儿,一般需要额外补充维生素D,才可以满足其维生素D的需要。中国营养学会推荐7~12月龄婴儿维生素D的适宜摄入量(AI)为10μg/d(400IU/d)。部分食物中含有一定量的维生素D,但大部分食物维生素D含量有限,只有一些海鱼鱼肝油维生素D含量丰富。因此,婴儿补充维生素D往往比较多地选择鱼肝油或维生素D补充剂。

(3)维生素E

维生素E是一种抗氧化剂,可延迟不饱和脂肪酸的氧化,保护生物膜免遭体内自由基的过氧化损伤,从而维持细胞膜的稳定和正常功能。中国营养学会推荐7~12月龄婴儿维生素E的AI为4mg α-TE/d。

(4)维生素C

维生素C是一种水溶性维生素,参与胶原蛋白的合成,对维持结缔组织的正常功能起重要作用;此外,体内维生素C的氧化型和还原型作为一对平衡体系发挥作用。维生素缺乏时,毛细血管脆性增加而引起出血。母乳喂养的婴儿可从乳汁中获得足量的维生素C。中国营养学会推荐7~12月龄婴儿维生素C的AI为40mg/d。

(5)维生素K

成人维生素K主要由肠道菌群合成、吸收而来。随着婴儿的成长,在母乳中益生元的作用下,肠道菌群建立,合成维生素K的数量增加。通常至1月龄后,不再发生维生素K缺乏性出血问题。但长期使用抗生素时,则应注意补充维生素K。中国营养学会推荐7~12月龄婴儿维生素K的AI为10μg/d。

2.矿物质

婴儿必需而又容易缺乏的矿物质和微量元素主要有钙、铁、锌。此外,内陆地区甚至部分沿海地区碘缺乏病也较为常见。

（1）钙

从生长发育的角度看，婴儿出生第一年钙平均增长率约为80mg/d。根据母乳钙的吸收率，中国营养学会建议半岁以上的婴儿辅食量增加，7~12月婴儿钙的AI为250mg/d。

（2）铁

7~12月龄婴儿铁的推荐摄入量（RNI）是10mg/d。母乳和牛奶含铁量均较低，牛奶中铁含量低于母乳，且母乳中铁的吸收利用率较高，达50%左右，牛奶中铁的吸收利用率仅为10%左右。

（3）锌

足月新生儿体内也有一定锌的储备。母乳中锌含量与牛奶相近，母乳喂养的婴儿在前几个月内可以利用体内储存的锌而不会出现锌缺乏，但在4~5月龄后也需要从辅食中补充锌，其中肝泥、蛋黄、婴儿配方食品是较好的锌来源。中国营养学会推荐7~12月龄婴儿锌推荐摄入量（RNI）为3.5mg/d。

（4）碘

碘是甲状腺素的组分，甲状腺素对于维持机体的正常代谢、体格生长和脑发育极为重要。严重碘缺乏可致儿童体格发育迟缓和智力低下，罹患"呆小症"或"克汀病"。我国大部分内陆地区，食物和水中的碘含量都较低，尽管我国政策性推行碘强化食盐，但孕妇、乳母和婴幼儿因为对碘的需要增加，而成为碘缺乏的高危人群。中国营养学会建议7~12月龄婴儿碘的AI为115μg/d。

其他矿物质，如钾、钠、镁、铜、氯、硫及其他微量元素也为机体生长发育所必需，但母乳及牛奶喂养健康婴儿均不易缺乏。

（四）水

婴儿体内水分占体重的70%~75%，较成人高很多。婴儿新陈代谢旺盛，对水的需要量相对较高。7~12月龄婴儿每日需要水约900mL，除母乳外，辅食中的水也是重要来源。值得注意的是，对于添加辅食的婴儿，摄水量受到辅食中钠摄入量的影响，如摄入过多钠，则需要摄入相应更多的水，也需要排出更多的钠，因此这在一定程度上增加了肠道和肾脏的负担。

三 12~24月龄幼儿的营养需求

处于生长发育期的幼儿每天所摄入的能量和营养素不仅需要用于补偿代谢损失，还需要用于供给生长发育过程中不断增加的新生组织，以及促进功能完善。幼儿的营养需要及膳食来源有其自身的特点。按每千克体重计算，幼儿的能量和营养素需要量高于成人。

（一）能 量

幼儿的能量需要量包括两部分：每日总能量消耗量和用于生长的能量储存量。由于幼儿的生长速度相对于婴儿期减慢,所以幼儿对能量的需要量较婴儿期降低,但由于幼儿的体表面积相对较大,代谢组织所占比例大,故其基础代谢率高于成人,但男女差别不大。幼儿每增加1g新生组织,约需要4.4~5.7kcal(18.4~23.8kJ)的能量,同时生成新生组织也需要能量。好哭、好动的婴幼儿所消耗的能量比安静的同龄儿更多。

中国营养学会推荐1岁幼儿的膳食能量需要量(EER)为女孩800kcal/(kg·d)、男孩900kcal/(kg·d);2岁幼儿,女孩1000kcal/(kg·d),男孩1100kcal/(kg·d)。幼儿膳食正从以奶为主逐渐过渡到多样化膳食,膳食中脂肪供能逐步降低,碳水化合物逐步增加,来自碳水化合物的能量占总能量的50%~65%;脂肪所提供能量为35%,仍高于成人。

(二)宏量营养素

1.蛋白质

蛋白质营养对于儿童生长发育、认知功能和免疫功能均具有极为重要的促进和保障作用。幼儿生长速度快,生长、更新和修补对蛋白质的需要量更高,因而需要维持较高的正氮平衡。蛋白质摄入不足会明显制约幼儿的生长发育。人体防御疾病的抗体都是蛋白质及其衍生物,这对于处于感染高发期的幼儿特别重要。此外,幼儿对每种必需氨基酸的需要量均高于成人。中国营养学会建议12~24月龄幼儿的蛋白质RNI为25g/d。为确保幼儿的膳食蛋白质质量,来自动物性食物的优质蛋白质需要占半数以上。幼儿每日膳食中来源于蛋白质的能量应占总能量的10%~15%。母乳、配方奶或奶类继续为幼儿提供优质蛋白质,随辅食添加的蛋类、鱼类、瘦肉等也是幼儿优质蛋白质的重要来源。在缺乏动物性食物蛋白质时,豆类及其制品也可提供部分优质蛋白质。

2.脂 类

脂肪是幼儿能量的重要来源,也是必需脂肪酸亚油酸(n-6)和α-亚麻酸(n-3)的重要载体。前者衍生花生四烯酸(C20:4,n-6,ARA),后者衍生二十二碳六烯酸(C22:6,n-3,DHA)是幼儿大脑、神经组织以及视网膜发育和功能所必需。12~24月龄幼儿膳食由高脂含量的母乳向成人多样化膳食过渡,膳食的脂肪供能逐渐下降。1~3岁幼儿膳食每日脂肪的AI为35%E,亚油酸的AI为4%E;α-亚麻酸的AI为0.60%E;DHA的AI为100mg/d。由于幼儿对脂肪的需要量较高,当幼儿的膳食以植物性食物为主时,需要额外添加适量油脂。蛋黄、肉类、深海鱼中含较多脂肪,是幼儿脂肪的重要来源,也推荐幼儿摄入富含α-亚麻酸的亚麻籽油、核桃油等植物油。

3.碳水化合物

幼儿的生长速度相比婴儿减慢,但对能量的总的需要量仍逐渐增加,同时食物种类和膳食构成逐渐成人化,碳水化合物成为能量的最主要来源。而随着辅食添加,碳水化合物的摄入量也会相应增加。12~24月龄幼儿碳水化合物的EAR为120g/d,宏量营养素可接受范围(AMDR)为50%~65%E。此外,应限制幼儿摄入蔗糖和其他添加糖,不建议喝含糖饮料及果汁。幼儿多喜欢甜食,但过量摄入蔗糖、果糖等双糖和单糖,尤其是食物中额外添加的蔗糖、果糖可引起龋齿,甚至超重和肥胖,所以应予以控制。幼儿膳食中的全谷物、薯类等也需要逐渐增加,以增加其对膳食纤维的摄入。

(三)微量营养素

1.矿物质

(1)钙

幼儿骨骼中的钙每1~2年更新一次,加上体格生长对钙沉积的需要,幼儿缺钙可导致骨骼钙化不良,生长迟缓,严重者出现骨软化和佝偻病。中国营养学会建议12~24月龄幼儿钙的RNI为600mg/d。幼儿期钙的UL为1500mg/d。奶类是含钙最丰富的食物,400~600mL的奶可维持幼儿钙的摄入。摄入过量钙可能导致便秘及高钙血症,并干扰铁、锌等二价金属离子的吸收。

(2)铁

幼儿是缺铁性贫血的高危人群。幼儿期因生长较快,满足生长所需的血容量扩增和肌肉增加,需要较多的铁,加上奶类食物占膳食比重大,如不及时添加富含血红蛋白铁的辅食,容易出现铁缺乏和缺铁性贫血。幼儿期的铁缺乏可造成不可逆的神经发育损伤和行为异常,这种不良影响甚至持续至成年期。缺铁还会引起幼儿免疫力低下,容易反复感染。12~24月龄幼儿铁的RNI为9.0mg/d。血红素铁主要存在于动物性食物中,肉类中血红素铁占40%,其吸收率可达到20%~30%;而植物性食物中的铁绝大多数为非血红素铁,其吸收率只有1%~5%。肉类食物还可增加混合膳食中铁的吸收率,因此幼儿在添加辅食时,应适时引入富血红素铁的肉类(15~75g)。过量摄入的铁可参与体内自由基的生成,从而引起过氧化作用,幼儿口服铁剂也易引起胃肠道反应,铁的UL为25mg/d。

(3)锌

锌对幼儿体格生长、免疫、中枢神经系统发育均有重要作用。铁和锌的食物来源比较一致,富含蛋白质的食物,特别是动物性食物也是锌的良好来源。锌摄入不足容易造成锌缺乏。锌缺乏可造成幼儿食欲减退、生长发育迟缓、腹泻、免疫力减退,还会影响认知能力。中国营养学会推荐12~24月龄幼儿锌的RNI为4.0mg/d,UL为8.0mg/d。膳食中的锌大多与动物蛋白同时摄入,因此,增加肉类等动物性食物的摄入,在改善婴幼儿铁营养状况的同时也可改善其锌的营养状况。过量摄入锌易引起恶心、呕吐等胃肠道反应,并影响铜的代谢。

(4)碘

在生命早期,碘缺乏所致的生长发育障碍是不可逆的。在饮水碘含量低的地区,不摄入碘强化食盐所引起的地方性碘缺乏和碘缺乏相关疾病是全球公共卫生问题之一。幼儿仍然是碘缺乏高发的人群之一。12~24月龄幼儿碘的EAR为65μg/d,RNI为90μg/d。膳食碘的来源除饮用水之外,主要是海藻等海产食品。全民食盐加碘可有效预防碘缺乏和碘缺乏性疾病,特别是在饮用水含碘量低的地区。因此,强烈推荐幼儿使用含碘盐。但是过量碘摄入可致促甲状腺激素(TSH)和(或)甲状腺激素水平异常,从而增加甲状腺疾病发生的风险。

2.维生素

(1)维生素A

维生素A对幼儿生长及免疫系统发育和功能的成熟尤为重要。迄今为止,维生素A缺乏,尤其是亚临床维生素A缺乏,在世界范围内仍是影响幼儿健康的重要因素,是造成幼儿感染、失明,甚至死亡的重要原因之一。12~24月龄幼儿维生素A的EAR为220μgRAE/d,RNI为310μgRAE/d。目前采用视黄醇活性当量(retinol activity equivalents,RAE)来评估膳食维生素A的营养状况。维生素A的活性形式是视黄醇,主要源于动物性食物,如肝脏、蛋黄、全脂奶类。而各种红、黄、绿色蔬菜、水果中的胡萝卜素为维生素A原,其转化成视黄醇的效价不高。过量摄入维生素A可致恶心、呕吐、头痛、脑脊液压力升高等急性中毒症状,或中枢神经系统紊乱、肝脏纤维化等慢性中毒症状,幼儿维生素A(视黄醇)的UL为700μgRAE/d(不包括胡萝卜素),但幼儿过多摄入β-胡萝卜素可导致胡萝卜素血症,出现暂时性的皮肤黄染。

(2)维生素D

维生素D是维持幼儿血钙水平的稳定、钙在骨骼的沉积及骨骼的正常矿化过程的重要维生素,也对肌肉收缩、神经传导以及维持细胞基本功能等有重要作用。中国营养学会推荐12~24月龄幼儿维生素D的EAR为8μg/d,RNI为10μg/d,UL为20μg/d。除少数富含脂肪鱼类的肝脏富含维生素D外,绝大多数食物中不含维生素D,少数含有维生素D的食物,如母乳、蛋黄、奶油和某些蘑菇,其含量甚微。维生素D可在紫外线作用下由皮肤中7-脱氢胆固醇转化而成。但现代养育方式导致幼儿的户外活动有限,加上紫外线暴露有可能损伤幼儿的皮肤和眼睛,幼儿紫外线直接暴露也不被推荐。幼儿配方食品中强化维生素D或直接补充维生素D10μg/d是预防维生素D缺乏的重要措施。

(3)B族维生素

B族维生素为幼儿能量代谢所必需,对维持生长发育、机体正常功能有重要作用。维生素B_1缺乏可引发以神经-血管系统损伤为主要表现的脚气病;维生素B_2缺乏可致口角炎、唇炎、舌炎等;维生素B_6缺乏可致脂溢性皮炎、小细胞性贫血、惊厥、抑郁等;维生素B_9(叶酸)与维生素B_{12}缺乏均可致巨幼红细胞贫血、高同型半胱氨酸血症和胎儿神经管畸形等。先天性遗传性代谢缺陷可致B族维生素转运及代谢过程异常,引发各种疾病,如维生素B_1代谢异常所致的硫胺素反应性巨幼红细胞性贫血、枫糖尿症、韦尼克脑病等,维生素B_6代谢异常所致的维生素B_6依赖性癫痫、胱硫醚尿症等。12~24月龄幼儿维生素B_1的EAR为0.5mg/d,RNI为0.6mg/d;维生素B_2的EAR为0.5mg/d,RNI为0.6mg/d;维生素B_6的EAR为0.5mg/d,RNI为0.6mg/d,维生素B_{12}的EAR为0.8μg/d,RNI为1.0μg/d;叶酸的EAR为130μgDEF/d,RNI为160μg DEF/d。肉禽蛋奶类富含维生素B_1、维生素B_2、维生素B_6和维生素B_{12},是幼儿的主要食物来源。谷类食物中富含维生素B_1,但精加工谷类可导致维生素B_1损失。过量摄入维生素B_6可致感觉神经异常和光敏感反应,12~24月龄幼儿的可耐受最高摄入量为20mg/d。过量摄入天然食物叶酸未发现不良反应,但口服高剂量叶酸治疗恶性贫血时可能延误神经系统疾病的诊断,故12~24月龄幼儿叶酸可耐受最高摄入量为300μg DEF/d。

（四）水

年龄越小,体内含水量越多。婴幼儿体内水所占的比重较大,其单位体重的基础代谢率高于成人,而肾脏功能尚未成熟,因此,适宜的水摄入量对婴幼儿尤其重要。人体摄入的水来源于饮用水和食物。食物中的液体量随食物种类而异,对人体水平衡也起着很大的作用。12~24月龄幼儿水的AI为1300mL/d。

第三节　7~24月龄婴幼儿膳食指南

7~24月龄婴幼儿处于生命早期1000天健康机遇窗口期的第三阶段,适宜的营养和喂养不仅关系到婴幼儿近期的生长发育,还关系到长期的健康。《中国居民膳食指南（2022）》(以下简称《指南》)提出7~24月龄婴幼儿的喂养指南,制定如下膳食指导准则:①继续母乳喂养,满6月龄起必须添加辅食,从富含铁的泥糊状食物开始;②及时引入多样化食物,重视动物性食物的添加;③尽量少加糖盐,油脂适当,保持食物原味;④提倡回应式喂养,鼓励但不强迫进食;⑤注重饮食卫生和进食安全;⑥定期监测体格指标,追求健康生长。

一　继续母乳喂养,满6月龄起必须添加辅食,从富含铁的泥糊状食物开始

《指南》推荐婴儿满6月龄后继续母乳喂养到两岁或以上。从满6月龄起逐步引入辅食物,辅食添加过早或过晚都会影响健康。首先添加肉泥、肝泥、强化铁的婴儿谷粉等富铁的泥糊状食物。有特殊需要时须在医生的指导下调整辅食添加时间。

7~24月龄婴幼儿应继续母乳喂养。母乳仍然是6月龄后婴幼儿能量的重要来源。母乳可为7~12月龄婴儿提供总能量的1/2~2/3,13~24月龄幼儿提供总能量的1/3。母乳也为婴幼儿提供优质蛋白质、钙等重要营养素,以及各种免疫保护因子等。继续母乳喂养可减少感染性疾病的发生,持续增进母子间的亲密接触,促进婴幼儿认知发育。

辅食必须在继续母乳喂养的基础上添加。辅食是指除母乳和(或)配方奶以外的其他各种性状的食物,包括各种天然的固体、液体食物,以及商品化食物。目前WHO对辅食的定义是,除母乳以外任何食物和(或)饮料(包括婴儿配方奶、较大婴儿配方奶和水)。美国儿科学会的定义类似WHO定义,但不把水作为辅食。欧洲儿科胃肠肝病和营养学会更多考虑辅食帮助婴儿进食能力培养,给出了不同定义,除母乳外,各种母乳替代品都不被看作辅食。纯母乳喂养不能为满6月龄后婴儿提供足够的能量和营养素;且经过最初半岁的生长发育,婴儿胃肠道及消化器官、消化酶发育也已相对成熟:婴儿的口腔运动功能、味觉、嗅觉、触觉等感知觉,以及心理、认知和行为能力也已准备好接受新的食物。满6月龄时开始添加辅食,不仅能满足婴儿的营养需求,而且能满足其心理需求,并促进其感知觉、心理及认知和行为

能力的发展。

我国7~12月龄婴儿铁的推荐摄入量为10mg/d,其中97%的铁摄入来自辅食。同时,我国7~24月龄婴幼儿贫血高发,铁缺乏和缺铁性贫血可损害婴幼儿认知发育和免疫功能。添加富含铁的辅食是保证婴幼儿铁摄入的主要措施。

(一)7~24月龄婴幼儿的母乳喂养次数

1.继续母乳喂养可降低婴幼儿感染及过敏风险

母乳仍然是6月龄后婴幼儿能量的重要来源,可为7~12月龄婴儿提供总能量的1/2~2/3,13~24月龄幼儿提供总能量的1/3。母乳也为婴幼儿提供优质蛋白质、钙等重要营养素,以及各种免疫保护因子等。与继续母乳喂养婴幼儿相比,非母乳喂养婴幼儿的腹泻发病率明显增加,甚至全因死亡率也明显增加。美国卫生保健研究与质量管理处的系统综述提示,母乳喂养6个月以上,婴幼儿腹泻、中耳炎、肺炎等感染性疾病发生风险降低。2020年美国膳食指导咨询委员会的系统综述纳入20项研究,包括1项随机对照试验研究、17项队列研究和2项病例对照研究。其中8项研究发现母乳喂养持续时间与儿童哮喘之间存在显著关联;在这8项有显著关联的研究中,有7项发现延长母乳喂养持续时间可降低儿童哮喘的风险;即使在其他没有显著关联的研究中,多数提示延长母乳喂养时间可降低儿童哮喘的风险。因此,继续母乳喂养与哮喘之间关联的证据等级被确定为中等强度。另外,在一项大型母乳喂养干预婴幼儿肥胖的随机对照研究中发现,母乳喂养持续时间延长可降低过敏性皮炎的发生风险。因此,继续母乳喂养,有益于减少婴幼儿感染及过敏的发生,且有助于持续增进母子间的亲密接触,促进婴幼儿认知发育,应喂养到两岁或以上。

2.7~24月龄婴幼儿的母乳喂养次数

在7~24月龄间母乳仍然是婴幼儿能量,以及蛋白质、钙等重要营养素的重要来源。7~9月龄婴儿每天的母乳量应不低于600mL,由母乳提供的能量应占全天总能量的2/3,每天应保证母乳喂养不少于4次;10~12月龄婴儿每天的母乳量约600mL,由母乳提供的能量应占全天总能量的1/2,每天应母乳喂养4次;13~24月龄幼儿每天的母乳量约500mL,由母乳提供的能量应占全天总能量的1/3,每天母乳喂养不超过4次。对于母乳不足或不能母乳喂养的婴幼儿,满6月龄后需要继续以配方奶作为母乳的补充。

(二)从满6月龄起必须添加辅食

证据表明,婴儿满6月龄时是添加辅食的最佳时机。纯母乳喂养已无法为6月龄后的婴儿提供足够的能量和营养素。满6月龄时添加辅食也与婴儿的口腔运动能力及其对不同口味、不同质地食物的接受能力相一致。因此,婴儿满6月龄时,必须在继续母乳喂养的基础上引入各种营养丰富的食物。

1.没有充分证据显示在满6月龄前开始添加辅食的健康益处

2020年美国膳食指导咨询委员会的一项系统综述,检索自1980年1月至2016年6月间发表的15693篇文献,并从中筛选出81项符合纳入与排除标准的研究,包括随机对照干预试验、非随机的干预研究、队列研究、病例对照研究,分析辅食添加时间与儿童营养状况、体格生长和体成分、神经认知发育、骨骼健康以及食物过敏和特应性疾病风险的关系。结果发现,6月龄添加辅食与4~5月龄添加辅食相比,健康足月婴儿的身长、体重、腰围、头围、体成分之间无明显差异;6月龄添加辅食与4月龄添加辅食相比,健康足月婴儿的铁营养状况无明显差异,其证据等级为中等强度。但有限证据提示,4月龄前添加辅食可增加超重肥胖的风险,即不应在婴儿满4月龄前添加辅食,与满6月龄时添加辅食相比,4~5月龄时添加辅食对婴儿健康未见明显的益处。

2.过早添加辅食可增加儿童超重、肥胖及远期代谢性疾病风险

有证据表明,满4月龄前添加辅食会增加超重和肥胖风险。在对辅食添加时间与儿童期超重/肥胖结局关系的综述中,共纳入11项研究,其中5项研究发现两者无明显关联,另外6项均报道阳性结果。研究表明,婴儿满4月龄前添加辅食可能增加其儿童期超重肥胖风险,而延迟辅食添加可能对于降低超重肥胖发生风险有益。另外,其中1项研究发现,对于婴儿配方奶喂养的婴儿,辅食添加时间早于4月龄者肥胖发生风险是4月龄后添加辅食者的6倍。

过早添加辅食,尤其是在满4月龄前,也就意味着纯母乳喂养时间严重缩短,并且会明显增加儿童期和成人期肥胖风险。过早添加辅食容易因婴儿消化系统不成熟而引发胃肠道不适,进而导致喂养困难或增加感染、过敏等风险。过早添加辅食还可能因进食时的不愉快经历而影响婴幼儿长期的进食行为。

3.过晚添加辅食,婴儿贫血、铁和维生素A等营养缺乏的风险增加

欧洲儿科胃肠、肝脏和营养学会的营养委员会明确主张,婴儿辅食添加时机不要迟于26周(第7月龄开始前),因为6月龄后仅靠母乳已无法满足婴儿对能量和营养素的需求。过晚添加辅食对婴儿健康的不利影响主要体现在营养供给、过敏风险和饮食行为发展等方面。

满6月龄时,婴儿体内铁储备几乎耗竭,需要尽快补充外源铁。这个阶段婴儿铁生理需要量以单位体重计达到最高。研究表明,7~24月龄婴儿的膳食铁需要量为每千克体重0.9~13.0mg,仅靠母乳无法满足铁需要,必须通过辅食给予富铁食物或者铁强化配方食品。锌、维生素A等营养素也需要及时添加辅食来满足。有研究显示,婴儿4~12月龄间红肉摄入量与其22月龄时Baylev神经运动发育评分密切正相关。大量干预性研究证据支持于6月龄及时添加富铁辅食对婴儿贫血的预防作用。

证据表明,4月龄前过早添加辅食会增加过敏的风险,但过晚接触某些食物,也不利于婴儿对这些食物的耐受。于6月龄及时添加鸡蛋,可明显降低婴儿对鸡蛋过敏的风险[RR(95%CI)为0.56(0.360.87)]。对欧洲研究的荟萃分析显示,4~11月龄间开始接触花生,可以明显降低婴儿对花生过敏的风险[RR(95%CI)为0.29(0.11,0.74)]。也有研究提供证据表明,及时添加鱼类也有利于降低婴儿对鱼类过敏的风险。

过晚添加辅食,即满6月龄后,增加婴幼儿能量及蛋白质、铁、锌、碘、维生素A等缺乏的风险,进而导致营养不良以及缺铁性贫血等各种营养缺乏性疾病,并且造成长期不可逆的不良影响。过晚添加辅食也可能造成喂养困难,导致进食行为异常等。近年研究表明,过晚添加辅食可导致食物过敏、增加过敏性疾病发生的风险。

4.有特殊需要时须在医生的指导下调整辅食添加时间

少数特殊婴儿可能由于早产、生长发育落后、急慢性疾病等各种特殊情况而需要提前或推迟添加辅食。对于这些婴儿,必须在医生的指导下选择辅食添加时间,但一定不能早于满4月龄前,且在满6月龄后尽快添加。

(三)适合作为婴幼儿辅食的食物

为倡导母乳喂养,也为保证婴幼儿从以奶类为主到多样化膳食过渡阶段的营养和生长发育,纠正辅食添加阶段易发生的营养不良,指南强调婴幼儿配方奶是母乳不足的补充而不是辅食。如果母乳充足,婴儿满6月龄时不必引入配方奶,而是在母乳喂养的同时必须及时添加除奶类以外的各种食物作为辅食并从辅食逐渐成为其多样化膳食的组成。

WHO推荐,适合婴幼儿的辅食应该满足以下条件:富含能量,以及蛋白质、铁、锌、钙、维生素A等营养素;未添加盐、糖,以及其他刺激性调味品;质地适合不同月龄的婴幼儿;婴幼儿喜欢;当地生产且价格合理,家庭可负担,如本地生产的肉、鱼、禽、蛋类、新鲜蔬菜和水果等;作为婴幼儿辅食的食物应该保证安全、优质、新鲜,但不必追求高价、稀有。

(四)含铁丰富的食物

我国7~12月龄婴儿铁的推荐摄入量为10mg/d,其中97%的铁需要由辅食满足。同时,我国7~24月龄婴幼儿贫血高发,铁缺乏和缺铁性贫血可损害婴幼儿认知发育和免疫功能。添加富含铁的辅食是保证婴幼儿铁需要的主要措施。

含铁丰富的食物有瘦猪肉、牛肉、动物肝脏、动物血等。这些食物不仅铁含量高,而且所含的铁很容易被人体吸收利用,是人体铁的最佳来源。蛋黄中也有较高的铁,但其吸收率不如肉类。婴幼儿配方奶、强化铁的婴儿米粉等也额外强化了铁,但一般吸收率相对较低。绿叶蔬菜的铁含量在蔬菜中相对较高,这些蔬菜往往也含有较多的维生素C,可促进所含铁的吸收利用,与此同时,绿叶蔬菜中还含有可以抑制铁吸收的草酸和植酸,因此婴幼儿的铁营养不能太多地依靠蔬菜。

母乳中的铁含量很低(约0.45mg/L),而且即使给哺乳母亲补充铁剂,也几乎不能增加母乳中的铁含量。因此,需要特别重视给7~24月龄婴幼儿提供一定量富含优质铁的动物性食物。添加辅食首选富含铁的泥糊状食物,也是同样的考虑。一个鸡蛋、50g左右瘦肉,以及平均每天5~10g肝脏类食物,都是优质铁营养的重要保障。

(五)富含维生素A的食物

维生素A的膳食来源有两类:一类是含量丰富、利用效率高的动物肝脏、蛋黄、鱼肝油、全脂奶及制品等,这些食物中的维生素A都是可以直接利用的视黄醇;还有一类是红、黄、绿色蔬菜和水果中的胡萝卜素类物质,它们在消化吸收过程中可以部分被转化为视黄醇,但转化效率一般都比较低。婴幼儿的维生素A不应仅由蔬菜、水果提供,而应该主要依赖动物肝脏、蛋黄等。母乳中的维生素A会受到乳母维生素A营养状况的影响,很多乳母的乳汁中维生素A并不丰富。因此,哺乳母亲应多摄入富含维生素A的动物性食物,以提高母乳中维生素A的水平。辅食添加期的婴幼儿也应适当进食肝脏、鸡蛋等富含活性维生素A的食物。平均每天5g猪肝和1个鸡蛋蛋黄所含的维生素A,基本上就可以满足1岁以上儿童对维生素A的需要。

三 及时引入多样化食物,重视动物性食物的添加

《指南》推荐每次只引入一种新的食物,逐步达到食物多样化;不盲目回避易过敏食物,1岁内适时引入各种食物;从泥糊状食物开始,逐渐过渡到固体食物;逐渐增加辅食频次和进食量。

辅食添加的原则:每次只添加一种新的食物,由少到多、由稀到稠、由细到粗,循序渐进。从一种富铁泥糊状食物开始,如强化铁的婴儿米粉、肉泥等,逐渐增加食物种类,过渡到半固体或固体食物,如烂面、肉末、碎菜、水果粒等。每引入一种新的食物应适应2~3天,密切观察婴儿是否出现呕吐、腹泻、皮疹等不良反应,待其适应一种食物后再添加其他新的食物。畜禽肉、蛋、鱼虾、肝脏等动物性食物富含优质蛋白质、脂类、B族维生素和矿物质。蛋黄中含有丰富的磷脂和活性维生素A。鱼类还富含n-3多不饱和脂肪酸。畜肉和肝脏中的铁主要是易于消化吸收的血红素铁,肝脏还富含活性维生素A。开始添加辅食后适时引入花生、鸡蛋、鱼肉等易过敏食物,可以降低婴儿对这些食物过敏的风险,或特应性皮炎发生的风险;1岁内婴儿避免食用这些食物对防止食物过敏未见明显益处。

(一)第一口辅食的添加

从富含铁的泥糊状食物开始,第一口辅食可以选择如肉泥、蛋黄、强化铁的婴儿米粉等。建议用母乳和(或)婴儿熟悉的婴儿配方奶将食物调至稍稀的泥糊状,稠度是用小勺舀起且不会很快滴落。婴儿刚开始接受小勺喂养时需要学习,由于进食技能不足,只会舔吮,甚至将食物推出、吐出,所以需要慢慢练习。可以用平头的小勺舀起少量泥糊状食物,放在婴儿一侧嘴角让其舔吮。切忌将小勺直接塞进婴儿嘴里,这样会令其有窒息感。第一次加辅食,只需在中午添加一次,尝试几口就可以。可以尝试先喂母乳至婴儿半饱,随后添加辅食;也可以先尝试喂辅食再予母乳。第二天继续在同一时间添加辅食,增加喂养量。随后几天逐

渐增加喂养量至婴儿吃饱为止,成为单独一餐,不必再喂养母乳。随后可以在晚餐时再增加一次辅食喂养,直至每天两餐辅食。合理安排婴幼儿的作息时间,包括睡眠、进食和活动时间等,尽量将辅食喂养安排在与家人进食时间相近或同步,以便之后能与家人共同进餐。与此同时,增加辅食种类。新添加的辅食建议在中午前喂养,如发生不良反应可及时处理。

(二)实现食物多样化

1.辅食添加的原则

辅食添加遵循以下原则:每次只添加一种新的食物,由少到多、由稀到稠、由细到粗,循序渐进。逐渐增加食物种类,从一种到多种;逐渐从泥糊状食物,如肉泥、蛋黄泥、米糊,过渡到颗粒状、半固体或固体食物,如烂面、厚粥、米饭、肉末、碎菜、水果粒等。每添加一种新的食物后适应2~3d,密切观察是否出现呕吐、腹泻、皮疹等不良反应。在婴幼儿适应一种食物后再为其添加其他新的食物。如有不良反应须及时停止添加。如果不良反应严重,如出现严重呕吐、腹泻,或全身皮疹等,应及时就诊。如不良反应轻微,可等不良反应消失后再次尝试添加,如再次出现不良反应也应及时就诊。

WHO强调,应重视7~24月龄婴幼儿动物性食物的添加。但辅食添加没有特定的顺序,各种种类的食物都可按照家庭或当地的饮食习惯、文化传统等引入。不同种类的食物提供不同的营养素,增加食物多样性才能满足婴幼儿对营养的需求并实现膳食均衡。食物多样化也有助于减少食物过敏以及其他过敏性疾病的发生。

2.辅食食材应优先考虑高营养素密度食物

肉、蛋、鱼、禽类等动物性食物富含优质蛋白质、脂类、B族维生素和矿物质。蛋类的维生素和矿物质含量丰富、种类齐全、蛋白质氨基酸模式与人体需要比较接近,利用率高,蛋黄中还含有丰富的磷脂。鱼类含有丰富的蛋白质,矿物质以硒、锌、碘等为主,鱼类脂肪富含n-3多不饱和脂肪酸。畜禽类的维生素以B族维生素和维生素A为主,尤以内脏中含量丰富。畜类中的铁主要以血红素铁的形式存在,消化吸收率很高,禽类的脂肪酸构成以单不饱和脂肪酸为主。总之,肉、蛋、鱼、禽类等动物性食物是优质的婴幼儿辅食来源。

3.食物多样化才能满足7~24月龄婴幼儿的营养需求

不同种类的食物提供不同的营养素,只有多样化的食物才能提供全面而均衡的营养。①谷物类,如稠粥、软饭、面条等含有大量的碳水化合物,可以为婴幼儿提供能量,但一般缺乏铁、锌、钙、维生素A等营养素。②动物性食物,如鸡蛋、瘦肉、肝脏、鱼类等,富含优质蛋白质、铁、锌、维生素A等,是婴幼儿不可或缺的食物。③蔬菜和水果是维生素、矿物质以及纤维素的重要来源之一。④豆类是优质蛋白质的补充来源。⑤植物油和脂肪,可提供能量和必需脂肪酸。

4.7~24月龄婴幼儿辅食多样化的情况有待改观

2013年中国0~5岁儿童营养与健康状况监测数据显示,7~24月龄婴幼儿辅食种类合格的比例仅为52.5%。辅食种类合格是指婴幼儿在过去24h内食用7类食物,包括谷类和根茎类、豆类和坚果、奶及奶制品、肉制品(肉/鱼/禽及其内脏)、蛋类、富含维生素A的蔬菜水果,以及其他蔬菜水果中的4类及以上食物种类。辅食种类合格的比例存在明显的城乡差异,城市辅食种类合格率为65.5%,而在农村仅为39.8%。

(三)为婴儿制备肉泥等动物性食物的辅食

1. 肉　泥

选用瘦猪肉、牛肉等,洗净后剁碎,或用食品加工机将其粉碎成肉糜,加适量的水蒸熟或煮烂成泥状。加热前先用研钵或调羹将肉糜碾压一下,可以使肉泥更嫩滑。刚开始添加辅食时,可在蒸熟或煮烂的肉泥中加适量母乳、婴儿熟悉的婴儿配方奶或水,再用食品加工机将其粉碎,制作期间务必注意各种器具的清洁、消毒。

2. 肝　泥

将猪肝洗净、剖开,用刀在剖面上刮出肝泥;或将剔除筋膜后的猪肝、鸡肝、鸭肝等剁碎或粉碎成肝泥,蒸熟或煮熟即可。也可将猪肝、鸡肝、鸭肝等煮熟或蒸熟后碾碎成肝泥。刚开始添加辅食时,也可加入适量母乳、婴儿熟悉的婴儿配方奶或水,再粉碎。

3. 鱼　泥

将鱼洗净,蒸熟或煮熟,然后去皮、去骨,将留下的鱼肉用匙压成泥状即可。

4. 虾　泥

活虾去壳、去肠,剁碎或粉碎成虾泥后,蒸熟或煮熟即可。

(四)为婴儿引入蛋类

鸡蛋含有除维生素C以外的人体所需的多种营养素,尤其是富含蛋白质、必需脂肪酸、视黄醇、铁、锌等,是适合作为婴幼儿辅食的优质食材之一,也是我国传统的哺乳期母亲及婴幼儿的滋补食物。但是,鸡蛋也是易过敏食物,特别是鸡蛋白,2%~3%的婴儿对鸡蛋过敏。因此,曾有人建议,为减少婴幼儿食物过敏而将鸡蛋及蛋类的添加推迟至12月龄后,但近年的研究显示,推迟鸡蛋及蛋类的添加并不能减少鸡蛋过敏发生的风险,鸡蛋添加的最佳时机可能在4~6月龄。

鸡蛋及蛋类的添加可以从蛋黄开始。将整鸡蛋煮熟、煮透,水开后继续煮10min,使蛋黄呈粉状;去除蛋壳、蛋白,取蛋黄。第一天添加1/8个鸡蛋黄,加适量母乳、婴儿熟悉的婴儿配方奶或水,调成糊状,或可将蛋黄加入婴儿已经熟悉的米糊肉泥中。第二天可增加到1/4个鸡蛋黄,第三天1/2个鸡蛋黄,第四天整个鸡蛋黄。随后,可从生鸡蛋中取出蛋黄,打散加少量水,蒸熟成蛋黄羹,并逐渐混入鸡蛋白,直至添加整个鸡蛋。还可以做成肉沫蒸蛋、虾泥蒸蛋等。鸭蛋、鸽蛋、鹌鹑蛋等蛋类的营养价值与鸡蛋类似。

如果添加蛋黄或整个鸡蛋后婴儿有呕吐、腹泻、严重皮疹等不良反应时,应及时停止。如果症状严重应及时就医,判断是否为鸡蛋过敏。如果症状不严重,可以等待2周至症状消失后再次尝试,如果仍出现类似症状,可能是鸡蛋过敏,需要就医。

（五）识别易过敏食物，尝试这些食物并防止过敏

1.易过敏食物

牛奶、鸡蛋、花生、鱼、小麦、坚果、大豆、贝壳被归为八大类易过敏食物。约90%的食物过敏由这八大类食物引起。

2.早期引入易过敏食物可诱导免疫耐受，从而减少过敏反应发生

目前对于食物过敏发生机制的"双重过敏原暴露假说"认为，在胎儿期及婴儿出生早期通过皮肤等暴露过敏原，致使婴儿过敏，如果能在早期引入食物蛋白，则可诱导口服耐受。因此，相比推迟易过敏食物的添加，早期添加以上8大类易过敏食物反而可通过诱导口服耐受而减少食物过敏。其中对花生和鸡蛋的研究最多，支持在婴儿4~11月龄期间引入花生，在4~6月龄期间引入鸡蛋。同时，在婴儿出生的第一年，引入食物种类越多，过敏发生风险越低。

早期引入易过敏食物可诱导免疫耐受，从而减少过敏发生。2020年美国膳食指导咨询委员会的系统综述表明，在婴儿4月龄后适时引入花生和鸡蛋可以降低其对这些食物过敏的风险。有限证据表明，4月龄后添加鱼肉可以降低特应性皮炎发生的风险。而对于适时添加其他种类的食物，是否有这种保护作用尚不清楚。但目前无任何证据表明，1岁内避免食用易过敏食物可预防食物过敏发生。

（六）7~9月龄婴儿的食物推荐量

7~9月龄婴儿需每天保持600mL以上的奶量，并优先添加富铁食物，如肉类、蛋黄、强化铁的婴儿米粉等，逐渐达到每天至少1个蛋黄以及25g肉禽鱼，以及不低于20g的谷物类；蔬菜、水果类各25~100g。如婴儿对蛋黄和（或）鸡蛋过敏，应避免摄入鸡蛋，可增加肉类30g。如婴儿辅食以谷物类、蔬菜、水果等植物性食物为主，需要额外添加不超过10g的油脂，推荐以富含α-亚麻酸的植物油为首选，如亚麻籽油、核桃油等。

7~9月龄婴儿的辅食质地应该从刚开始时的泥糊状，如肉泥、蛋黄泥、米糊，逐渐过渡到9月龄时的小颗粒，如厚粥、烂面、肉末、碎菜等。

在给7~9月龄婴儿添加新的食物时应特别注意观察婴儿是否有食物过敏的现象。如在尝试某种新食物的1~2d内出现呕吐、腹泻、湿疹等不良反应，须及时停止喂养，待症状消失后再从小量开始尝试，如仍然出现同样的不良反应，应咨询医生，确认是否食物过敏。

对于婴儿偶尔出现呕吐、腹泻、湿疹等不良反应，不能确定是否与新添加的食物相关时，不能简单地认为婴儿不适应此种食物而不再添加。婴儿患病期间应暂停引入新的食物，已经适应的食物可以继续喂养。

（七）10~12月龄婴儿的食物推荐量

10~12月龄婴儿应保持每天600mL的奶量；保证摄入足量的动物性食物，每天1个鸡蛋

（至少1个蛋黄）以及25~75g的肉禽鱼;谷物类20~75g;蔬菜、水果类各25~100g。继续引入新的食物,特别是不同种类的蔬菜、水果,增加婴儿对不同食物口味和质地的体会,减少将来挑食、偏食的风险。不能母乳喂养或母乳喂养不足的婴儿仍应选择合适的较大婴儿配方奶作为补充。

特别建议为这一年龄段的婴儿准备一些便于用手抓捏的"手抓食物",以鼓励婴儿尝试自喂,如香蕉块、煮熟的土豆块和胡萝卜块、馒头、面包片、切片的水果和蔬菜以及撕碎的鸡肉等。一般在婴儿10月龄时尝试香蕉、土豆等比较软的手抓食物,12月龄时可以尝试黄瓜条、苹果片等较硬的块状食物。10~12月龄婴儿在添加新的辅食时,仍应遵循辅食添加原则,循序渐进,密切关注是否有食物过敏现象。

（八）13~24月龄幼儿的食物推荐量

13~24月龄幼儿的奶量应维持约500mL,每天1个鸡蛋和50~75g肉禽鱼,每天50~100g的谷物类,蔬菜、水果类各50~150g。不能母乳喂养或母乳不足时,仍然建议以合适的幼儿配方奶作为补充,可引入少量鲜牛奶、酸奶、奶酪等作为幼儿辅食的一部分。

三　尽量少加糖盐,油脂适当,保持食物原味

《指南》推荐婴幼儿辅食应单独制作;保持食物原味,尽量少加糖、盐及各种调味品;辅食应含有适量油脂;1岁以后逐渐尝试淡口味的家庭膳食。

家庭食物的质地多不适合婴幼儿食用,添加盐、糖等调味品常超过婴幼儿需要量,因此婴幼儿辅食需要单独制作,尽量不加盐、糖及各种调味品,保持食物的天然味道。淡口味食物有利于提高婴幼儿对不同天然食物口味的接受度,培养健康饮食习惯,减少偏食、挑食的风险。淡口味食物也可减少婴幼儿盐、糖的摄入量,降低儿童期及成人期肥胖、糖尿病、高血压、心血管疾病的发生风险。吃糖还会增加儿童患龋齿的风险。辅食添加适量和适宜的油脂,有助于婴幼儿获得必需脂肪酸。

（一）适合婴儿辅食烹饪的方法

辅食烹饪最重要的是要将食物煮熟、煮透,同时尽量保持食物中的营养成分和原有口味,并使食物质地适合婴幼儿的进食能力。辅食的烹饪方法宜多采用蒸、煮,不用煎、炸。

7~24月龄婴幼儿的味觉、嗅觉还在形成过程中,对食物味道的认识也正处于学习阶段。父母及喂养者不应以自己的口味来评判辅食的味道以及婴幼儿的接受度。在制作辅食时,可以通过不同食物的搭配来增进口味,如番茄蒸肉末、土豆牛奶泥等,其中天然的奶味和酸甜味可能是婴幼儿最熟悉和喜爱的口味。

（二）保证食物中所含的钠满足婴儿的需求

母乳以及多样化食物可以为婴幼儿提供足够的钠。母乳的钠含量可以满足6月龄内婴

儿钠的需要,无须添加。7~12月龄婴儿可以从天然食物中,主要是动物性食物中获得钠,如1个鸡蛋含钠71mg,100g新鲜瘦猪肉含钠65mg,100g新鲜海虾含钠119mg,加上婴儿从母乳中获得的钠,可以达到7~12月龄婴儿钠的适宜摄入量(AI)350mg/d。13~24月龄幼儿开始少量尝试家庭食物,钠的摄入量将明显增加。

(三)避免高糖、高盐的加工食品

经过加工后的食品,其中的钠含量大大提高,而且不少还额外添加糖等。如新鲜的番茄几乎不含钠,100mL市售无添加番茄汁含钠20mg,而10g番茄沙司含钠量高达115mg,并已加入玉米糖浆、白砂糖等。100g新鲜猪肉含钠70mg,而市售100g香肠中的含钠量超过2500mg。即使是标示低钠的婴儿肉松、肉酥等加工肉制品中钠含量也相当高,如100g婴儿肉松的含钠量仍高达1100mg。

父母或喂养者需要学会查看食品标签,以识别高糖、高盐的加工食品。按照我国的食品标签相关标准要求,食品标签上需要标示每100g食物中的能量和产能营养素的含量及占全天营养素参考值的百分比(NBV%),还必须标示钠的含量及NRV%,如钠的NRV%比较高,特别是远高于能量NRV%时,说明这种食物的钠含量较高,最好少吃或不吃。从食品标签的配料表上则可查到额外添加的糖。需要注意的是,额外添加的糖除了被标示为蔗糖(白砂糖)外,还有其他各种名称,如麦芽糖、果葡糖浆、浓缩果汁、葡萄糖、蜂蜜等。

(四)100%的纯果汁不同于果泥

鲜榨果汁、100%纯果汁中的果糖、蔗糖等糖含量过高,膳食纤维含量少,其营养价值不如果泥或整个水果。为减少婴幼儿糖的摄入量,推荐7~12月龄的婴儿最好食用果泥和小果粒,可少量饮用纯果汁但需要稀释;13~24月龄幼儿每天纯果汁的饮用量不超过120mL,并且最好限制在进食正餐或点心时饮用。

含糖饮料会增加儿童超重、肥胖和龋齿的发生风险。含糖饮料中含有大量添加糖。WHO有关儿童和成人糖摄入指南的系统综述指出,含糖饮料摄入可增加1岁后儿童超重和肥胖的风险,证据等级为中等强度。添加糖的摄入增加可能增加儿童体重,证据等级为低强度。添加糖摄入(>10%的总能量)可增加儿童患龋齿的风险,证据等级为中等强度。添加糖摄入同龋齿发生存在剂量反应关系。因此,WHO强烈推荐,在全生命周期都应减少糖的摄入。

(五)在辅食不加盐的情况下也应保证婴儿碘的摄入

食盐强化碘是预防碘缺乏的重要措施。强调减少盐的摄入可能会同时减少碘的摄入,而碘缺乏对婴幼儿生长发育和健康也有潜在风险。WHO倡导减盐,在减少钠摄入的同时,确实也提议需要继续监测人群盐摄入量的变化,以考虑是否需要改变食盐中强化碘的量。

当母亲摄入的碘充足时,母乳的碘含量为100~150μg/L,能满足0~12月龄婴儿的需要。0~6月龄婴儿碘的AI为85pg/d,7~12月龄婴儿为115μg/d。7~12月龄婴儿还可以从辅食中获得部分碘。1~3岁幼儿的碘 RNI 为 90μg/d。13~24 月龄幼儿开始尝试家庭食物,也会摄入少量的含碘盐,从而获得足够的碘。为保证婴幼儿碘的摄入量,建议哺乳母亲经常食用海产品,同时海产鱼虾类也可尽早作为婴幼儿的辅食。

(六)适合13~24月龄幼儿的食物

添加辅食的最终目的是在 24 月龄时过渡到由多样化食物组成的膳食模式,因此鼓励 13~24 月龄幼儿尝试家庭食物,并可在满 24 月龄后与家人一起进餐。当然,并不是所有的家庭食物都适合 13~24 月龄的幼儿,如经过腌熏、卤制和烧烤的,重油、甜腻以及辛辣的高盐、高糖、刺激性的重口味食物均不适合。适合 13~24 月龄幼儿的家庭食物应该是少盐、少糖、少刺激的淡口味食物,并且最好是家庭自制的食物。

生命早期体验影响婴幼儿口味发展。生命早期 1000 天的营养暴露不仅影响婴幼儿的近、远期健康,而且还影响婴幼儿的味觉偏好和食物选择。研究发现,17~26 周龄婴儿对不同口味的接受度最高,而 26~45 周龄婴儿对不同质地的接受度较高。适时添加与婴幼儿发育水平相适应的不同口味、不同质地和不同种类的食物,可以促进婴幼儿味觉、嗅觉、触觉等感知觉的发育,锻炼其口腔运动能力,包括舌头的活动、唅咬、咀嚼、吞咽等功能的发展。

(七)婴幼儿油脂要适当多

婴幼儿处于快速生长期,对能量的相对需要量高于成人,而油脂的能量密度最高。6 月龄内母乳喂养婴儿约 50% 的能量源于母乳脂肪;7~12 月龄婴儿脂肪的适宜摄入量为占全天总能量的 40%,13~24 月龄幼儿的则占 35%。婴幼儿也需要较多的 DHA、ARA 等条件必需脂肪酸,以保证大脑及视功能的生长发育。因此,婴幼儿总脂肪摄入量可相对高于成人。辅食需要适量的油脂,尤其是当辅食以谷物类等植物性食物为主时,应额外添加油脂,7~12 月龄油脂添加不超过 10g/d,13~24 月龄则添加 5~15g/d。

为了保证婴幼儿获得足够的必需脂肪酸,建议选择富含亚油酸、a-亚麻酸等必需脂肪酸的油脂,尤其是富含 a-亚麻酸的油脂,因 a-亚麻酸的食物来源有限,膳食摄入量低。富含 a-亚麻酸的油脂有亚麻籽油、胡麻油、核桃油、大豆油和菜籽油等。

婴幼儿膳食需要较高的脂肪供能比。从最初的纯母乳喂养逐步过渡到 2 岁时接近成人的多样化膳食,婴幼儿膳食中的脂肪供能比也逐渐降低,从 0~6 月龄的 48%,到 6~12 月龄的 40%,再到 2 岁时的 35%。7~24 月龄婴幼儿膳食中的脂肪供能比较高,明显高于成人的 25%~30%。因此,在准备婴幼儿膳食时需要注意适量选择富含油脂的食物,如鸡蛋、瘦肉,以及富含 n-3 多不饱和脂肪酸的鱼类等。在制作谷物等植物性食物的辅食时应添加适量的油脂,如含 α-亚麻酸的烹调油。

四 提倡回应式喂养,鼓励但不强迫进食

《指南》推荐进餐时父母或喂养者与婴幼儿应有充分的交流,识别其饥饱信号,并及时回

应;耐心喂养,鼓励进食,但绝不强迫喂养;鼓励并协助婴幼儿自主进食,培养进餐兴趣;进餐时不看电视,不玩玩具,每次进餐时间不超过20min;父母或喂养者应保持自身良好的进餐习惯,成为婴幼儿的榜样。

在喂养过程中,父母或喂养者应及时感知婴幼儿发出的饥饿或饱足的信号,并做出恰当的喂养回应,决定开始或停止喂养。尊重婴幼儿对食物的选择,耐心鼓励和协助婴幼儿进食,但绝不强迫进食。随着月龄增加,父母或喂养者应根据婴幼儿营养需求的变化,以及婴幼儿感知觉、认知、行为和运动能力的发展,给予相适应的喂养,帮助婴幼儿逐步达到与家人一致的规律进餐模式,并学会自主进食,遵守必要的进餐礼仪。父母或喂养者还有责任为婴幼儿营造良好的进餐环境,保持进餐环境安静、愉悦,避免电视、玩具等对婴幼儿注意力的干扰。控制每次进餐时间不超过20min。父母或喂养者也应该是婴幼儿进食的好榜样。

(一)进行回应式喂养

1.婴幼儿具有较好的感知饥饱的能力

婴幼儿自身具备感知饥饱、调节能量摄入的能力,但这种能力会受到父母或喂养者不良喂养习惯等环境因素的影响。长期过量喂养或喂养不足可导致婴幼儿对饥饱感知能力下降,进而造成超重、肥胖或消瘦。

父母需要根据婴幼儿的月龄准备好合适的辅食,并按婴幼儿的生活习惯决定辅食喂养的适宜时间。从开始添加辅食起就应为婴幼儿安排固定的座位和餐具,营造安静、轻松的进餐环境,杜绝电视、玩具、手机等的干扰。在喂养过程中父母或喂养者应与婴幼儿保持面对面的交流,及时了解婴幼儿的需求。

父母或喂养者应及时回应婴幼儿发出的饥饿或饱足的信号,及时提供或终止喂养。如当婴幼儿看到食物表现兴奋、小勺靠近时张嘴、舔吮等,表示饥饿;而当婴幼儿紧闭小嘴、扭头、吐出食物时,则表示已吃饱。父母或喂养者应以正面的态度,鼓励婴幼儿以言语、肢体语言等发出需要或拒绝进食的请求,增进婴幼儿对饥饿或饱足的内在感受,发展其自我控制饥饿或饱足的能力。

父母或喂养者应允许婴幼儿在准备好的食物中挑选自己喜爱的食物。对于婴幼儿不喜欢的食物,父母或喂养者可以反复提供并鼓励其尝试,但不能强迫。父母或喂养者应对食物和进食保持中立态度,不能以食物和进食作为惩罚和奖励。

父母或喂养者应允许并鼓励婴幼儿尝试自己进食,可以手抓或使用小勺等餐具。并建议为婴幼儿准备合适的手抓食物,鼓励婴幼儿在良好的互动过程中学习自我服务,增强其对食物和进食的关注与兴趣,并促进婴幼儿逐步学会独立、自主进食。此外,父母或喂养者自身的进食行为和态度是婴幼儿模仿的榜样,父母或喂养者必须注意保持自身良好的进食行为和习惯。

2.回应式喂养有益于婴幼儿生长发育,降低超重肥胖发生风险

回应式喂养的特征是父母或喂养者在及时识别婴幼儿饥饿和饱足信号的基础上,根据

这些信号来开始和结束喂养。回应式喂养与2岁内婴幼儿体重正常之间存在显著相关。在一项包含27项研究(8项随机对照研究和19项队列研究,包括1项来自中国的研究)的系统综述中,分析父母或喂养者的喂养行为与儿童体重的关系。其中的随机对照研究显示,教会母亲识别婴幼儿的饥饿或饱足信号,并做出恰当的回应,可以使2岁内婴幼儿体重增长和体重维持在正常范围内;队列研究提示,母亲喂养行为与儿童体重存在关联,限制性喂养行为可增加儿童体重和体重增长,强迫型喂养可减少儿童体重增长和致身长别体重Z评分低下。父母或喂养者的喂养行为与其对儿童体重的关注度相关联。

(二)培养婴幼儿自主进食

婴幼儿学会自主进食是其成长过程中的重要一步,需要反复尝试和练习。父母或喂养者应该有意识地结合婴幼儿感知觉、认知、行为和运动能力等的发展,逐步训练和培养婴幼儿的自主进食能力。7~9月龄婴儿喜欢抓握,喂养时可以让其抓握、玩弄小勺等餐具;10~12月龄婴儿能捡起较小的物体,手眼协调熟练,可以尝试让其自己抓着香蕉、煮熟的土豆块或胡萝卜等自喂;13月龄幼儿愿意尝试抓握小勺自喂,但大多洒落;18月龄幼儿可以用小勺自喂,但仍有较多撒落;24月龄幼儿能够用小勺自主进食,并较少撒落。在婴幼儿学习自主进食的过程中,父母应给予充分的鼓励,并保持耐心。

(三)合理安排婴幼儿的餐次和进食时间

1.婴幼儿期的饮食习惯可影响至青春期

母乳喂养时长、早期引入的食物,决定婴幼儿对食物味道的感知和食物选择。婴儿出生时已具有味觉和嗅觉,并在婴幼儿期直至青春期逐渐发育成熟。婴儿生来喜欢甜味,不喜欢苦味。在婴幼儿期引入不同味道、质地的多样化食物,特别是带有苦味的蔬菜水果,可以培养其对蔬菜水果的接受度,养成多样化健康饮食习惯。研究表明,母亲在孕期、哺乳期摄入的蔬菜、水果的味道可以通过羊水和乳汁传递给胎儿和婴儿,有助于婴幼儿建立健康饮食习惯。而婴幼儿时期养成的饮食习惯可以持续到青春期。

2.培养婴幼儿建立健康饮食习惯

为培养婴幼儿良好的作息习惯,方便家庭生活,从开始添加辅食起就应将辅食喂养安排在家人进餐的同时或相近时。婴幼儿的进餐时间应逐渐与家人一日三餐的进餐时间一致,并在两餐之间,即早餐和午餐、午餐和晚餐之间,以及睡前额外增加一次喂养。婴儿满6月龄后应尽量减少夜间喂养。一般7~9月龄婴儿每天辅食喂养2次,母乳喂养4~6次;10~12月龄婴儿每天辅食喂养2~3次,母乳喂养4次;13~24月龄幼儿每天辅食喂养3次,母乳喂养不超过4次。

婴幼儿注意力持续时间较短,一次进餐时间宜控制在20min以内。进餐过程中应鼓励婴幼儿手抓食物自喂,或学习使用餐具,以增加婴幼儿对食物和进食的关注与兴趣。进餐时看电视、玩玩具等会分散婴幼儿对进食和食物的关注与兴趣,必须加以禁止。

(四)7~24月龄婴幼儿的一日膳食安排

7~24月龄婴幼儿一日膳食可大致安排如下。

早上7时:母乳。可逐渐添加其他食物,如尝试家庭早餐。

早上10时:母乳。可逐渐添加水果或其他点心。

中午12时:各种辅食。逐渐增加食物种类,增稠、增粗辅食质地,可尝试家庭食物,鼓励婴幼儿自己进食。

下午3时:母乳。可逐渐添加水果或其他点心。

下午6时:各种辅食。逐渐增加食物种类,增稠、增粗辅食质地,可尝试家庭食物,鼓励婴幼儿自己进食。

晚上9时:母乳。

必要时,夜间母乳喂养一次。

以上膳食安排可根据家庭生活习惯、妈妈的工作等做适当的调整。例如,妈妈已经上班,不能在早10时或下午3时喂养母乳,可以用妈妈前一天挤出的母乳喂养;也可在早上10时及下午3时喂养辅食,而下午6时母乳喂养。随着婴幼儿月龄增加,母乳喂养的次数及母乳量会逐渐减少,而辅食喂养的次数及喂养量则相应增加。同时需要增加辅食的种类,并根据婴幼儿月龄提供合适质地的食物。

(五)辅食添加中婴幼儿出现不适反应的应对

在添加辅食过程中,婴幼儿难免会有恶心、哽噎、呕吐,甚至拒绝进食的表现。但不能因此而长期只给稀糊状的辅食,甚至放弃添加辅食。进食颗粒状、半固体、固体的辅食需要咀嚼、吞咽,而不仅仅是吸吮;辅食也有不同于母乳的口味,这些都需要婴幼儿慢慢熟悉和练习。因此,在添加辅食的过程中,父母或喂养者应保持耐心,积极鼓励婴幼儿反复尝试。此外,父母或喂养者也要掌握一些喂养技巧,如喂养辅食的小勺应大小合适;每次喂养时先让婴幼儿尝试新的食物;或将新的食物与婴幼儿熟悉的食物混合,如用母乳来调制米粉,在婴幼儿熟悉的米粉中加入少量蛋黄等;注意食物温度合适,不能太烫或太冷等。

少数婴幼儿可能因为疾病原因而延迟添加辅食,或者因发育迟缓、心理因素等出现固体食物添加困难。对于这些特殊情况,需要在专业医生的指导下逐步干预、改进。

五 注重饮食卫生和进食安全

《指南》推荐:选择安全、优质、新鲜的食材。制作过程始终保持清洁卫生,生熟分开。不吃剩饭,妥善保存和处理剩余食物,防止进食意外发生。饭前洗手,进食时应有成人看护,并注意进食环境安全。

选择新鲜、优质、无污染的食物和清洁的水来制作辅食。制作辅食前须先洗手。制作辅食的餐具、场所应保持清洁。辅食应煮熟、煮透。对于制作好的辅食,应及时食用或将其妥善保存。进餐前应洗手,保持餐具和进餐环境清洁、安全。婴幼儿进食时一定要有成人看护,以防进食时出现意外。整粒花生、坚果、果冻等食物不宜给婴幼儿食用。

(一)保证食物安全

1.婴幼儿抵抗力弱,是感染性疾病的高危人群

肺炎、腹泻等感染性疾病是5岁以下儿童死亡的主要原因。据报道,12.8%的1~59月龄儿童死亡由肺炎引起,8.6%与腹泻有关。婴幼儿免疫系统尚未成熟,免疫系统处于快速发育阶段,抵抗力弱。将婴幼儿暴露于复杂的微生物环境中,很容易发生感染性疾病。

2.婴幼儿期易发生食源性肠道疾病

添加辅食后,婴幼儿腹泻风险大大增加,而食物受微生物污染是引发婴幼儿腹泻的重要原因。病毒感染是全球胃肠炎的主要病因,特别是轮状病毒和诺如病毒感染。婴幼儿普遍对轮状病毒易感,据估计全球每年40%的腹泻住院病例和20万例腹泻死亡病例与轮状病毒感染相关。虽然全人群对诺如病毒易感,但婴幼儿发病率高,是急性胃肠炎包括食源性胃肠炎暴发的主要原因。携带诺如病毒的粪便污染食物后,易引起腹泻甚至腹泻暴发。除病毒外,一些细菌如产气荚膜梭菌、鼠伤寒沙门菌等污染食物后,亦可引发腹泻等肠道疾病。

3.保证食物安全最基本的做法是将食物煮熟

经过高温烧煮后,绝大多数的病原微生物均可被杀灭。但煮熟后的食物仍有再次被污染的可能,因此准备好的食物应尽快食用。生吃的水果和蔬菜必须用清洁水彻底洗净,而给予婴幼儿食用的水果和蔬菜应去掉外皮、内核和籽,以保证食用安全。选购婴幼儿食品时,父母应仔细检查食品标签,确保所购食品符合国家质量安全标准。

(二)保持家庭自制婴幼儿辅食的安全卫生

家庭自制婴幼儿辅食时,应选择新鲜、优质、安全的原材料。辅食制作过程中必须注意清洁、卫生,如制作前洗手、保证制作场所及厨房用品清洁。必须注意生熟分开,以免交叉污染。按照需要制作辅食,做好的辅食应及时食用,未吃完的辅食应丢弃。多余的原料或者制成的半成品,应及时放入冰箱冷藏或冷冻保存。

(三)容易导致进食意外的食物

进食意外是造成婴幼儿窒息死亡的重要原因之一。研究表明,2017年全球5岁以下儿童因气道异物死亡的人数约为37045例,死亡率约为5.44/10万,在5岁以下儿童全死因顺位中居第22位、伤害死因顺位中居第2位。2017年我国5岁以下儿童因气道异物死亡的人数为6896例,死亡率为8.57/10万,在5岁以下儿童全死因顺位中居第5位,是5岁以下儿童伤害死亡的首位原因。进食是气道异物发生的重要原因。

鱼刺等卡在喉咙是最常见的进食意外。当婴幼儿开始尝试家庭食物时,由大块食物哽噎而导致的意外会有所增加。整粒花生、腰果等坚果,因为婴幼儿无法咬碎且容易呛入气管,所以禁止食用。果冻等胶状食物不慎吸入气管后不易取出,因此也不适合2岁内婴幼儿食用。

(四)保证婴幼儿进食安全

汤匙、筷子等餐具插进咽喉、眼眶;舌头、咽喉被烫伤,甚至弄翻火锅、汤、粥而造成大面积烫伤;误食农药、化学品等意外,在婴幼儿中时有发生。这些与进食相关的意外事件与婴幼儿进食时随意走动,家长看护不严有密切的关系。为保证进食安全,婴幼儿进食时应固定位置,且必须有成人看护,并注意进食场所的安全。

(五)家庭自制辅食或购买婴儿食品

家庭自制辅食可以保证食物新鲜,不添加盐、糖等调味品,味道也更偏向于家常化,但制作费时、费力。购买婴儿食品则方便,食品质量也有保证,但价格较高。总体来说,我国市场上适合不同年龄段婴幼儿的辅食品种有限,部分婴儿食品中的盐、糖含量可能偏高。

六　定期监测体格指标,追求健康生长

《指南》推荐:体重、身长、头围等是反映婴幼儿营养状况的直观指标。每3个月测量一次身长、体重、头围等体格生长指标。平稳生长是婴幼儿最佳的生长模式。鼓励婴幼儿爬行、自由活动。

适度、平稳生长是婴幼儿最佳的生长模式。每3个月监测一次并评估7~24月龄婴幼儿的体格生长指标有助于判断其营养状况,并可根据体格生长指标的变化,及时调整营养和喂养。对于营养不足、超重肥胖以及处于急慢性疾病期间的婴幼儿应增加监测次数。

(一)绘制和评估婴幼儿的生长曲线

1.生命早期的生长会影响终身健康

根据多哈理论,出生体重与成年后的慢性病(如心血管疾病)息息相关。新近的研究表明,不仅出生体重与成年后的慢性病相关,2岁时幼儿的体重与成年后的体质指数(BMI)也呈正相关。2岁时的身长与成年后的身高和瘦体质均呈正相关。

2.判断婴幼儿生长发育情况

根据《5岁以下儿童生长状况判断》(WS/T 423—2013)来判断婴幼儿生长发育情况。从婴儿出生起就将其每次健康体检时所测得的身长、体重、头围等体格生长数据,按月龄标点在相应的儿童生长标准上,如按年龄别身长、按年龄别体重、按年龄头围生长标准,并将各个数据点连接成线,就是每个婴幼儿个体化的生长曲线。相比单次测量的体格生长指标,定期连续测量体格生长指标并绘制成生长曲线,可以更直观地反映婴幼儿的生长状况,也可以更

及时地反映营养和喂养情况。

大多数婴儿在满 6 月龄后,其生长曲线会处于相对平稳的水平,并与儿童生长标准的中位线平行。当婴幼儿的生长曲线在儿童生长标准的第 3 和第 97 百分位之间($P_3 \sim P_{97}$)或 Z 评分为 $-2 \sim +2$,并与儿童生长标准的中位线平行时,均为正常。而当婴幼儿生长曲线呈明显下降或上升趋势时,应及时了解其喂养和疾病情况,并做出合理调整。如当体重生长曲线从 P_{50} 快速下降到 P_{15},说明近期体重增长缓慢,可能存在营养摄入不足,应进一步了解近期是否有疾病、喂养不良等情况;而当体重生长曲线从 P_{50} 飙升到 P_{85},说明体重增长过快,同样需要寻找原因,减少过度喂养等不良喂养行为。

少数特殊婴幼儿,如早产/低出生体重儿、先天性遗传性疾病以及各种严重急慢性疾病的患儿,其生长曲线均有其各自的特殊性,应由专科医生予以评估和解释。对于这部分婴幼儿,也应加强定期的生长监测。

3. 7~24 月龄是生长迟缓的高发期

由于涉及喂养模式、方法和食物的快速变化,7~24 月龄婴幼儿很容易由于喂养不良而影响生长发育。全球 5 岁以下儿童身长监测数据显示,7~24 月龄婴幼儿的按年龄别身长 Z 评分快速下降,到 24 月龄时达到最低点。不论亚洲、非洲、美洲,还是欧洲,发展中国家按年龄别身长 Z 评分变化趋势相似。2013 年中国 0~5 岁儿童营养与健康状况监测数据显示,7~12 月龄婴儿生长迟缓率为 4.9%,13~24 月龄幼儿生长迟缓率升高到 9.9%,并维持在高位。

(二)婴幼儿需要身体活动

1. 身体活动促进婴幼儿生长发育

婴幼儿期是运动发育(大运动和精细运动)的重要时期。WHO 指出,身体活动可以促进婴幼儿的运动和心理认知发育、心脏代谢功能及骨健康。束缚或限制婴幼儿活动可能会增加超重肥胖风险,并影响婴幼儿乃至儿童期的运动发育。研究显示,无束缚的运动可以降低儿童按身长体重的 Z 评分。

2. 婴幼儿身体活动形式与内容

饮食、睡眠、活动组成婴幼儿每天 24h 的生活内容。婴幼儿天性好动,而通过抚触、按摩、亲子游戏以及适度有目的的活动,如俯卧、爬、走、跳等,可进一步增加婴幼儿的活动强度,增强婴幼儿大运动、精细运动能力,并提高协调能力。7~12 月龄婴儿每天俯卧位自由活动或爬行的时间应不少于 30min,多则更好。12~24 月龄幼儿每天的活动时间不少于 3h,多则更好。鼓励婴幼儿学习自己吃饭,学会生活自理,并增加日常活动。

与此同时,尽量减少婴幼儿久坐不动的时间。将婴幼儿束缚在汽车安全座椅、婴儿车上,或者背着、抱着的时间不宜过长,每次不应超过 1h。24 月龄内婴幼儿除必要的与家人视频对话以外,应禁止看电子屏幕。

(梅彬彬)

思考题

1.7~12月龄婴幼儿的生理代谢有哪些特点？

2.婴幼儿应何时开始添加辅食？辅食添加的原则是什么？

3.明明,男,8个月,到社区医院做常规体检。体检发现明明生长发育处于中等水平。自明明出生以来,一直为其进行母乳喂养,尚未添加辅食。

请问：

(1)明明目前的喂养方式是否妥当？

(2)如何指导家长为明明提供合理的喂养？

参考答案

1.7~12月龄处于婴儿期阶段,是生长发育极其旺盛的时期,身高、体重迅速增长;也是感知觉、动作、语言和行为发育最快的时期,视觉、听觉、运动、情感和社交发育和发展的关键期;此期婴儿对能量和营养素尤其是蛋白质的需要量相对较大,各项生理功能在逐步发育完善,但是消化吸收功能尚未完善,易发生消化紊乱和营养不良,且自身免疫功能尚未发育成熟,抵抗不良刺激的能力仍然较差,机体与环境之间尚未很好地相互适应、相互平衡,易发生各种感染性和传染性疾病。

2.从满6月龄起必须添加辅食。没有充分证据显示满6月龄前开始添加辅食的健康益处,过早添加辅食可增加儿童超重、肥胖及远期代谢性疾病风险,过晚添加辅食,婴儿贫血、铁和维生素A等营养缺乏风险增加,有特殊需要时须在医生的指导下调整辅食添加时间。

辅食添加的原则:每次只添加一种新的食物,由少到多、由稀到稠、由细到粗,循序渐进。

3.(1)并不妥当。明明已8个月,虽然一直进行母乳喂养,但未及时添加辅食。

(2)继续母乳喂养,满6月龄起必须添加辅食,从富含铁的泥糊状食物开始。及时引入多样化食物,重视动物性食物的添加。尽量少加糖盐,油脂适当,保持食物原味。提倡回应式喂养,鼓励但不强迫进食。注重饮食卫生和进食安全。定期监测体格指标,追求健康生长。

第十章 特殊状况下婴幼儿的营养管理

特殊状况下婴幼儿包括早产儿、低体重儿、过敏儿、营养不良儿、围手术期患儿、患有慢性疾病的婴幼儿等。对特殊状况下婴幼儿,在临床中需要予以特殊的营养管理。婴幼儿时期是人生中非常重要的阶段,这个阶段的营养管理对整个人生的成长经历都有着重要的影响。建立特殊状况下婴幼儿的科学营养管理方案,能有效地提升婴幼儿的健康状态,提升我国人口的素质。

学习目标

1.了解早产儿、婴幼儿营养不良、婴幼儿腹泻、婴儿胆汁淤积性肝病等相关概念。

2.理解特殊状况下婴幼儿的营养管理的战略意义。

3.运用相关知识,做好早产儿、婴幼儿营养不良、婴幼儿腹泻、婴儿胆汁淤积性肝病、过敏性疾病、围手术期患儿营养管理。

第一节 早产儿

胎龄在37足周以前出生的活产婴儿称为早产儿或未成熟儿。早产儿由于消化功能发育不成熟,能量散失较多,生长发育需要,对营养物质要求较足月儿高。加强早产儿营养物质的供给对于早产儿出生后迅速增加体重,减少早产儿的死亡具有重要作用。早产儿由于各器官功能不成熟,以及出生后可能发生多种疾病,同时面临住院期间的各种治疗干预,因此易出现营养摄入不足的问题。早产儿一般在情况稳定后,还存在追赶生长的需要且将持续一段相当长的时间,所以通常早产儿对营养的需求较普通足月新生儿的更高。然而,早产儿的消化吸收和代谢功能相对较弱,在疾病情况下早产儿更容易发生胃肠道功能障碍,由此严重影响疾病恢复和生长发育,且易影响大脑细胞发育,不利于远期神经预后的改善。

为了更好地实施个性化喂养指导,需要对早产儿的营养风险进行评估。按照胎龄和出生体重,可将其分为高危早产儿、中危早产儿和低危早产儿。高危早产儿:胎龄<32周,出生体重<1500g;中危早产儿:32~34周,体重1500~2000g;低危早产儿:>34周但<37周,体重>2000g。

一 早产儿的营养管理目标

欧洲儿科胃肠肝病和营养学会(European Society for Pediatric Gastroenterology Hepatology and Nutrition Committee,ESPGAN)、美国儿科学会(American Academy of Pediatrics,AAP)、中华医学会儿科学分会新生儿学组、中华医学会儿科学分会儿童保健学组,以及《中华儿科杂志》编辑委员会共同制定的早产/低出生体重儿喂养建议均提出早产/低出生体重儿的营养管理目标是满足其出生后获得与宫内相同胎龄胎儿相似的体质结构,而不仅仅是达到相同的体重增长速度,应同时满足生长发育需求并预防营养不良,有利于促进各组织器官成熟并保证神经系统发育,最终有利于远期生命健康。

二 早产儿的营养支持原则

早产儿营养支持首选经胃肠道喂养。在无胃肠道喂养禁忌证的情况下,按目前国内外推荐的营养指南开始喂养。对于出生体重及胎龄较小的早产儿及患病早产儿,在情况允许的条件下,采用积极的早期微量喂养策略;按喂养耐受性增加喂养量;首选母乳喂养,次选捐赠母乳,随后选择早产儿配方奶。对于需要较严格限制液体摄入量的患病早产儿,则在喂养耐受、喂养物渗透压安全、喂养成分合理的情况下,酌情选用能量密度较高的奶类喂养,包括使用母乳强化剂及特殊强化剂的早产儿配方奶。出生体重及胎龄较小的早产儿,生后早期经胃肠道喂养量不足,需要积极的肠道外营养作为补充,为其生长及疾病恢复奠定基础。因病存在喂养禁忌证时,根据肠道外营养指南尽早进行积极的肠道外营养支持,给予恰当的宏量营养素及微量营养素,对疾病恢复、体格生长非常重要。禁食时间根据所患疾病的病因及病情而定。

早产儿出生第1天肠外提供的能量应不低于45~55kcal/kg,以满足最低能量需求;恢复期能量为90~120kcal/(kg·d)(1kcal=4.184kJ),该能量的供应对于保证出生体重小于1500g的极低出生体重儿(very low birth weight infant,VLBWI)瘦体重的增长接近宫内增长速率十分重要,同时推荐早产儿生后第1天就应该给予氨基酸,补充量至少1.5g/(kg·d)以达到合成代谢需求,早产儿生后2d起肠外营养中氨基酸供给量应达到2.5~3.5g/(kg·d),并保证非蛋白能量摄入>65kcal/(kg·d)和充足的微量营养素,早产儿肠外营养氨基酸的供给量不应高于3.5g/(kg·d)。恢复期早产儿能量需求的分配如表10-1所示。

表10-1 恢复期早产儿能量需求分配表组成

组成	能量/kcal·(kg·d)⁻¹
静息能量消耗	50
间歇性活动(静息的30%)	15
偶尔的寒冷窘迫(体温调节)	10
喂养的热效应(合成)	8
粪便丢失(摄入的10%)	12
生长所需	25
合计	120

为早产儿提供足量的蛋白质供应以提供足够的贮存,对其生长追赶、体成分结构、远期的体格和智力发育,都有重要的意义。中国新生儿营养支持临床应用指南针对不同出生体重早产儿在不同日龄时的每日液体需要量作出了规范化的建议(见表10-2),并推荐早产儿的蛋白质/能量比值为1g:30kcal。中国新生儿营养支持临床应用指南推荐生后24h内即可应用氨基酸肠外营养(肾功能不全的例外),从1.5~2.0g/(kg·d)开始逐渐增加至3.5~4.0g/(kg·d),氮:非蛋白能量=1g:100~200kal,并推荐选用小儿专用氨基酸。

表10-2 早产/低出生体重儿每天液体需要量   单位:mL/(kg·d)

出生体重/kg	每天液体需要量			
	第1天	第2天	第3~6天	≥7天
<750	100~140	120~160	140~200	140~160
750~1000	100~120	100~140	130~180	140~160
1001~1500	80~100	100~120	120~160	150
>1500	60~80	80~120	120~160	150

(一)喂养乳类选择

1.母 乳

母乳对早产儿具有特殊的生物学作用,出院后应以母乳为首选的喂养方式,并应至少持续至6月龄。

2.母乳强化剂

对胎龄<34周、出生体重<2000g的早产儿,采用母乳强化剂(HMF)加入人乳中,强化蛋白质、能量、矿物质和维生素。

3.早产儿配方奶粉

早产儿配方奶粉(PF)适用于胎龄<34周、出生体重<2000g的早产儿在住院期间应用。

4.早产儿过渡配方奶粉

早产儿过渡配方奶粉对于>34周的早产儿或出院后早产儿,无母乳或母乳不足者可选择该配方,或称早产儿出院后配方奶粉。

5.其他特殊配方

如去乳糖配方、水解蛋白配方、氨基酸配方粉等,如遇特殊情况,需在医生指导下应用。

(二)个性化喂养方案

1.乳类喂养

根据早产儿营养风险等级、母乳量的多少,选择不同的喂养方案。母乳充足者,直接哺乳或强化喂养。强化喂养指以HMF强化母乳,用早产儿配方和早产儿过渡配方进行喂养,主要对象是高危早产儿和中危早产儿。一般中危早产儿强化到矫正月龄3个月,高危早产儿强化到矫正月龄6个月甚至1岁。母乳不足时,推荐采用补授法,具体如下。

(1)低危早产儿:①母乳喂养,母乳充足者,出院后应该鼓励妈妈直接哺乳,按需喂养,妈妈应该饮食均衡,同时给予泌乳支持,尽量满足孩子的需要,直到1岁以上;②配方奶喂养:应用普通婴儿配方(67kcal/100mL),如生长缓慢(<25g/(kg·d))或奶量摄入<150mL/(kg·d),可适当采用部分早产儿过渡配方,直至生长满意。

低危早产儿可能存在直接哺乳时吸吮力弱、吃奶量不多、睡眠时间长等情况,所以在婴儿早期应按需哺乳,间隔时间不能长于3h,否则可能发生低血糖、生长缓慢等风险。如果出现生长发育缓慢(每天体重增长<25g),就可以应用母乳强化剂,一直到生长速率正常。

(2)中危早产儿:中危早产儿喂养方式与高危早产儿的一样,区别在于强化治疗时间短一些(一般为矫正月龄3个月),因为危险因素相对较少。

(3)高危早产儿:①母乳喂养,住院期间要足量强化母乳喂养,出院后继续足量强化喂养至胎龄38~40周,然后调整为半量强化喂养;足量强化喂养能量密度是80~85kcal/100mL,半量强化是73kcal/100mL,不同强化剂营养密度不一样,配置方法也不一样,要按照要求进行配置;母乳喂养者,鼓励出院后母亲部分直接哺乳,部分挤出来加入强化剂喂养,为将来过渡为直接哺乳做准备;②部分母乳喂养:母乳量>50%,则足量强化母乳+早产儿配方奶粉至胎龄38~40周,之后转换为半量母乳强化+早产儿过渡配方;母乳量>50%,或者母乳量<50%缺乏母乳强化剂时,则鼓励直接哺乳,并加上早产儿过渡配方奶粉。

关于强化喂养,同一类早产儿强化营养时间也不是固定不变的。以体格生长各项指标在相同月龄的百分位数达到$P_{25th\sim50th}$为宜。如果是小于胎龄儿,应大于P_{10th},而且要看个体增长速率是否满意。高危儿各项指标达到了校正百分位数,尽管没有达到矫正时间,可以提前终止强化。注意避免体重/身长>P_{90th},过胖是过度喂养的表现。在准备停止强化喂养的时候,应当逐渐降低奶的能量密度,直至能量密度为67kcal/100mL。转化期间需监测早产儿的生长情况和血生化指标,如生长速率和各项指标的百分位数下降及血生化异常等,酌情恢复部分强化,直至生长速率正常。

2.辅食添加

一般为矫正月龄6个月开始添加辅食。胎龄小的早产儿发育成熟较差,辅食添加时间可相对延迟。添加辅食过早会影响奶量摄入,或导致消化不良;添加过晚会导致食物营养素不足或造成进食机能发育不良。辅食添加初始阶段首选强化铁的米粉、蔬菜泥、水果泥等;矫正月龄7个月后可以提供肉、禽、鱼及蛋类辅食。为保证主要营养素和高能量密度,应同时继续予母乳喂养,保证足够的奶量。

3.其他营养素补充

(1)铁剂补充:早产儿生后2~4周需开始补充铁剂2mg/(kg·d),酌情补充矫正至12月龄。使用母乳强化剂、强化铁的配方奶及其他富含铁的食物时,酌情减少铁剂的补充剂量。

(2)维生素A、D和钙、磷补充:早产、低出生体重儿生后即应补充维生素D 800~1000IU/d,3个月后改为400~800IU/d。该补充量包括食物、日光照射、维生素D制剂的含量。2010年欧洲儿科胃肠病肝病和营养学协会(ESPGHAN)推荐早产儿维生素A摄入量1332~3330IU/(kg·d),出院后可参照下限进行补充。钙推荐摄入量70~120mg/(kg·d),磷35~75mg/(kg·d)。这些矿物质推荐量包括配方奶、人乳强化剂、食物和铁钙磷制剂中的含量。

(3)长链多不饱和脂肪酸长链:多不饱和脂肪酸(LC-PUFA)对早产儿神经发育有重要作用,尤其二十二碳六烯酸(DHA)和花生四烯酸(ARA),两者应在早产儿喂养时进行补充。母乳喂养是获得LC-PUFA的最佳途径,早产母乳中DHA高于足月母乳。但母乳的LC-PUFA受母亲膳食影响较大,应加强哺乳期营养指导。目前对早产儿的推荐量分别为DHA 55~60mg/(kg·d),ARA 35~45mg/(kg·d),直至胎龄40周。

三 追赶生长

随着围产新生儿医学的迅速发展,早产儿的存活率得到极大提高,与此同时,提高早产儿的远期发育和生存质量变得尤为重要。早产儿由于累积性的能量不足以及蛋白质和矿物质的缺失,出生后早期大多会出现比普通新生儿生理性体重下降幅度更大的体重减轻,体重下降幅度可达到出生体重(birth weight,BW)的10%~15%,超低出生体重儿(extremely low birth weight infant,ELBWI)可达20%,但一般情况下大部分早产儿可以在出生后8~24d恢复至出生体重,并开始追赶性生长,追赶性生长可持续至2~3岁。追赶性生长是指在生长发育过程中,去除某些导致生长迟缓的病理因素,如营养不良或疾病等后出现生长加速的过程。追赶生长主要发生在纠正胎龄6个月之前。需要强调的是,早产儿成年后较足月儿出生的成年人矮小并不是早产儿必须进行追赶性生长的理由,追赶性生长亦有引起相关代谢性疾病的风险。尽管早已发现追赶性生长这一现象,但至今对其影响因素、进行营养干预的敏感期以及如何实现最适宜的追赶性生长的问题尚未得出统一结论。极低出生体重儿(very low birth weight infants,VLBW)及超低出生体重儿的喂养目标是尽早开始母乳肠内营养,可以有助于尽快达到全肠内营养,使婴儿获得最佳的营养和生长,并避免喂养过快导致的不良反应,不强调过快地追赶生长。如何在早产儿出院早期给予相应的营养支持,尽快、适当地弥补其住院期间能量、蛋白质的累积缺失,满足"机会窗"期间追赶性生长的需求,减少出院后早产儿宫外生长迟缓的发生率,同时避免过度能量供给而造成远期代谢综合征性疾病的发生,是新生儿医学关注早产儿营养管理的重点。

(张　颖)

第二节　婴幼儿营养不良

广义的婴幼儿营养不良(malnutrition)指个体摄入能量或(和)营养素不足、过量以及不平衡,包括营养不足(消瘦、生长迟缓、体重不足)、微量营养素缺乏或过量、超重或肥胖以及饮食相关的非传染性疾病。世界各国和地区都面临着一种或多种不同形式的婴幼儿营养不良。

一　营养不足

营养不足是婴幼儿因摄食不足或食物不能充分吸收利用,以致能量缺乏、不能维持正常代谢,迫使机体消耗肌肉和脂肪等组织,出现体重减轻或不增、生长发育停滞、肌肉萎缩的病症,有时又被称为蛋白质-能量营养不良,多见于3岁以下的婴幼儿。可分为消瘦型与水肿型,前者是由于饮食中长期缺乏能量、蛋白质和其他营养素,后者主要是由于饮食中缺乏蛋白质。

(一)发病原因

1.营养摄入不足
营养摄入不足是婴幼儿营养缺乏的主要原因,比如母乳喂养不足、喂养习惯不良、婴幼儿因胃食管反流或口腔协调功能不良等造成的食物摄入不足。

2.营养吸收不足
消化功能不健全,如肠吸收不良综合征等;蛋白质合成障碍,如肝脏疾病所引起的血浆蛋白低下;消化道感染性疾病,如痢疾、腹泻、肠寄生虫等。

3.营养需求增加
结核、甲亢、先天性心脏病、恶性肿瘤等慢性消耗性疾病都会使机体能量和代谢需求增加,可能引发蛋白质-能量营养不良。

(二)临床分型

1.消瘦
消瘦(wasting)指近期体重严重减轻,导致体重相对于身高的比例下降。儿童按身长(高)体重低于同性别、同身长(高)儿童的Z评分−2或2个标准差时,定义为消瘦。这种情况通常是由食物摄入不足或(和)腹泻、反复感染等传染病引起的。中度或重度消瘦的婴幼儿面临着更高的死亡风险。

2.生长迟缓

生长迟缓(stunting)指长期慢性或反复的营养缺乏导致的身长(高)增长不足,相对于年龄来说身高偏低。儿童按年龄别身长(高)低于同性别、同年龄儿童的Z评分-2或2个标准差时,定义为生长迟缓。它通常与社会经济条件差、孕产妇健康和营养状况不佳、频繁生病或(和)婴幼儿早期喂养和护理不当有关。生长发育迟缓会阻碍儿童发挥其身体和认知潜力,甚至可影响下一代。

3.体重不足

体重不足(underweight)指儿童的体重相对于年龄来说偏低,可能表现为发育迟缓、消瘦,或两者兼有。体重不足的儿童可能面临生长和发育的问题。

临床上通过测量婴幼儿的身长(高)、体重、上臂中围等指标,可以诊断为营养不良并进行分级。当只有一个时间点的测量数据时,可参考表10-3进行评估和诊断;而当有两次或更多个时间点的测量数据时,可参考表10-4。

表10-3　基于单次测量数据的儿童营养不足评估与诊断

体格生长指标	轻度营养不足	中度营养不足	重度营养不足
按身长(高)体重Z评分	$-2<Z\leqslant-1$	$-3<Z\leqslant-2$	$\leqslant-3$
按年龄别身长(高)Z评分	—	—	$\leqslant-3$
按年龄别体重Z评分	$-2<Z\leqslant-1$	$-3<Z\leqslant-2$	$\leqslant-3$
上臂中围Z评分	$-2<Z\leqslant-1$	$-3<Z\leqslant-2$	$\leqslant-3$

表10-4　基于两次或以上测量数据的儿童营养不足评估与诊断

体格生长指标	轻度营养不足	中度营养不足	重度营养不足
体重增加速度(<2岁)	<75%预期体重增加中位数	<50%预期体重增加中位数	<25%预期体重增加中位数
体重下降速度(2~20岁)	5.0%~7.5%	7.5%~10.0%	≥10%
按身长(高)体重Z评分下降	1~2个Z评分	2~3个Z评分	≥3个Z评分
营养素摄入不足	51%~75%EER/蛋白质需要量	26%~50%EER/蛋白质需要量	≤25EER/蛋白质需要量

(三)营养管理策略

对儿童营养不足的群体干预主要是通过营养教育和营养改善政策,最重要的是需要地区经济发展才能真正改善。个体干预需在诊断和治疗原发疾病的基础上,根据营养不足的严重程度进行相应的积极营养支持,同时定期随访并监测体格生长指标。

1.轻度营养不足患儿

由于他们的生理功能与正常婴幼儿比较接近,可以在原有膳食基础上添加一些营养素,逐渐改变饮食结构,通常经过1~2周的调整后,可逐渐达到其所需要的食物量。开始阶段各种营养素的供给量不要太高,应逐渐增加,当患儿恢复到正常体重后,就可将各种营养素的供给量逐渐降至正常量(见表10-5)。对于6月龄内的婴儿,可在母乳喂养的基础上,使用母乳强化剂来完成能量和蛋白质等营养素的增量供给。6月龄以上的婴幼儿,注意辅食的合理添加,必要时口服营养强化剂。

表10-5　轻度营养不足患儿的营养素供给

治疗阶段	能量/kcal·(kg·d)$^{-1}$	蛋白质/g·(kg·d)$^{-1}$	脂肪/g·(kg·d)$^{-1}$	碳水化合物/g·(kg·d)$^{-1}$
开始阶段	120	3.0	1.8	23
最高点	130	3.5~4.5	2.5~7.0	25
恢复阶段	110~120	3.5	3.5	14

2.中度营养不足患儿

当患儿为中度营养不足时,消化能力减弱,因此调整饮食的时间要比轻度营养不足长,增加营养食物的速度也应更加缓慢。待其消化功能逐渐恢复、食欲好转后,再增加蛋白质高的食物。同时,在治疗时应控制患儿食盐和水的摄入量,以防出现水肿(见表10-6)。

表10-6　中度营养不足患儿的营养素供给

治疗阶段	能量/kcal·(kg·d)$^{-1}$	蛋白质/g·(kg·d)$^{-1}$	脂肪/g·(kg·d)$^{-1}$	碳水化合物/g·(kg·d)$^{-1}$
开始阶段	60	2.0	1.0	11
1周后	120	3.0	1.8	23
最高点	130	3.5~4.5	2.5~7.0	25
恢复阶段	110~120	3.5	3.5	14

3.重度营养不足患儿

此时患儿全身各个脏器的功能都明显降低,常伴有如贫血、感染和电解质紊乱等并发症。因此,在治疗开始时,首先应纠正贫血和电解质紊乱,有感染情况的及时予以控制。由于患儿消化能力非常弱,对食物的耐受力差,食欲不佳,吃得稍不合适就会出现腹泻,因此对患儿的饮食调整更要耐心细致,稳步进行。在饮食治疗中可能会出现反复,应及时调整。一开始所供给的营养素量应较低,最低量以满足基础代谢的需要为限;之后可分几个阶段逐渐增加,使患儿的胃肠道逐渐适应(见表10-7)。营养素的增加速度没有一定之规,应视具体情况而定。若治疗后患儿的食欲、消化吸收情况良好,没有呕吐和腹泻,同时体重开始增加,可按照轻中度营养不良的治疗方法进行。

表10-7　重度营养不良患儿的营养素供给

治疗阶段	能量/kcal·(kg·d)⁻¹	蛋白质/g·(kg·d)⁻¹	脂肪/g·(kg·d)⁻¹	碳水化合物/g·(kg·d)⁻¹
第一阶段	50	1.3	0.4	6.5
第二阶段	60	2.0	1.0	11.0
第三阶段	120	3.0	1.8	23.0
第四阶段	130	3.5	2.5	25.0
最高点	150	4.5	7.0	25.0
恢复阶段	110~120	3.5	3.5	14.0

在对营养不良患儿进行膳食治疗时,应注意食物添加的顺序,不要急于求成,可先增加易消化的淀粉类食物,如患儿可耐受,再开始加入蛋白较多、脂肪较少的食物;待消化功能恢复后,可补充油脂类的食物。饮食的补充应注意少量多餐,每日饮食可分成5~6餐。

(三)预防措施

1.教育喂养者合理安排婴幼儿的营养和膳食。6月龄内坚持纯母乳喂养,从满6月龄起给予足量、安全的辅食。

2.保证儿童膳食中食物的多样性,以满足其生长发育的能量和营养素需要。非疾病因素导致的儿童生长迟缓,常涉及偏食、挑食等原因,增加食物多样性有助于预防营养缺乏。建议儿童每餐膳食包括谷薯类、蔬菜水果、畜禽鱼蛋、奶和大豆等食物中的3类及以上。日常饮食时要注重蔬菜的颜色和品种搭配,利用好同类食物互换,比如,用杂粮或薯类部分替代米或面,避免仅长期食用1或2种主食;畜肉与禽肉互换、鱼与虾互换、各种蛋类互换等。

3.对营养缺乏高危地区的孕妇和婴幼儿人群予以相应的营养强化补充。

4.定期监测婴幼儿体格发育指标,以便尽早发现营养不足。

5.积极预防各种疾病、矫正先天性畸形。

⬛ 二　维生素和矿物质缺乏性营养不良

(一)发病原因

各种维生素和矿物质缺乏症可以是原发性的,即由膳食摄入不足引起,也可能是继发于其他疾病,如蛋白质能量营养缺乏或吸收不良性疾病等。

(二)临床表现

婴幼儿蛋白质能量营养不良时,可能同时缺乏多种维生素及矿物质,一般需结合多项实验室指标和临床表现才能诊断。缺乏不同的维生素和矿物质可引起相应的临床表现,严重者可造成全身各系统功能紊乱及免疫功能异常。

1.维生素A缺乏

缺乏维生素A可引起夜盲症、眼干燥症、上皮组织的改变,牙釉质退变,嗅觉、味觉减退,抵抗力下降,生长发育障碍等。严重者会因角膜穿孔而失明。

2.维生素D缺乏

维生素D缺乏初期主要表现为神经兴奋性增高,如婴儿烦躁、多汗、枕秃等,但这些表现没有特异性。随着维生素D缺乏的进展,出现"乒乓头""方颅""鸡胸"、膝外翻等骨骼改变,可引起婴幼儿佝偻病。

3.维生素B_1缺乏

维生素B_1缺乏即硫胺素缺乏,出现舌炎、口角炎、皮肤脂溢性皮炎、阴囊皮炎、眼部改变等,并出现周围神经症状如下肢无力、腿部麻木、肌触痛,严重者可发生心力衰竭甚至死亡。

4.烟酸缺乏

缺乏烟酸可引起癞皮病、口炎、舌炎。严重者可发生精神症状。

5.维生素C缺乏

缺乏维生素C,即缺乏抗坏血酸,可引起坏血病,表现为身体各部位的出血倾向,齿龈出血最为常见。

6.铁缺乏

铁缺乏初期可无任何特异性的临床表现,发展至缺铁性贫血后,患儿可有烦躁、异食癖、易感染、注意力和学习能力下降等表现。

6.锌缺乏

轻度锌缺乏主要表现为生长迟缓、食欲低下、腹泻、易感染和脱发等非特异性症状。肠病性肢端皮炎引起的婴儿锌缺乏严重时,会出现进行性的皮肤症状,患儿出现水疱、湿疹、鳞屑等皮损,对称分布于脸颊、口周、肢体和会阴区。

7.其　他

钙缺乏可影响小儿骨骼的生长发育,严重缺钙可导致患儿发生佝偻病。

(三)营养治疗策略

1.治疗婴幼儿的维生素和矿物质缺乏,首先要改善饮食,膳食治疗营养素缺乏既经济、实惠,又安全,一般不会出现由于摄入过量而发生中毒的情况。膳食中多选择富含相应维生素或矿物质的食物,使其膳食摄入量保持在充足且安全的水平。

富含维生素A和维生素D的食物:鱼肝油、动物肝肾、蛋黄、奶油、胡萝卜、红心甜青辣椒、绿叶蔬菜等。

富含维生素B_1(硫胺素)的食物:瘦猪肉、鱼、动物内脏、蛋类、酵母、没去麸糠的全谷类及其制品、大豆、绿叶蔬菜等。

富含维生素B_2(核黄素)的食物:奶类、蛋类、动物内脏、大豆、新鲜绿叶蔬菜等富含烟酸的食物:肉类、动物肝脏、酵母、麦麸、花生、大豆等。

富含维生素C的食物:新鲜的水果、蔬菜。

含钙高的食物应首选奶及奶制品,其不但含钙高,而且吸收也好。其他含钙较高的食物有虾皮、炸小酥鱼、油菜等。

含铁高的食物有动物血、肝脏、瘦肉、黑豆等。

含锌高的食物有母乳、肝脏、瘦肉、禽肉、坚果、牡蛎及干豆类。

2.对于已出现明显临床症状的患儿,必要时使用膳食营养素补充剂予口服或药物注射,缓解急性的缺乏症状。应在医生的指导下进行,特别是对于脂溶性维生素及微量元素,更要控制好剂量,以免发生中毒。儿童补锌可选择葡萄糖酸锌、硫酸锌等制剂,补铁可选择口服铁剂。

(四)预 防

1.改善妊娠期营养。孕妇铁缺乏、妊娠期糖尿病等可增加婴儿铁缺乏、缺铁性贫血的风险,应注意妊娠期合理膳食,同时注意筛查和及时纠正缺铁性贫血。

2.提倡母乳喂养和合理喂养。1岁以内的患儿如为母乳喂养,乳母应多吃富含维生素和矿物质的食物,必要时可补充多种维生素和微量元素合剂。人工喂养者应尽量选用强化了维生素及矿物质的配方奶粉,并应注意及时添加辅食。

3.为儿童提供平衡、多样化的膳食,应保证足够的蛋白质及能量摄入,选用尽可能多的膳食种类,不要让孩子养成偏食的习惯,以预防营养素缺乏。多选用奶和奶制品、瘦肉、动物内脏、大豆及豆制品和绿叶蔬菜及水果。不吃或少吃糖果,糖果类食品中所含的营养素较单一,但能量较高,会影响儿童摄入其他食物,导致维生素和矿物质缺乏。

4.选择合适的食物烹调方法,尽量减少营养素的损失。水溶性维生素(B族维生素、维生素C)在贮存、加工及烹调中容易丢失或破坏,所以在食物的存放、加工、烹调中应加以注意。过分精制的粮食中所含的维生素和矿物质较少,因此不要总吃精制的大米、白面。

5.预防性补充制剂。国内外权威机构建议,婴儿从出生数天起即补充维生素D 400IU/d,以预防维生素D缺乏。早产儿或低出生体重儿可从出生后4周开始至矫正月龄12个月,预防性补充铁剂,母乳喂养者和配方奶喂养者分别补充元素铁2mg/(kg·d)、1mg/(kg·d)。

6.定期进行健康检查,尽早发现维生素和矿物质缺乏征象。

(张 颖、顾娇娇)

第三节 婴幼儿腹泻

婴幼儿腹泻是婴幼儿期的一种胃肠道功能紊乱,多病原、多因素引起的以大便次数增多和性状改变为特点的消化道综合征,严重者可引起水、电解质及酸碱平衡紊乱,是我国儿童保健重点防治的"四病"之一,夏秋季发病率最高。婴幼儿腹泻多发生在2岁以下小儿,其中1岁以内者约占半数。本病如治疗得当,效果良好,但不及时治疗以致发生严重的水电解质紊乱时可危及小儿生命。

一　营养治疗原则

以饮食疗法和支持疗法为主。

1.调整饮食

供给足够、适宜的营养对预防营养不良、促进恢复和缩短腹泻病程非常重要,需根据病情选择适应患儿消化吸收功能的饮食,以满足患儿的生理需求和补充其疾病消耗。若患儿不能耐受经口饮食,应尽早采用肠内或肠外营养支持。

2.纠正水、电解质及酸碱平衡紊乱

口服补液盐(oral rehydration salts,ORS)可用于预防脱水及纠正轻、中度脱水,中、重度脱水伴周围循环衰竭者需静脉补液。

3.微生态疗法

微生态疗法有助于恢复肠道正常菌群的生态平衡,抵御病原菌侵袭,控制腹泻。常选用双歧杆菌、嗜乳酸杆菌等制剂。微生态制剂如果是活菌制剂,服用时应与口服抗生素间隔1h以上。

二　肠内营养配方的选择

1.母乳喂养儿,继续哺乳,暂停辅食。

2.人工喂养儿,可喂稀释的牛奶或其他代乳品,腹泻次数减少后,可给予半流质饮食,少量多餐,病情好转后逐渐过渡到正常饮食。

3.病毒性肠炎者,多有乳糖酶缺乏,可改为低乳糖或无乳糖配方(豆制代乳品、发酵乳或去乳糖配方乳),以减轻腹泻症状、缩短病程。

4.免乳糖配方喂养后腹泻未改善者,可选用短肽配方。

5.牛奶蛋白过敏或严重肠黏膜受损导致不能耐受其他配方者,可选用深度水解配方或氨基酸配方。

6.呕吐严重者,可禁食4~6h(不禁水),待好转后继续喂食,由少到多,由稀到稠。腹泻停止后逐渐恢复营养丰富的饮食,并每日加餐1次,共2周。

三　营养健康教育

1.向家属介绍有关本病的致病因素、治疗要点及护理措施等相关知识。指导家属正确洗手,并做好污染尿布及衣物的处理、出入量的监测以及脱水表现的观察。

2.说明调整饮食的重要性,做好营养管理的必要性;指导家属配制和使用口服补液盐,强调应少量多次饮用。

3.介绍母乳喂养的优点,指导合理喂养,避免在夏季断奶,按时按序添加辅食,防止过度喂养。

(张　颖)

第四节　婴儿胆汁淤积性肝病

　　婴儿胆汁淤积性肝病是婴儿期(包括新生儿期)常见的肝脏疾病,临床上以黄疸、肝脏、脾脏的一些改变为主,涉及肝内和肝外多种病因。各种原因引起的胆汁淤积导致胆汁流量减少,使得从胆汁中排泄的物质如胆汁酸在肝脏内淤积导致肝脏损害,造成胆汁酸的肠肝循环减少,致患儿食欲下降,食物摄入减少,脂肪和脂溶性营养素吸收减少,生长发育迟缓。营养支持对胆汁淤积患儿尤为重要,可以预防和治疗蛋白质能量营养不良,以及维生素、微量元素的缺乏,防止低血糖、肝性脑病和感染的发生,促进生长发育,提高生存质量,为后续肝移植治疗提供条件,有助于改善预后。

一　营养支持途径

　　婴儿胆汁淤积性肝病患儿首选肠内营养。肠内营养途径有口服和管饲两种,如经口服喂养不能满足患儿营养需求,则选择管饲。管饲包括鼻胃管(nasogastric tube, NGT)、鼻腔肠管(nasojejunal tube, NJT)、胃造瘘管(gastrostomy tube, GT)、胃造瘘空肠管(gastrostomy jejunal tube, GJT)、空肠造瘘管(jejunostomy tube, JT)。肠内营养支持(enteral nutrition, EN)是营养支持的首选方式,其方法简单、方便、安全、成本低,营养成分更加多样,营养支持途径更符合生理过程,能维持消化道的正常功能,防止消化道黏膜萎缩,减少消化道细菌异位。另外,肠内营养支持能通过生理途径维持水电解质平衡,胃肠道激素分泌会有效预防应激导致的胃肠道出血;刺激胰腺和胆汁的分泌,促进肠道功能恢复和肠道免疫物质分泌,减轻与营养摄入相关的肝病和感染性疾病症状,避免肠外营养支持对肝脏的损害加重,能提供足够的能量,保持正氮平衡。如果营养时间在6周以内,鼻胃管是最常用的途径,当出现胃食管反流、误吸、呕吐及胃排空延迟,则应改为鼻腔肠管。

二　营养治疗方案

　　在喂养方式上,婴儿胆汁淤积性肝病一般提倡继续母乳喂养,母乳喂养能给婴儿提供最佳营养,在公共卫生方面具有很大的优点。母乳所含的能量和牛奶相同,均为2792kJ/L(670kcal/L),其营养成分包含:蛋白质1.0g/100g、脂肪3.8g/100g、乳糖7.0g/100g、矿物质0.2g/100g,而且母乳对胃肠道具有保护作用,这一点对早产儿而言特别重要。

　　对于胆汁淤积性肝病患儿,可根据疾病的严重程度来制定营养干预方案,轻度者可继续母乳喂养,严重者可考虑给予氨基酸奶粉或深度水解蛋白奶粉喂养。在婴儿胆汁淤积性肝病中,某些先天遗传性代谢病,如半乳糖血症应避免饮食中含有乳糖/半乳糖、遗传性果糖不耐受应避免饮食中含有果糖、乳糖、山梨醇。希特林(Citrin)缺陷病引起新生儿肝内胆汁淤积症时应停止母乳,给予无乳糖中链脂肪酸配方奶。

（一）碳水化合物

糖在生命活动中的主要作用是提供能源和碳源。人体所需能量的50%~70%来自糖，1mol葡萄糖完全氧化成为二氧化碳和水可释放2840kJ/mol（679kcal/mol）的能量，其中约34%转化为ATP以供应机体活动的需要。

新生儿胆汁淤积性肝病低血糖是指新生儿全血血糖低于2.6mmol/L，为临床需要处理的指征。若患儿有此症状，应立即用100g/L葡萄糖2mL/kg按1mL/min的速度静脉滴注，随后根据病情继续滴入3~5mL/（kg·h）。给予含麦芽糊精的配方能增加碳水化合物的能量。

（二）蛋白质

肝脏在蛋白质的合成、分解和氨基酸代谢中起着重要作用。肝脏除了合成自身固有蛋白外，还合成与分泌90%以上的血浆脂蛋白。成人肝脏每日约合成12g血清蛋白，肝细胞严重受损时血浆蛋白浓度降低，凝血因子减少。肝脏是人体氨基酸分解和转变的重要场所，也是哺乳动物合成尿素的器官，正常肝每日合成20~30g尿素。严重肝病时合成尿素的能力下降而导致血氨升高，引起肝性脑病。胆汁淤积性肝病患儿的营养治疗配方应选用氨基酸和多肽联合应用，更容易吸收，且更容易为机体所耐受，有利于肝细胞病变的修复。通常情况下，不要限制患儿蛋白质的摄入量，推荐量为2~4g/（kg·d）。若患儿发生肝性脑病，则需适当限制蛋白质的质和量，推荐选择支链氨基酸配方。蛋白质的摄入量为1~2g/（kg·d）。

（三）脂肪

婴幼儿时期，脂肪是食物中重要的能量来源（占母乳或人工喂养儿摄入总能量的50%）。必需脂肪酸和长链多不饱和脂肪酸对生长发育和器质功能正常起到不可替代的作用。据报道，约70%需肝移植的胆汁淤积性肝病患儿有必需脂肪酸和长链多不饱和脂肪酸缺乏的生化表现。

中链脂肪酸是由一个甘油含8~10个碳原子的中链脂肪酸酯化而成，其水溶性大、分子较小、表面张力低，易于与水乳化，不需胆盐参与即可直接吸收，并且容易透过病变的肠黏膜；其在肠黏膜中不重新酯化，以脂肪酸形式经门静脉直接吸收。中链三酰甘油有利于促进患儿能量平衡，减少胆汁酸性腹泻，促进生长发育。胆汁淤积性肝病患儿可选用含中链脂肪酸（MCTS）30%~50%配方保证脂肪的供能。同时，患儿营养配方中还同时需要一定比例的长链脂肪酸（LCTs），以保证必需脂肪酸的供给及脂溶性维生素的吸收，提供足够的能量。

（四）微量营养素

1. 维生素A

胆汁淤积性肝病患儿有脂溶性维生素吸收障碍，所以供给量要大于正常推荐量。对于胆汁淤积性肝病患者，由于肝脏功能下降，胆盐分泌减少，所以维生素A吸收障碍，肝脏释放维生素A降低,易引发维生素A缺乏。对胆汁淤积性肝病的婴儿,推荐维生素A用量为1000IU/(kg·d),最多不超过25000IU/d。10kg及以下儿童从5000IU/d开始,10kg以上者从10000IU/d开始,同时通过监测血视黄醇水平来评价维生素A的营养状况。

2. 维生素D

维生素D对钙磷代谢及儿童骨骼生长有重要影响,能促进钙磷在小肠内吸收。维生素D缺乏可引起人体吸收钙磷能力下降,血中钙磷水平较低,钙磷不能在骨组织中沉积,成骨作用受阻,骨盐再溶解,也影响牙的发育。鉴于维生素D_3具有更好的水溶性,较维生素D_2更易被吸收,故推荐使用维生素D_3制剂。患儿推荐使用剂量为120~200IU/(kg·d)。同时,监测血清25-OH-维生素D水平,以评估机体维生素D的营养状态,注意避免过量。

3. 维生素E

维生素E有增强细胞的抗氧化作用,能阻止多价不饱和脂肪酸的过氧化反应,抑制过氧化脂质的生成,减少过氧化脂质对机体生物膜的损害;还参与多种酶活动,改善脂质代谢,维持骨骼肌、心肌和平滑肌正常结构和功能。国外推荐使用不需要胆盐酯化、吸收效果更好的聚乙二醇1000维生素E琥珀酸酯,推荐剂量为50~400IU/d。临床可使用血清生育酚的水平来评估维生素E的营养状况。

4. 维生素K

维生素K是肝脏合成凝血酶原(因子Ⅱ)的必需物质,并参与因子Ⅶ、Ⅸ、Ⅹ的合成。维生素K是脂溶性的,吸收依赖于胆汁的正常分泌,若维生素K缺乏可引起凝血因子合成障碍。是否缺乏维生素K,通常依靠监测凝血功能进行评估,包括凝血酶原时间和国际标准化比值。维生素K的推荐使用量为2.5~5.0mg/d,由于口服维生素K基本不吸收,故维生素K的补充主要依赖静脉途径。当患儿因肝性脑病使用乳果糖时,肠道菌群合成维生素K的量会进一步减少,这就更加需要额外补充。

5. 其 他

水溶性维生素供给不少于正常推荐量,可以以复合维生素的形式给予补充。矿物质,包括钙、镁、锌、铁、硒等,可依据血浆的离子水平来进行补充。具有消化道慢性失血者需要补铁,元素铁的补充量为6mg/(kg·d),1个月后进行评估,再根据结果调整剂量;锌的缺乏对认知功能、食欲和口味、免疫功能和蛋白质代谢均产生不利的影响,锌缺乏常伴随必需脂肪酸的缺乏,也影响了硒的吸收,锌的补充量为1mg/(kg·d);其他微量元素亦可按常规推荐量进行补充。

(张　颖)

第五节　过敏性疾病

近年来,随着工业化进展、环境恶化、居民生活水平提高所致的饮食结构的改变,过敏性疾病的发病率逐年上升,已成为全球关注的公共卫生问题。婴幼儿过敏性疾病是一种严重的、威胁生命的全身多系统速发过敏反应,往往累及多个系统,常见的有呼吸系统、皮肤黏膜和消化系统,是临床免疫学方面最紧急的事件。过敏性疾病主要包括过敏性鼻炎、过敏性结膜炎、支气管哮喘、特应性皮炎以及食物过敏等。生命早期对过敏性疾病的预防和治疗,能起到事半功倍的效果。

一 食物过敏的营养治疗

生命早期的饮食控制主要针对食物过敏进行,婴幼儿期常见的过敏食物为牛奶和鸡蛋。

(一)牛奶蛋白过敏

牛奶蛋白过敏(cow's milk protein allergy,CMPA)为牛奶蛋白引起的异常或过强的免疫反应,可由 IgE 介导、非 IgE 介导或两者混合介导。CMPA 是 1 岁以内婴儿最常见的过敏性疾病。牛奶蛋白过敏症状无特异性,常可累及多器官系统,如皮肤、胃肠道及呼吸系统等,甚至可发生严重过敏反应。牛奶蛋白过敏早期诊断及正确治疗有利于减轻疾病对患儿生活质量以及生长发育的影响。2017 年英国召集世界顶级过敏专家制定了牛奶蛋白过敏的国际指南,结合中国国情,中华医学会儿科学分会消化学组于 2017 年制定并发布了《食物过敏相关消化道疾病诊断与管理专家共识》,规范了牛奶蛋白过敏的诊治流程(见图 10-1)。

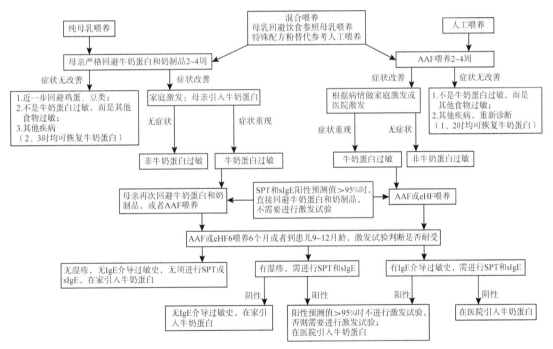

图 10-1 牛奶蛋白过敏营养管理流程图(引自《食物过敏相关消化道疾病诊断与管理专家共识》)
注:AAF,氨基酸配方;eHF,深度水解配方;SPT,皮肤点刺试验;sIgE,血清特异性 IgE。

CMPA 目前尚未有特异性的治疗方法,最主要的措施仍是回避牛奶蛋白过敏,同时为了避免婴幼儿营养摄入不足，可采用低过敏原性配方进行替代喂养。对于不同喂养方式的CMPA婴幼儿，其营养管理策略总结如下。

1.母乳喂养儿

对于纯母乳喂养儿，若怀疑牛奶蛋白过敏，母亲需严格回避牛奶蛋白和奶制品2~4周。若症状明显改善，母亲再次引入牛奶蛋白1周；若症状重现，则初步诊断为牛奶蛋白过敏，母亲需再次回避牛奶和奶制品，此时方可确诊牛奶蛋白过敏。确诊的牛奶蛋白过敏患儿，可继续纯母乳喂养，但母亲饮食需严格回避牛奶及其制品，同时需注意补充钙摄入。若母亲饮食回避后患儿症状无改善，或者患儿出现生长迟缓和其他营养缺乏，应考虑更换低过敏原性配方喂养或转专科诊治。

2.配方奶喂养儿

对于配方奶喂养儿，若怀疑牛奶蛋白过敏，氨基酸配方奶喂养2~4周，若症状明显改善，再次换用普通配方奶后症状再现，可初步诊断为牛奶蛋白过敏，再次恢复氨基酸配方奶后症状再次改善，可确诊为牛奶蛋白过敏。确诊的患儿需口服深度水解配方奶或者氨基酸配方奶6个月或至宝宝9~12月龄，再次引入普通牛奶蛋白配方奶需重新评估宝宝当时情况。

在此，需要强调几个原则。①轻中度牛奶蛋白过敏，原则上选择深度水解配方奶粉（即使在确诊前可选择氨基酸配方奶粉进行回避性诊断）；而重度牛奶蛋白过敏患儿需选择氨基酸配方奶粉，轻中度的界定由临床医生根据指南及临床经验做出判定。②对于服用深度水解配方奶粉后仍然不能缓解的牛奶蛋白过敏患儿，可选择氨基酸配方奶粉。

另外，羊奶作为婴儿的唯一食物来源不能提供足够的营养，并且存在交叉过敏的危险，因此不建议用于已被证实或怀疑为牛奶过敏的婴儿。牛奶过敏的患儿对大豆蛋白也可能发生过敏反应，因此，豆奶通常不建议婴儿和儿童使用。

（二）对鸡蛋和其他食物过敏者

原则上也应回避过敏原。临床症状好转后是否再添加，可根据具体情况决定。

（三）辅食添加

食物过敏患儿的辅食添加强调个性化，要更密切观察引入新食物后婴儿的反应。每次只加一种新食物，每种食物引入后持续观察3~5d。症状控制良好的患儿辅食添加过程与正常婴儿类似，可先从泥糊状富含铁的食物如含铁米粉开始，逐步引入过敏食物以外的其他食物。对于非IgE介导的过敏患儿，鼓励尽量尝试多种食物。当患儿需要进行从无敏配方的氨基酸配方（AAF）到深度水解配方（eHF）转换时，则暂停添加新辅食，先进行转换。

三 过敏性疾病的预防

过敏性疾病的预防主要是一级预防，主要对象是尚未被致敏的婴儿，尤其侧重生命早期

1000d内的预防。预防措施分为母亲和婴儿两方面，不同时期预防策略各有所侧重。

（一）孕　期

母亲吸烟可增加婴儿过敏风险，应尽量避免主动和被动吸烟。母亲妊娠期盲目回避鸡蛋、牛奶等容易过敏的食物并不能降低婴幼儿过敏性疾病如湿疹、哮喘以及食物过敏的发生风险，反而增加了母亲和胎儿营养不良的风险。因此，母亲在孕期不需要进行特殊饮食限制。

孕妇的膳食均衡健康比较重要，可适当多摄入水果、蔬菜、鱼以及富含纤维和维生素D的食物。另外，孕妇尽量不用或少用抗生素和镇痛药，不要接触消毒剂和杀虫驱蚊剂。暂时没有足够证据表明孕妇补充益生元和益生菌能预防过敏性疾病的发生，不过基于益生菌对湿疹的些许预防作用，对高过敏风险婴儿（父母或兄弟姐妹罹患过敏性疾病）、孕妇可考虑适当补充功能明确的益生菌菌株以预防湿疹的发生。

（二）围生期

剖宫产出生的婴儿，过敏性疾病的发生概率明显升高，主要因为婴儿肠道菌群的丰度受到了影响。因此，提倡自然分娩（即经阴道分娩），婴儿肠道有益菌定植率高，有助于免疫系统成熟。

（三）婴儿期

1.乳母饮食

食物过敏原可通过母乳传递给婴儿，但含量较低，因此对非高过敏风险婴儿，不需要将任何特定的食物排除在母亲的饮食之外。高过敏风险婴儿的乳母则应减少常见致敏食物的摄入，包括海鲜、牛奶、鸡蛋、热带水果和坚果等。乳母可适当补充功能明确的益生菌菌株，以预防高过敏风险婴儿湿疹的发生。哺乳期间，母亲不需要额外补充维生素D。

2.婴儿饮食

纯母乳喂养可以有效减少婴儿期过敏的发生。出生后6个月内推荐纯母乳喂养。对于纯母乳喂养婴儿出现过敏性疾病的婴儿，建议其母亲尝试回避牛奶等可疑致敏食物。高过敏风险婴儿混合或人工喂养时，可采用适度水解配方（即部分水解配方）替代母乳预防过敏。建议开奶后尽早使用，因早期接触全牛奶配方可能导致机体致敏，喂养应持续至1岁。不推荐将豆奶和羊奶作为高过敏风险婴儿的饮食替代品。

既往很多指南均建议高过敏风险婴儿延迟添加辅食以预防过敏性疾病的发生，但是近年来越来越多的临床大样本研究显示，延迟添加辅食并不能降低该食物过敏的发生，因此不建议高过敏风险婴儿延迟添加辅食，建议在4~6月适时添加固体辅食，以诱导口服免疫耐受，尤其是花生过敏高发区或者有花生过敏家族史的婴儿，在生命早期（4~11月）的膳食中应包括花生制品。

3.益生元和益生菌

1岁以内添加益生元有助于降低哮喘、湿疹及食物过敏的发生,因此建议非纯母乳喂养婴儿(无论是否是高过敏风险婴儿)补充益生元,纯母乳喂养婴儿则不需要补充,因为母乳中本身就含有丰富的低聚糖,能有效促进有益菌的生长。高过敏风险婴儿尤其是非母乳喂养儿,可添加功能明确的益生菌菌株以降低过敏性疾病的发生。

4.维生素D

维生素D可以促进钙吸收。此外,近年来的研究发现,人体几乎所有的组织和器官均表达维生素D受体,使维生素D成为备受关注的激素,其在过敏性疾病中的免疫调节作用越来越受关注。研究表明,维生素D缺乏与多种过敏性疾病相关,但是现有的研究在生命早期添加维生素D是否可以预防过敏性疾病的发生这一问题上仍存在争议。

5.尽量少用抗生素

在出生后6~12月内,早期使用抗生素会显著导致肠道菌群成熟延迟,增加过敏性疾病的发生。少接触毛绒玩具和杀虫驱蚊剂,尽量少使用解热镇痛药。

6.减少环境暴露

尽量减少被动吸烟等环境暴露。早期暴露吸入过敏原对后期发生过敏的影响尚存争议。目前认为,生命早期的过敏原暴露本身并无预防致敏的作用,而且过敏原暴露的累积会增加3岁时的致敏风险,但临床上观察到生后1年内接触过敏原与3岁时复发性喘息呈负相关,其原因可能是过敏原暴露的同时,也增加了微生物的暴露,对喘息可能有一定的预防作用。

(四)幼儿期

幼儿期的宝宝大多已经致敏,其预防主要是二级和三级预防,预防措施与治疗措施相近。

(张　颖)

第六节　围手术期患儿

婴幼儿对手术的耐受力、自身调节及应变的能力较差,加上手术对机体各种代谢都有一定的干扰。做好足够的围手术期准备,将通过各种措施,使患儿恢复或接近正常生理状态,借以提高患儿对手术的耐受力增加手术的安全性。围手术期营养支持对于保证细胞的正常代谢、保持组织和器官的结构与功能的完整和维持机体免疫功能具有重要意义,从而直接或间接促进伤口愈合,降低术后并发症的发生率,提高手术的成功率。

一　营养支持途径

小儿处于生长发育的高峰阶段,体内营养素储备相对不足。因此,预计术后3~5d无法恢复正常饮食者应给予营养支持。营养支持可分为肠内营养支持(enteral nutrition,EN)和肠外营养支持(parenteral nutrition,PN)。无论在术前、术后,在胃肠道功能存在的情况下,应该首选EN。也就是说,只要肠道有功能就要应用EN。EN具有符合生理状况、有利于肠道生理功能恢复及减少并发症的优点。EN的途径可以经口喂养,也可通过鼻胃管、鼻肠管进行胃或空肠营养支持。术中经皮空肠穿刺置管、内窥镜下经皮胃或空肠置管也是实施EN的理想途径,具有留置时间长、不刺激与损伤黏膜的特点,可以较长时间使用。

有部分小儿手术患者不能在较短时间内耐受全肠内营养支持,EN不能完全满足患儿的能量和营养素需求,需要结合PN进行补充。EN对于此部分患儿肠道功能的维持与减少PN相关胆汁淤积的意义大于营养素的补充。为预防早产儿围手术期发生NEC,可采用微量营养支持,逐步加量。只要早产儿没有NEC征象或肠梗阻等严重情况,一般不要轻易禁食。进行微量营养支持对肠道成熟有积极意义,其虽不能达到营养新生儿的目的,但可看作在营养肠道对预防肠黏膜萎缩、肠道菌群变化和肠道细菌移位有积极意义。

手术患儿营养支持途径最常用的是EN与PN相结合。当PN持续时间短时(<10d),可选择通过周围静脉途径给予,此途径输注的营养液总渗透压应小于900mOsm/L H_2O;若PN大于10d应考虑选用中心静脉途径(颈内静脉、锁骨下静脉、股静脉或脐静脉)或经周围静脉到中心静脉。经外周静脉置入中心静脉导管(peripherally inserted central catheter,PICC)置管操作相对简单,损伤和感染并发症均明显少于中心静脉置管术输注,并具有中心静脉输注耐受高渗液体和长期应用的优点。PICC置管可在无菌条件下按操作规程在床边进行,以选上肢为主,置管后每天严格遵守护理要求进行导管管理。导管管理时需主要注意的并发症是导管相关的感染和导管堵塞。①导管相关感染率应控制在3/1000d以下,即每1000d导管使用,感染发生低于3次。应用导管期间,如遇不明原因发热,应想到有导管相关感染,予以血培养寻找病原菌,可以先试带管抗感染治疗,如不能控制可拔除导管继续抗感染(导管头剪下也需送培养),常见细菌为革兰氏阳性菌,一般使用抗生素1~2周。②若发生导管堵塞,可选用链激酶或尿激酶冲洗封管,效果肯定。

二　营养支持方案

(一)肠内营养支持

患儿术后可能会出现肠功能减退,一旦肠功能恢复,可逐步开始给予EN。婴儿术后可先试用少量等渗糖水,然后逐渐过渡到母乳或相应的配方乳。回肠功能恢复的最好证据是胎粪的排出,其他较好的指标是胃肠减压管中绿色消失和量的下降,而肠鸣音恢复在婴儿期不是一个敏感或可靠的指标。开始少量等渗糖水经口、以鼻胃管或造瘘管给予,量为每2h 10~15mL,之后12~24h内逐步增加,每次增加2~5mL,直到婴儿能耐受每3h 30~45mL;然后给予对半稀释的配方奶,在接着的12~24h,每3h给予30~45mL;当婴儿能耐受这些后,即可用不稀释配方奶等量给予。

处于生长和发育旺盛期的儿童,应特别注意满足其能量和蛋白质需求。在疾病康复早期,最好根据小儿的食欲来决定摄入量,如果过度喂养会发生水肿和消化不良。小儿喂养不耐受的常见症状是腹泻,增加量不耐受的常见表现是呕吐或胃潴留。腹泻的发生率为2%~63%,恶心呕吐的发生率为20%。若腹泻持续存在可采取以下措施:①减慢EN输注的速度;②改用含有可溶性膳食纤维的营养配方;③如考虑吸收功能受损,可考虑换用低聚糖配方,如果怀疑患儿存在胃排空延迟,需考虑减少镇静剂的应用剂量,更换肠内营养为低脂配方,减慢输注速率和给予促胃动力药物。

(二)肠外营养支持

当患儿无法经肠道摄取营养或营养摄入不足时,可以通过完全或部分PN供给能量、液体和营养物质。虽尚无大样本临床对照研究,根据大多数研究者的建议,国内目前在新生儿中使用含中/长链脂肪乳剂较为合理,理论上也较合理。因为中链脂肪酸的代谢无须肉毒碱转运而直接通过线粒体膜进行氧化,氧化迅速及碳链不延长,其血浆清除率更快,且不在肝脏与脂肪组织蓄积。由中华医学会肠外肠内营养学分会儿科学组、中华医学会儿科学分会新生儿学组和中华医学会小儿外科学分会新生儿学组2010年制定的《中国儿科肠内肠外营养支持临床应用指南》也推荐选用含中长链的脂肪乳剂。近年来,一种新型脂肪乳剂已在欧洲被投入临床使用,此配方是由含橄榄油的脂肪乳剂、鱼油脂肪乳剂及含鱼油混合的SMOF(即大豆油、中链脂肪酸、橄榄油、鱼油)组成的脂肪乳剂,诸多研究证实了鱼油对长期应用PN患儿的肝脏具有保护作用。

PN配方中的氨基酸应根据婴幼儿尤其是新生儿的生理特点进行设计。婴幼儿氨基酸代谢特点包括:①除了维持体内蛋白质代谢平衡外,还需满足生长和器官发育需要;②需要更多的氨基酸品种,因为婴儿尤其是早产儿肝脏一系列代谢酶系统尚未发育成熟,某些非必需氨基酸不能从必需氨基酸转变而来,如蛋氨酸转化为胱氨酸苯丙氨酸转化为酪氨酸等;③支链氨基酸(BCAA)需要量多,因为BCAA可在骨骼肌内代谢,不会增加肝脏负担,对小儿未成熟的肝脏有一定好处;④精氨酸需要量大,精氨酸有刺激生长激素分泌,防止高氨血症和提高免疫的作用;⑤需要牛磺酸,众所周知,牛磺酸不仅参与胆汁酸代谢,而且与小儿神经系统和视网膜的发育成熟关系密切。因此,建议应用专有的婴幼儿氨基酸配方制剂,3岁以上的患儿可应用8.5%的平衡氨基酸。婴幼儿PN时,电解质(钠、钾、氯、钙、磷、镁)、水溶性维生素、脂溶性维生素以及微量元素可根据检测结果每天在肠外营养液中补充。

三　特殊营养物质的作用

近年国内外报道了谷氨酰胺、精氨酸、ω-3脂肪酸等免疫增强配方对手术患儿可能有益，能够降低感染并发症，缩短住院时间。但是，由于这些方案中同时含有一种或几种以上物质，究竟是其中某一种营养素的作用，还是几种营养素的协同作用仍有疑问。目前已有临床资料显示，谷氨酰胺对骨髓移植患儿、危重患儿及外科手术患儿有效。谷氨酰胺是人体内含量最多的非必需氨基酸，同时提供氮与能量，并且是合成嘧啶的前体，对肠黏膜上皮细胞、免疫细胞等快速代谢的组织细胞生长具有重要作用。肠外营养液中加入谷氨酰胺可以改善氮平衡，促进肠道黏膜及腺体的生长，对于防止肠黏膜萎缩和维持肠黏膜的完整性、防止肠道细菌移位和肝脏脂肪变、增加骨骼肌蛋白合成等均具有重要作用。在短肠综合征患儿的PN制剂中添加谷氨酰胺双肽，对促进肠黏膜的代偿具有一定作用。

知识链接

营养支持和加速康复外科在围手术期的应用

近年来，加速康复外科（enhanced recovery after surgery，ERAS）在国内外得到快速发展，营养支持作为ERAS众多干预措施中的重要一环，表现出与传统方法和理念不同的特点。传统观念下，临床医师经常采用严格控制患者术后进食和肠内营养支持长达数天，直至肠功能恢复。在此期间，主要通过静脉输注盐水和葡萄糖补充液体和营养。而随着ERAS理念的推广，开始在术后早期予以肠内营养支持，结果发现，早期经口喂养和肠内营养支持不但不增加术后并发症风险，而且有助于减少胰岛素抵抗，预防术后肠麻痹，减少吻合口瘘的风险，显著缩短住院时间。研究者认为，术后早期进食的目的不在于补充营养，而在于对肠黏膜的滋养作用，减少肠黏膜缺血再灌注损伤，促进肠蠕动，改善门静脉循环，而且有助于肠道菌群调节，减少菌群紊乱和菌群易位，防止进一步恶化导致脓毒血症甚至多器官功能障碍综合征。

随着循证医学新的证据不断出现，ERAS的内容也在不断地更新和完善，其中涉及的营养评估和营养支持技术也在不断改进。术前的营养评估、预康复期营养支持、术后康复期的营养干预对患者的预后起到很好的作用，营养理念应始终贯穿于ERAS的整个过程，两者才能够相辅相成，相得益彰，有利于减少患者围手术期的并发症，改善预后，加快患者康复。

（张　颖）

思考题

1.吃素妈妈给孩子也吃素，发现孩子缺铁，为了给孩子补铁，相对不宜选择的食物是（　　　）。

A.炒肝尖儿　　　B.韭菜炒鸡蛋　　　C.酱牛肉　　　D.牛排　　　E.青椒炒肉

2.一名出生体重为1000克的早产儿,在NICU中接受营养支持。考虑到早产儿的特殊营养需求,以下哪项措施是不必要的?(　　)。

A.通过静脉营养提供部分能量和营养素

B.逐渐增加母乳喂养的频率和量

C.立即给予足量的蛋白质以促进生长

D.监测和调整营养计划以满足生长需求

3.一位早产儿的母亲希望了解如何通过母乳来支持她的孩子。以下哪项建议是不恰当的?(　　)。

A.建议母亲定期泵奶以维持和增加奶量

B.建议在母乳中添加特定的母乳强化剂

C.建议母亲增加某些食物的摄入以提高母乳中的能量密度

D.建议母亲只喂母乳,因为添加任何其他食物都可能对早产儿有害

4.一名10个月大的婴儿出现急性腹泻,家长发现孩子的尿量减少,精神萎靡。请问应该如何进行初步的营养管理?(　　)。

A.立即停止所有喂养,等待医生指导

B.继续母乳喂养,给予口服补液盐

C.只给予水,避免食物摄入

D.改为喂米汤,停止其他所有喂养

5.患儿,男,3岁,因先天性心脏病即将接受手术治疗。在术前评估中,医生发现该患儿存在轻度营养不良,血红蛋白水平略低。请问在手术前应如何为小华制订营养支持计划?(　　)。

A.增加含铁食物的摄入

B.给予高蛋白饮食

C.采用肠内营养支持

D.采用肠外营养支持

参考答案

1.B。

2.C。早产儿的营养支持需要逐步增加,以避免过度喂养和相关的代谢问题。立即给予足量的蛋白质可能不适合早产儿的生理状态。

3.C。虽然母乳是早产儿最理想的食物,但在某些情况下,可能需要添加母乳强化剂或特殊的营养补充品来满足早产儿的特殊营养需求。因此,不能一概而论地认为添加任何其他食物都有害。

4.B。继续母乳喂养可以提供必要的营养和免疫因子,口服补液盐可以帮助补充流失的水分和电解质,防止脱水。

5.C。对于轻度营养不良的患儿,肠内营养支持是一种有效的方式,可以提供必要的营养素,同时可训练和刺激肠道功能。在血红蛋白水平略低的情况下,增加含铁食物的摄入也是必要的,但应在肠内营养支持的基础上进行。对于心脏病患儿,应在医生指导下给予高蛋白饮食。肠外营养支持通常是在肠内营养不可行时的选择。

参考文献

[1]蔡威.生命早期营养精典[M].上海:上海交通大学出版社,2019.

[2]陈亚楠,王亚慧,林翠霞,等.中国内地母乳库发展的意义及现状[J].中国实用护理杂志,2021,37(27):6.

[3]顾景范,杜寿玢,郭长江.现代临床营养学[M].北京:科学出版社,2018.

[4]国家心血管病中心.中国心血管健康与疾病报告(2022年)[M].北京:科学出版社,2020.

[5]国务院办公厅.国民营养计划(2017—2030年)[R].国务院办公厅关于印发国民营养计划(2017—2030年)的通知,国办发〔2017〕60号,2017.

[6]韩树萍,余章斌.母乳库建立和运行管理的相关指南解读[J].中华围产医学杂志,2014(7):5.

[7]林新祝,李正红,常艳美,等.早产儿肠内营养管理专家共识(2024年)[J].中国当代儿科杂志,2024,26(6):541-552.

[8]刘烈刚.妇幼营养学[M].北京:人民卫生出版社,2018.

[9]毛萌,邵洁,陈津津,等.《生长减缓婴幼儿的追赶生长:指导临床医师的专家建议》解读[J].临床儿科杂志,2024,42(5):390-398.

[10]任钰雯,高海风.母乳喂养理论与实践[M].北京:人民卫生出版社,2019.

[11]舒赛男,黄志华.婴儿胆汁淤积性肝病的营养管理[J].中华实用儿科临床杂志,2019,34(7):488-491.

[12]王卫平,孙锟,常立文.儿科学[M].九版.北京:人民卫生出版社,2018.

[13]席俊彦,秦杨芬,贺莉萍.母乳喂养现状及影响因素[J].中国妇幼保健,2021,36(6):3.

[14]杨月欣,葛可佑.中国营养科学全书[M].北京:人民卫生出版社,2019.

[15]中国发展研究基金会.中国母乳喂养影响因素调查报告[EB/OL].(2022-11-15)[2024-11-10].https://www.cdrf.org.cn/jjhdt/4853.jhtmL.

[16]中国妇幼健康事业发展报告(2019)(二)[J].中国妇幼卫生杂志,2019,10(6):1-7.

[17]中国医师协会儿童健康专业委员会母乳库学组,中华医学会儿科分会儿童保健学组,《中华儿科杂志》编辑委员会.中国大陆地区人乳库运行管理专家建议[J].中华儿科杂志,2017,55(008):573-579.

[18]中国营养学会.中国居民膳食指南科学研究报告(2021)[M].北京:人民卫生出版社,2022.

[19]中国营养学会.中国居民膳食指南(2022)[M].北京:人民卫生出版社,2022.

[20]中国营养学会.中国居民膳食营养素参考摄入量(2023版)[M].北京:人民卫生出版社,2023.

[21]中华人民共和国卫生部.食品安全国家标准 预包装食品标签通则(GB 7718—2011)[S].北京:中国标准出版社,2013.

[22]中华医学会.血脂异常基层诊疗指南(2019年)[J].中华全科医师杂志,2019,18(5):406-416.

[23]中华医学会儿科学分会儿童保健学组,中华医学会围产医学分会,中国营养学会妇幼营养分会,等.母乳喂养促进策略指南(2018版)[J].中华儿科杂志,2018,56(004):261-266.

[24]中华医学会儿科学分会消化学组.食物过敏相关消化道疾病诊断与管理专家共识[J].中华儿科杂志,2017,55(7):487-492.

[25]中华医学会妇产科学分会产科学组,中华医学会围产医学分会,中国妇幼保健协会妊娠合并糖尿病专业委员会.妊娠期高血糖诊治指南(2022)[第一部分][J].中华妇产科杂志,2022,57(1):3-12.

[26]中华医学会妇产科学分会妊娠期高血压疾病学组.妊娠期高血压疾病诊治指南(2020)[J].中华妇产科杂志,2020,55(4):227-238.

[27]中华医学会健康管理学分会,中国营养学会临床营养分会,全国卫生产业企业管理协会医学营养产业分会,等.超重或肥胖人群体重管理流程的专家共识(2021年)[J].中华健康管理学杂志,2021,15(4):317-322.

[28]中华预防医学会儿童保健分会.婴幼儿喂养与营养指南[J].中国妇幼健康研究,2019,30(4):392-417.

[29]周芸.临床营养学[M].4版.北京:人民卫生出版社,2017.

[30]周芸.临床营养学[M].5版.北京:人民卫生出版社,2022.

[31]庄文明,张丽,张婧,等.青少年初产妇妊娠结局及影响因素研究[J].中国全科医学,2022,25(20):2474-2481.

[32]Juan J,Yang H. Prevalence,prevention,and lifestyle intervention of gestational diabetes mellitus in China. Int J Environ Res Public Health,2020,17(24):9517.

[33]Lammi-Keefe CJ,Couch SC,Kirwan JP. Handbook of Nutrition and Pregnancy[M]. Baton Rouge:Humana Press,2018.

[34]Millwood IY,Im PK,Bennett D,et al. Alcohol intake and cause-specific mortality:conventional and genetic evidence in a prospective cohort study of 512,000 adults in China [J]. Lancet Public Health,2023,8(12):e956-e967.

[35]Word Health Organization.Obesity and overweight[EB/OL].(2021-06-09) [2024-04-24]. https://www.who.int/news-room/fact-sheets/detail/obesity-and-overweight.

[36]World Health Organization. Adolescent pregnancy[EB/OL].(2024-04-10) [2024-04-24]. https://www.who.int/news,room/fact,sheets/detail/adolescentpregnancy.

[37]厚生労働省.日本人の食事摂取基準(2025年版)[EB/OL].[2024-12-26]. https://www.mhlw.go.jp/stf/seisakunitsuite/bunya/kenkou_iryou/kenkou_eiyou/syokuji_kijyun.html.

附　录

附录一　《中国居民膳食营养素参考摄入量(2023版)》

附表1-1　中国居民膳食能量需要量(EER)

年龄段	男性/(kcal·d⁻¹)			女性/(kcal·d⁻¹)		
	PAL Ⅰ	PAL Ⅱ	PAL Ⅲ	PAL Ⅰ	PAL Ⅱ	PAL Ⅲ
0岁~	—	90	—	—	90	/
0.5岁~	—	75	—	—	75	/
1岁~	—	900	—	—	800	/
2岁~	—	1100	—	—	1000	/
3岁~	—	1250	—	—	1150	/
4岁~	—	1300	—	—	1250	/
5岁~	—	1400	—	—	1300	/
6岁~	1400	1600	1800	1300	1450	1650
7岁~	1500	1700	1900	1350	1550	1750
8岁~	1600	1850	2100	1450	1700	1900
9岁~	1700	1950	2200	1550	1800	2000
10岁~	1800	2050	2300	1650	1900	2100
11岁~	1900	2200	2450	1750	2000	2250
12岁~	2300	2600	2900	1950	2200	2450
15岁~	2600	2950	3300	2100	2350	2650

续表

年龄段	男性/(kcal·d⁻¹)			女性/(kcal·d⁻¹)		
	PAL I	PAL II	PAL III	PAL I	PAL II	PAL III
18岁~	2150	2550	3000	1700	2100	2450
30岁~	2050	2500	2950	1700	2050	2400
50岁~	1950	2400	2800	1600	1950	2300
65岁~	1900	2300	—	1550	1850	—
75岁~	1800	2200	—	1500	1750	—
孕早期	—	—	—	0	0	0
孕中期	—	—	—	+250	+250	+250
孕晚期	—	—	—	+400	+400	+400
乳母	—	—	—	+400	+400	+400

注:(1)PAL I、PAL II 和 PAL III分别代表低强度身体活动水平、中等强度身体活动水平和高强度身体活动水平。(2)"—"表示未制定或未涉及;"+"表示在相应年龄阶段的成年女性需要量基础上增加的需要量。

附表1-2　中国居民膳食矿物质推荐摄入量(RNI)或适宜摄入量(AI)

年龄段	钙/(mg·d⁻¹) RNI	磷/(mg·d⁻¹) RNI	钾/(mg·d⁻¹) RNI	钠/(mg·d⁻¹) AI	镁/(mg·d⁻¹) RNI	氯/(mg·d⁻¹) AI	碘/(μg·d⁻¹) RNI	硒/(μg·d⁻¹) RNI	锌/(μg·d⁻¹)RNI 男	锌 女	铁/(mg·d⁻¹)RNI 男	铁 女
0岁~	200(AI)	105(AI)	400	80	20(AI)	120	85(AI)	15(AI)	1.5(AI)	1.5(AI)	0.3(AI)	0.3(AI)
0.5岁~	350(AI)	180(AI)	600	180	65(AI)	450	115(AI)	20(AI)	3.2(AI)	3.2(AI)	10	10
1岁~	500	300	900	500~700	140	800~1100	90	25	4.0	4.0	10	10
4岁~	600	350	1100	800	160	1200	90	30	5.5	5.5	10	10
7岁~	800	440	1300	900	200	1400	90	40	7.0	7.0	12	12
9岁~	1000	550	1600	1100	250	1700	90	45	7.0	7.0	16	16
12岁~	1000	700	1800	1400	320	2200	110	60	8.5	7.5	16	18
15岁~	1000	720	2000	1600	330	2500	120	60	11.5	8.0	16	18
18岁~	800	720	2000	1500	330	2300	120	60	12.0	8.5	12	18
30岁~	800	710	2000	1500	320	2300	120	60	12.0	8.5	12	18
50岁~	800	710	2000	1500	320	2300	120	60	12.0	8.5	12	10(无月经) 18(有月经)
65岁~	800	680	2000	1400	310	2200	120	60	12.0	8.5	12	10
75岁~	800	680	2000	1400	300	2200	120	60	12.0	8.5	12	10
孕早期	0	0	0	0	+40	0	+110	+5	—	+2.0	—	0
孕中期	0	0	0	0	+40	0	+110	+5	—	+2.0	—	+7
孕晚期	0	0	0	0	+40	0	+110	+5	—	+2.0	—	+11
乳母	0	0	0	0	+0	0	+120	+18	—	+4.5	—	+6

注:"—"表示未制定或未涉及;"+"表示在相应年龄阶段的成年女性需要量基础上增加的需要量。

附表 1-3　中国居民膳食维生素推荐摄入量(RNI)或适宜摄入量(AI)

年龄段	维生素D/ (μg·d⁻¹) RNI	维生素E/ (mgα-TE·d⁻¹) AI	维生素K/ (μg·d⁻¹) AI	维生素B₆/ (mg·d⁻¹) RNI	叶酸/ (μgDFE·d⁻¹) RNI	维生素B₁₂/ (μg·d⁻¹) RNI	维生素C/ (mg·d⁻¹) RNI	维生素A/ (μgRAE·d⁻¹) RNI 男	女	维生素B₁/ (mg·d⁻¹) RNI 男	女	维生素B₂/ (mg·d⁻¹) RNI 男	女	烟酸/ (mgNE·d⁻¹) RNI 男	女
0岁~	10(AI)	3	2	0.1(AI)	65(AI)	0.3(AI)	40(AI)	300(AI)	300(AI)	0.1(AI)	0.1(AI)	0.4(AI)	0.4(AI)	1(AI)	1(AI)
0.5岁~	10(AI)	4	10	0.3(AI)	100(AI)	0.6(AI)	40(AI)	350(AI)	350(AI)	0.3(AI)	0.3(AI)	0.6(AI)	0.6(AI)	2(AI)	2(AI)
1岁~	10	6	30	0.6	160	1.0	40	340	330	0.6	0.6	0.7	0.6	6	5
4岁~	10	7	40	0.7	190	1.2	50	390	380	0.9	0.9	0.9	0.8	7	6
7岁~	10	9	50	0.8	240	1.4	60	430	390	1.0	0.9	1.0	0.9	9	8
9岁~	10	11	60	1.0	290	1.8	75	560	540	1.1	1.0	1.1	1.0	10	10
12岁~	10	13	70	1.3	370	2.0	95	780	730	1.4	1.2	1.4	1.2	13	12
15岁~	10	14	75	1.4	400	2.5	100	810	670	1.6	1.3	1.6	1.2	15	12
18岁~	10	14	80	1.4	400	2.4	100	770	660	1.4	1.2	1.4	1.2	15	12
30岁~	10	14	80	1.4	400	2.4	100	770	660	1.4	1.2	1.4	1.2	15	12
50岁~	10	14	80	1.6	400	2.4	100	750	660	1.4	1.2	1.4	1.2	15	12
65岁~	15	14	80	1.6	400	2.4	100	730	640	1.4	1.2	1.4	1.2	15	12
75岁~	15	14	80	1.6	400	2.4	100	710	600	1.4	1.2	1.4	1.2	15	12
孕早期	0	0	0	+0.8	+200	+0.5	0	—	0	—	0	—	0	—	0
孕中期	0	0	0	+0.8	+200	+0.5	+15	—	+70	—	+0.2	—	+0.1	—	0
孕晚期	0	0	0	+0.8	+200	+0.5	+15	—	+70	—	+0.3	—	+0.2	—	0
乳母	0	+3	+5	+0.3	+150	+0.8	+50	—	+600	—	+0.3	—	+0.5	—	+4

注："—"表示未制定或未涉及；"+"表示在相应年龄段的成年女性需要量基础上增加的需要量。

附录二　《中国居民膳食指南（2022）》平衡膳食准则八条

准则一　食物多样，合理搭配

平衡膳食模式是根据营养科学原理、我国居民膳食营养素参考摄入量及科学研究成果而设计，指一段时间内，膳食组成中的食物种类和比例可以最大限度地满足不同年龄、不同能量水平的健康人群的营养和健康需求。食物多样，是平衡膳食模式的基本原则。多样化的食物应包括谷薯类、蔬菜水果类、畜禽鱼蛋奶类和大豆坚果类等。建议平均每天摄入至少12种食物，每周25种以上。谷类为主的平衡膳食模式的重要特征，建议每天摄入谷类食物200~300g，其中全谷物和杂豆类50~150g；薯类50~100g。每天的膳食应合理组合和搭配，平衡膳食模式中碳水化合物供能占膳食总能量的50%~65%，蛋白质占10%~15%，脂肪占20%~30%。

准则二　吃动平衡，健康体重

体重是评价人体营养和健康状况的重要指标，运动和膳食平衡是保持健康体重的关键。各个年龄段人群都应该坚持每天运动、食不过量维持能量平衡、保持健康体重。体重过低和过高均易增加疾病的发生风险。推荐每周至少进行5d中等强度身体活动，累计150min以上；坚持日常身体活动，主动身体活动最好每天6000步。注意减少久坐时间，每小时起来动一动，动则有益。鼓励适当进行高强度有氧运动，加强抗阻运动，每周2~3d。

准则三　多吃蔬果、奶类、全谷、大豆

蔬菜、水果、奶类和大豆及其制品是平衡膳食的重要组成部分，坚果是膳食的有益补充。蔬菜和水果是维生素、矿物质、膳食纤维和植物化学物的重要来源，奶类和大豆类富含钙、优质蛋白质和B族维生素，对降低慢性病的发病风险具有重要作用。推荐餐餐有蔬菜，保证每天摄入不少于300g的新鲜蔬菜，深色蔬菜应占1/2。推荐天天吃水果，保证每天摄入200~350g的新鲜水果，果汁不能代替鲜果。吃各种各样的奶制品，摄入量相当于每天300mL以上液态奶。经常吃全谷物、大豆制品，适量吃坚果。

准则四　适量吃鱼、禽、蛋、瘦肉

鱼、禽、蛋类和瘦肉可提供人体所需要的优质蛋白质、维生素A、B族维生素等，有些也含有较高的脂肪和胆固醇。目前我国畜肉消费量高，过多摄入对健康不利，应当适量食用。动物性食物优选鱼和禽类，鱼和禽类脂肪含量相对较低，鱼类含有较多的不饱和脂肪酸。蛋类各种营养成分齐全，瘦肉脂肪含量较低。过多食用烟熏和腌制肉类可增加部分肿瘤的发生风险，应当少吃各类深加工肉制品。推荐成年人平均每天摄入动物性食物总量120~200g，相

当于每周摄入鱼类2次或300~500g、畜禽肉300~500g、蛋类300~350g。鸡蛋营养丰富,吃鸡蛋不弃蛋黄。

准则五　少盐少油,控糖限酒

我国多数居民食盐、烹调油和脂肪摄入过多,是目前肥胖、心血管疾病等慢性疾病发病率居高不下的重要因素,因此应当培养清淡饮食习惯,少吃高盐和油炸食品,推荐成年人每天摄入食盐不超过5g,烹调油25~30g,避免过多动物性油脂和饱和脂肪酸的摄入。过多摄入添加糖可增加龋齿和超重的发生风险,建议不喝或少喝含糖饮料,推荐每天摄入糖不超过50g,最好控制在25g以下。儿童青少年、孕妇、乳母以及慢性病患者不应饮酒。成年人如饮酒,一天饮用的酒精量不超过15g。反式脂肪酸每天摄入量不超过2g。

准则六　规律进餐,足量饮水

规律进餐是实现合理膳食的前提,应合理安排一日三餐,定时定量、不漏餐,饮食有度,不暴饮暴食,不偏食挑食、不过度节食。每天吃早餐。早餐提供的能量应占全天总能量的25%~30%,午餐占30%~40%,晚餐占30%~35%;水是构成人体成分的重要物质并发挥着多种生理作用。水摄入和排出的平衡可以维护机体适宜水合状态和健康。在温和气候条件下,建议低身体活动水平的成年人每天饮7~8杯水,相当于男性每天喝水1700mL,女性每天喝水1500mL。每天主动、足量饮水,少量多次。推荐喝白开水或茶水,不喝或少喝含糖饮料,不用饮料代替白水。

准则七　会烹会选,会看标签

食物是人类获取营养、赖以生存和发展的物质基础,在生命的每一个阶段都应该规划好膳食。了解各类食物的营养特点,挑选新鲜的、营养素密度高的食物,学会通过食品营养标签的比较,选择购买较健康的包装食品。烹饪是合理膳食的重要组成部分,学习烹饪和掌握新工具,传承当地美味佳肴,做好一日三餐,家家实践平衡膳食,享受营养和美味。如在外就餐或选择外卖食品,按需购买,注意适宜分量和荤素搭配,并主动提出健康诉求。

准则八　公筷分餐,杜绝浪费

日常饮食卫生应首先注意选择当地的、新鲜卫生的食物,不食用野生动物。食物制备要生熟分开,储存得当,熟食二次加热要热透。多人同桌,应使用公筷公勺、采用分餐或份餐等卫生措施。勤俭节约是中华民族的文化传统,人人都应尊重和珍惜食物,在家在外按需备餐,不铺张不浪费。从每个家庭做起,传承健康生活方式,树立饮食文明新风。社会餐饮企业应多措并举,倡导文明用餐方式,促进公众健康和食物系统可持续发展。

附录三　线上电子资源

随着数字化教学资源和教学手段的广泛应用,尤其是以"微课"和"MOOC"为代表的一系列在线开放课程及精品资源共享课程的建设完成,混合式教学模式已逐渐取代传统"黑板+粉笔"的教学方法,成为一种新常态的教学模式。本书编写团队前期已在智慧树平台录制上线了共享MOOC《围产营养学》,读者可以通过扫描下方的二维码,自主选择在线视频、作业测试、思维导图等资源进行辅助学习。本团队后期也会根据技术和知识的发展而不断更新相应的电子资源。

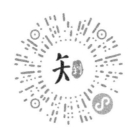

扫一扫,进入智慧树共享课"围产营养学"